W0257632

Veröffentlichungen aus dem Gebiete des Militär-Sanitätswesens.

Herausgegeben von der Medizinal-Abteilung des Kgl. Preussischen Kriegsministeriums.

1. Heft. Historische Untersuchungen über das Einheilen und Wandern von Gewehrkugeln. Von Stabsarzt Dr. A. Köhler. 1892.		80 Pf.

2. Heft. Ueber die kriegschirurgische Bedeutung der neuen Geschosse. Von Geh. Ober-Med.-Rat Prof. Dr. von Bardeleben. 1892.		60 Pf.

3. Heft. Ueber Feldflaschen und Kochgeschirre aus Aluminium. Bearbeitet von Stabsarzt Dr. Plagge und Chemiker G. Lebbin. 1893.		2 M. 40 Pf.

4. Heft. Epidemische Erkrankungen an akutem Exanthem mit typhösem Charakter in der Garnison Cosel. Von Oberstabsarzt Dr. Schulte. 1893.		80 Pf.

5. Heft. Die Methoden der Fleischkonservierung. Von Stabsarzt Dr. Plagge und Dr. Trapp. 1893.		3 M.

6. Heft. Verbrennung des Mundes, Schlundes, der Speiseröhre und des Magens. Behandlung der Verbrennung und ihrer Folgezustände. Von Stabsarzt Dr. Thiele. 1893. 1 M. 60 Pf.

7. Heft. Das Sanitätswesen auf der Weltausstellung zu Chicago. Bearbeitet von Generalarzt Dr. C. Grossheim. Mit 92 Textfiguren. 1893.		4 M. 80 Pf.

8. Heft. Die Choleraerkrankungen in der Armee 1892 bis 1893 und die gegen die Cholera in der Armee getroffenen Massnahmen. Bearbeitet von Stabsarzt Dr. Schumburg. Mit 2 Textfiguren und 1 Karte. 1894.		2 M.

9. Heft. Untersuchungen über Wasserfilter. Von Oberstabsarzt Dr. Plagge. Mit 37 Textfiguren. 1895.		5 M.

10. Heft. Versuche zur Feststellung der Verwertbarkeit Röntgenscher Strahlen für medizinisch-chirurgische Zwecke. Mit 23 Textfiguren. 1896.		6 M.

11. Heft. Ueber die sogenannten Gehverbände unter besonderer Berücksichtigung ihrer etwaigen Verwendung im Kriege. Von Stabsarzt Dr. Coste. Mit 13 Textfiguren. 1897.		2 M.

12. Heft. Untersuchungen über das Soldatenbrot. Von Oberstabsarzt Dr. Plagge und Chemiker Dr. Lebbin. 1897.		12 M.

13. Heft. Die preussischen und deutschen Kriegschirurgen und Feldärzte des 17. und 18. Jahrhunderts in Zeit- und Lebensbildern. Von Oberstabsarzt Prof. Dr. A. Köhler. Mit Porträts und Textfiguren. 1898.		12 M.

14. Heft. Die Lungentuberkulose in der Armee. Bearbeitet in der Medizinal-Abteilung des Königl. Preuss. Kriegsministeriums. Mit 2 Tafeln. 1899.		4 M.

15. Heft. Beiträge zur Frage der Trinkwasserversorgung. Von Oberstabsarzt Dr. Plagge und Oberstabsarzt Dr. Schumburg. Mit 1 Tafel und Textfiguren. 1900. 3 M.

16. Heft. Ueber die subkutanen Verletzungen der Muskeln. Von Dr. Knaak. 1900. 3 M.

17. Heft. Entstehung, Verhütung und Bekämpfung des Typhus bei den im Felde stehenden Armeen. Bearbeitet in der Medizinal-Abteilung des Königl. Preuss. Kriegsministeriums. **Zweite** Auflage. Mit 1 Tafel. 1901.		3 M.

18. Heft. Kriegschirurgen und Feldärzte der ersten Hälfte des 19. Jahrhunderts (1795—1848). Von Stabsarzt Dr. Bock und Stabsarzt Dr. Hasenknopf. Mit einer Einleitung von Oberstabsarzt Prof. Dr. Albert Köhler. 1901.		14 M.

19. Heft. Ueber penetrierende Brustwunden und deren Behandlung. Von Stabsarzt Dr. Momburg. 1902.		2 M. 40 Pf.

20. Heft. Beobachtungen und Untersuchungen über die Ruhr (Dysenterie). Die Ruhrepidemie auf dem Truppenübungsplatz Döberitz im Jahre 1901 und die Ruhr im Ostasiatischen Expeditionskorps. Zusammengestellt in der Medizinal-Abteilung des Königl. Preuss. Kriegsministeriums. Mit zahlr. Textfiguren und 8 Tafeln. 1902.		10 M.

21. Heft. Bekämpfung des Typhus. Von Geh. Med.-Rat Prof. Dr. Robert Koch. 1903. 50 Pf.

22. Heft. Ueber Erkennung und Beurteilung von Herzkrankheiten. Vortrag aus der Sitzung des Wissenschaftl. Senats bei der Kaiser Wilhelms-Akademie für das militärärztliche Bildungswesen am 31. März 1903. 1903.		1 M. 20 Pf.

23. Heft. Kleinere Mitteilungen über Schussverletzungen. Aus den Verhandlungen des Wissenschaftlichen Senats der Kaiser Wilhelms-Akademie für das militärärztliche Bildungswesen vom 3. Juni 1903. 1903.		2 M.

24. Heft. Kriegschirurgen und Feldärzte in der Zeit von 1848 bis 1868. Von Oberstabsarzt a. D. Dr. Kimmle. 1904.		14 M.

25. Heft. Ueber die Entstehung und Behandlung des Plattfusses im jugendlichen Alter. Von Dr. Schiff. 1904.		2 M.

Veröffentlichungen

aus dem Gebiete des

Militär-Sanitätswesens.

Herausgegeben

von der

Sanitäts-Abteilung

des

Reichswehrministeriums.

———

Heft 76.

Die Kriegschirurgie des Jahres 1917.

Bearbeitet von

Professor Dr. A. Köhler,

Generalarzt a. D. in Berlin.

(Die Arbeit war schon im Sommer 1918 fertiggestellt.)

Springer-Verlag Berlin Heidelberg GmbH
1921

Die Kriegschirurgie des Jahres 1917.

Bearbeitet von

Professor Dr. A. Köhler,

Generalarzt a. D. in Berlin.

(Die Arbeit war schon im Sommer 1918 fertiggestellt.)

Springer-Verlag Berlin Heidelberg GmbH
1921

ISBN 978-3-662-34332-6   ISBN 978-3-662-34603-7 (eBook)
DOI 10.1007/978-3-662-34603-7

Vorwort.

Die Berichte über die kriegschirurgischen Arbeiten und Mitteilungen aus den Jahren 1914, 1915 und 1916 sind in den „Virchow-
schen Jahresberichten der gesamten Medizin“ erschienen. Der vorliegende Bericht, welcher schon im Sommer 1918 fertiggestellt war, bildet
die Fortsetzung; auch der für das Jahr 1918 und 1919 liegt druckfertig
vor. Mit ihm würde eine Darstellung der ganzen gewaltigen kriegschirurgischen Literatur des Weltkrieges — es sind über 1000 Arbeiten
in den einzelnen Jahren — gegeben sein, in der (s. Inhaltsverzeichnis)
die Kriegschirurgie im allgemeinen, die historischen Arbeiten, Erste Hilfe
und Transport, Wundbehandlung und Wundinfektion, Gasbrand, Tetanus,
Transfusion und Infusion, Anästhesie im Felde, Berichte und die Arbeiten
über die Verletzungen einzelner Körperteile und Organe, Kopf, Hals und
Wirbelsäule, Brust und Lungen, Herz, Harn- und Geschlechtsorgane,
Bauch, Gliedmaßen, Gelenke, Schußfrakturen, Gefäß- und Nerven-
chirurgie, Amputationen und Prothesen und Nachbehandlung der Kriegsverletzungen besprochen sind. Daß dabei, im Gegensatze zu den
Berichten in früheren Zeiten die ausländische Literatur nur wenig
berücksichtigt ist, bedarf keiner näheren Erklärung.

Inhaltsverzeichnis.

I. Allgemeines.

Geschoßwirkung, Diagnose und Therapie der Schußwunden. — Historische Arbeiten. —
Transfusion und Infusion.

Die Hochflut kriegschirurgischer Arbeiten und Mitteilungen hat
im Jahre 1917 noch nicht nachgelassen, und wenn der vorige Bericht
(1916) über 1000 Arbeiten enthielt, so ist diese Zahl im vorliegenden
Bericht ʼnicht geringer geworden. Ueber den Anteil, den die ausländische Literatur daran früher hatte und den sie jetzt während des
Krieges hat, habe ich im letzten Berichte (S. 371) Näheres mitgeteilt.

1) **Auerbach**, Über nach Operationen und Verbänden in Körperhöhlen zu-
rückgelassene Gummidrains. Deutsche mil.-ärztl. Zeitschr. S. 347. — 2) **Bernhard**, O., Sonnenlichtbehandlung in der Chirurgie. Neue Deutsche Chir. Bd. 23. —
3) **Behrend**, M., Leuchtpistolenverletzungen. Deutsche mil.-ärztl. Zeitschr. H. 21
u. 22. — 4) **Breslauer**, Der Hauptverbandplatz. Ebenda. H. 1—4. — 5) **Blau**,
Ueber Röntgendurchleuchtung von Geschossen. Ebenda. H. 3/4. — 6) **Borchard**,
A. u. V. **Schmieden**, Lehrbuch der Kriegschirurgie. Leipzig. (Ausg. II fürs Feld
in 5 Abschnitten zum Versand als 5 Feldpostbriefe.) — 7) **Borchard**, A., Geschoßentfernung nach der Methode der Vertikalpunktion von **Weski**. Zentralbl.
f. Chir. Nr. 27. — 8) **Bowlby**, A., On wounds in war. Pacif. m. J. 1916. Mai. —
9) **Borst**, M., Pathologisch-anatomische Erfahrungen über Kriegsverletzungen.
Samml. klin. Vortr. Nr. 735. — 10) **Bum**, A., Handbuch der Krankenpflege.
Berlin-Wien. — 11) **Cords**, R., Der Elektromagnet in der Kriegschirurgie. Zentralbl. f. Chir. 1916. Nr. 44. — 12) **Dreyer**, L., Zur Frage der Fernwirkung
bei Schußverletzungen. Deutsche med. Wochenschr. S. 35. — 13) **Derselbe**, Zur
Entfernung schwer auffindbarer Geschosse. Münchner med. Wochenschr. Nr. 33. —
14) **Dezarnaulds**, Les plaies de guerre par armes à feu. Paris. — 15) v. **Eiselsberg**, Fremdkörperlokalisierung und Röntgenoperation. Deutsche med. Wochenschr.
S. 416 u. Wiener klin. Wochenschr. Nr. 11. — 16) **Eisler**, F., Über Projektil-
wanderung. Fortschr. Röntgenstr. Bd. 25. H. 1. — 17) **Freund**, L. u. A. **Praetorius**, Die Fremdkörperlokalisation mittels der Schirmmarken-Einstellmethode.
Deutsche med. Wochenschr. Nr. 15. — 18) **Friedländer**, Bleischaden nach
Steckschuß. Münchner med. Wochenschr. Nr. 12. — 19) **Furth**, Starkstrom-
unfälle im Felde. Ebenda. Nr. 28. — 20) **Flesch**, Dynamik der Steckschüsse.
Ebenda. Nr. 39 u. Jena, G. Fischer. — 21) **Gaup**, C. J., Technische Kleinig-
keiten aus dem Felde. Berliner klin. Wochenschr. Nr. 27. — 22) **Grunmach**, E.,
Die Bestimmung der Lage und Wirkung von Steckschüssen mittels der Röntgen-
strahlen. Deutsche med. Wochenschr. Nr. 15. — 23) **Guleke**, N. u. R. **Dietlen**,
Kriegschirurgischer Röntgenatlas. Berlin. — 24) **Hasselwander**, A., Bedeutung
röntgenographischer Methoden für die Fremdkörperlokalisation. Münchner med.
Wochenschr. Nr. 21 u. 22. — 25) **Hessmann**, Röntgentiefentherapie im Kriege.
Fortschr. d. Röntgenstr. Bd. 24. H. 6. — 26) **Harms**, C., Eigenartiger Befund
bei Blinddarmoperation. Münchner med. Wochenschr. Nr. 45. — 27) **Hanusa**, K.,
Bakteriengehalt von Projektilen und ruhende Infektion. Beitr. z. klin. Chir. Bd. 106.
H. 4. — 28) **Haenisch**, F., Röntgenologische Lagebestimmung von Geschossen
zwecks operativer Entfernung. Ebenda. Bd. 101. H. 5. — 29) **Hülse**, Typische
Humerusfraktur beim Handgranatenwurf. Münchner med. Wochenschr. Nr. 16. —
30) **Hildebrand**, O., Kriegschirurgische Erfahrungen und Beobachtungen im Felde
und in der Heimat. Samml. klin. Vortr. Chir. Nr. 196/97. — 31) **Holzknecht**,

G., Das moderne Verfahren bei Steckschüssen. Berliner klin. Wochenschr. Nr. 9. — 32) Derselbe, Röntgenoperation oder Harpunierung? Durchleuchtung oder Aufnahme? Münchner med. Wochenschr. Nr. 4. — 33) Holländer, Zwei Fälle von Steckschüssen. Deutsche med. Wochenschr. S. 1623. (Vereinsber.) — 34) Jadé, J., Les accidents du travail pendant la guerre. Paris. — 35) Jehn, W., Über indirekte Geschoßwirkung. Deutsche Zeitschr. f. Chir. Bd. 140. S. 407. — 36) Derselbe, Über Verbrennungen durch Granatsplitter. Ebenda. Bd. 141. S. 156. — 37) Derselbe, Die Behandlung Ausgebluteter mit Sauerstoffüberdruckatmung. Ebenda. S. 403. — 38) Klaar, P. u. H. Wachtel, Die Operation der Steckgeschosse im Röntgenlicht. Deutsche med. Wochenschr. S. 775. — 39) Kelemer, G., Verletzungen durch das Lufttorpedo. Münchner med. Wochenschr. 1916. Nr. 50. — 40) Knoll, W., Behandlung infizierter Kriegsverletzungen mit Jod und Sauerstoff in statu nascendi. Beitr. z. klin. Chir. Bd. 101. H. 4. — 41) Kolb, K., Über die Anstrebung der Primärheilung bei der operativen Entfernung tief im Knochen steckender Geschosse. Zentralbl. f. Chir. Nr. 18. — 42) König, Selbsthilfe bei Verwundungen im Felde. Leipzig 1916. — 43) Krassnig, M., Minenverletzungen. Wiener med. Wochenschr. Nr. 19. — 43a) Kaiser, Fr. J., Kleine Kriegschirurgie. Würzburg. (14 Seiten.) — 44) Küttner, H., Entfernung schwer auffindbarer Geschosse. Münchner med. Wochenschr. Nr. 33. — 45) Derselbe, Zur Kenntnis der Splitterverletzungen mit einfachem Einschuß und mehrfachen Ausschüssen. Ebenda. Nr. 33. — 46) Kessler, W., Leuchtpistolenverletzungen. Samml. klin. Vortr. Chir. Nr. 199. — 47) Kukula, Lokalisation und Entfernung von Projektilen. Beitr. z. klin. Chir. Bd. 108. H. 1. — 48) Lindemann, P., Über den Wert der Leukozytenkurve in der Kriegschirurgie. Ebenda. Bd. 101. H. 5. (1916.) — 49) Longard, Über Plastiken. Deutsche mil.-ärztl. Zeitschr. S. 335. — 50) Levin, L., Bleivergiftung durch im Körper lagernde Bleigeschosse. Zeitschr. f. ärztl. Fortb. Nr. 20. — 51) Lissan, S., Beitrag zur Behandlung von Erschöpfungszuständen bei Kriegsmaroden und -verletzten. Wiener med. Wochenschr. Nr. 16. — 52) Mandry, Über die Zulässigkeit ärztlicher Eingriffe an Heeresangehörigen. Württemb. Korrespondenzbl. Nr. 26. — 53) Manasse, P., Sehnenoperation bei Kriegsverwundeten. Berliner klin. Wochenschr. Nr. 18. — 54) Meyer (Lübeck), Die orthopädische Prophylaxe bei Kriegsverletzten. Ebenda. Nr. 40. — 55) Marder, 3 Fälle von Zerreißung des Rectus sinister infolge Abwurfs einer Handgranate. Münchner med. Wochenschr. Nr. 50. — 56) Marquis, E., Pratique courante de chirurgie de guerre. Paris. — 57) Mignon, La pratique de la chirurgie de guerre dans la zone de l'avant. Paris. — 58) Momburg, Fr., Das Fibrin-Bergel, ein vorzügliches lokales Blutstillungsmittel. Zentralbl. f. Chir. Nr. 18. — 59) Mutschenbacher, Th. v., Späteiterungen nach Schußverletzungen. Mil.-Arzt. Nr. 4 u. 5. — 60) Moser, Lagebestimmung und Entfernung von Geschoßstücken. Deutsche med. Wochenschr. S. 688. — 61) Merrem, Die besonderen Aufgaben der Feldchirurgie. Berlin, Hirschwald. — 62) Müller, P., Nachblutungen in der Kriegschirurgie. Beitr. z. klin. Chir. Bd. 103. H. 2. — 63) Mauclaire, Chirurgie de guerre. Paris. — 63a) Moritz, F., Orthodiagraphische Lage und Tiefenbestimmung von Fremdkörpern zum Zweck ihrer operativen Entfernung. Münchner med. Wochenschr. Nr. 44. — 64) Nahmmacher, Kriegschirurgisches Taschenbuch. 3. Aufl. Eine kurze Zusammenstellung der kriegschirurgischen Erfahrungen 1914/17. 39 Ss. Dresden. — 65) Neumann, A., Über einige ärztliche Beobachtungen und Erfahrungen aus vorderster Front. Mil.-Arzt. Nr. 9. — 66) Neißer, Bleischaden nach Steckschuß. Münchner med. Wochenschr. Nr. 7. — 67) Oberdörfer, S., Taschenbuch des Feldarztes. VIII. Teil. Sektionstechnik. München. — 68) Ombredanne et R. Ledoux-Lebard, Localisation et extraction des projectiles. Paris. — 69) Petschke, Bekämpfung des Shocks durch Dauerhalsstaubinde. Münchner med. Wochenschr. Nr. 15. — 70) Port, Ärztliche Verbandskunst. Tübingen. — 71) Raschowsky, W., Der Sanitätsdienst in der Front. Mil.-Arzt. Nr. 1. — 72) Rehn, Ed., Steckschuß und seine primäre Behandlung. Beitr. z. klin. Chir. Bd. 106. H. 2. — 73) Derselbe, Freie Gewebsverpflanzung im Felde. Ebenda. Bd. 106. H. 3. — 73a) Richter, Über Kalihypermanganbehandlung, dazu einige andere Feldnotizen. Münchner med. Wochenschr. Nr. 29. — 74) Saalmann, Krebs und Krieg. Deutsche med. Wochenschr. S. 1010. — 75) Schulze-Berge, Auffindung der schattengebenden Körper. Med. Klinik. Nr. 35. — 76) Schultze, E., Granulierende Wunden nach Kriegsverletzungen.

Berliner klin. Wochenschr. Nr. 22. — 77) Schäfer, A., Die Vertikalpunktion von Knochensteckschüssen. Zentralbl. f. Chir. Nr. 19. — 78) Schilling, Neue geometrische Methode der röntgenologischen Fremdkörperlokalisation. Fortschr. d. Röntgenstr. Bd. 25. H. 1. — 79) Schlesinger, Aktive oder konservative Kriegschirurgie? Deutsche med. Wochenschr. S. 780. — 80) v. Staden, Chirurgische Tätigkeit auf dem Hauptverbandplatz. Med. Klin. Nr. 8. — 81) Stutzin, Tropenchirurgische Beobachtungen, besonders bei Kriegsverletzten. Deutsche med. Wochenschr. S. 367. — 82) Strasser, J., Auslösung von Krebsbildung durch Granatsplitterverwundung. Med. Klinik. Nr. 30. — 83) Schulemann, W., Sklerosierende nicht eitrige Osteomyelitis nach Prellschuß. Beitr. z. klin. Chir. Bd. 108. H. 2. — 84) Therstappen, Multiple Granat- und Minensplitterverletzungen und ihre Behandlung. Münchner med. Wochenschr. Nr. 30. — 85) Tichy, Typische Fliegerverletzungen. Ebenda. Nr. 2. — 86) v. Tobold, Villarets Leitfaden für den Krankenträger in Fragen und Antworten. 12. Aufl. Berlin. — 87) Tuffier, Th., Military surgery. Surg., gyn. and obst. 1915. Sept. — 88) Valentino, Accidents du travail et blessures de guerre. Paris. — 89) Volkmann, Subnormale Temperatur bei Verwundungen und Verschüttungen. Münchner med. Wochenschr. Nr. 10. — 90) Voigt, Verwendung des kolloiden Silbers bei Verwundeten. Deutsche mil.-ärztl. Zeitschr. H. 21 u. 22. — 91) Wachtel, H., Das Bathykopsometer. Münchner med. Wochenschr. Nr. 15. — 92) Watson Cheyne, W., Treatment of wounds in war. Pacif. med. J. 1916. Mai. — 93) Werler, Einfache und billige Hautheilmittel für die Lazarettpraxis. Deutsche mil.-ärztl. Zeitschr. H. 11/12. — 94) Wieting, J., Leitsätze für die Behandlung der Steckschüsse. Deutsche med. Wochenschr. Nr. 12. — 95) Wolff, O., Die operative Entfernung tief im Knochen liegender Geschosse. Ebenda. Nr. 8. — 96) Die militärärztliche Sachverständigentätigkeit auf dem Gebiete des Ersatzwesens und der militärischen Versorgung. I. Teil, 10 Vorträge, herausgegeben von C. Adam. Jena. — Dasselbe in Straßburg (v. Kühlewein, Fehling und Klein).

Borchard und Schmieden (6) haben von ihrem Lehrbuch der Kriegschirurgie auch eine besondere für den Gebrauch im Felde geeignete Ausgabe herstellen lassen. Eine große Reihe namhafter Chirurgen haben die einzelnen Abschnitte des allgemeinen und des speziellen Teiles bearbeitet, so daß in dem stattlichen Werke (988 Ss. mit 429 Abbild.) wohl das ausführlichste moderne Buch über die Kriegschirurgie vorliegt.

Die Fortschritte der Krankenpflege haben sich auch im Kriege, und besonders bei der Wartung und Pflege der Verwundeten gezeigt; das vortrefflich ausgestattete Handbuch Bums (10) und seiner Mitarbeiter kann deshalb auch hier angezeigt und empfohlen werden. — Das im vorigen Berichte besprochene kleine Taschenbuch Nahmmachers (64) ist in 3. Auflage erschienen.

Die beiden Bücher von Kaiser (43a, 14 Ss.) und Merrem (61, 97 Ss.) handeln von den besonderen Aufgaben des Feldchirurgen; das letztere auch für Bewegungs- und Stellungskrieg, in der ersten Linie und in den weiter zurückliegenden Formationen, Transport, Wundbehandlung, Verbände.

Von den Arbeiten Mignons (57), Marquis' (56), Dezarnaulds (14) und Mauclaires (63) über die Kriegschirurgie standen dem Referenten nur die Titel zur Verfügung. — Tuffier (87) hält nicht viel von der Wirkung der Antiseptika bei der Wundbehandlung; nach seinen Erfahrungen haben sie alle versagt; dasselbe gilt, mit Ausnahme des Tetanusantitoxins, von den verschiedenen Seruminjektionen. Fremdkörper müssen entfernt, Gasbrand durch große Inzisionen mit dem Thermokauter behandelt werden. Bei der Behandlung der Wunden einzelner Körperteile und Organe unterscheiden sich seine Vorschriften nicht wesentlich von den auch bei uns geltenden Regeln. Im Gegensatze zu Tuffier empfiehlt Watson Cheyne (92) und Bowlby (8) die antiseptische Behandlung auch der frischen Wunden durch Spülungen, Dauerbäder, Pulver- oder Salbenverbände. Energische operative Eingriffe sind nur bei schweren und komplizierten Wunden angezeigt. Über die im Lehmannschen Verlage (München) erschienenen einzelnen Teile des „Taschenbuches des Feldarztes" ist in diesen Berichten mehrfach gesprochen. Das vorliegende 8. Heft von Oberdörfer (67) bringt auf 87 Ss. eine Anleitung zu Sektionen im Felde. — Hier ist auch auf den von Tobold (86) bearbeiteten bewährten Leitfaden für den Krankenträger in Fragen und Antworten hinzuweisen, der, den Bestimmungen der Krankenträgerordnung vom 15. Mai 1907 folgend, auch in seiner neuen Gestalt beim Krankenträgerunterricht sich sicher sehr nützlich erweisen wird.

Wer sich über zahlreiche wichtige kriegschirurgische Fragen genau unterrichten will, dem sei Hildebrands (30) Darstellung seiner Erfahrungen empfohlen. Als beratender Chirurg auf den verschiedensten Kriegsschauplätzen, im Stellungs- und Bewegungskriege, in der Front und in Feld- und Kriegslazaretten, im Uebermaß der Arbeit nach großen Schlachten und in ruhigeren Zeiten, zeitweise auch in der Heimat tätig, hatte er reichlich Gelegenheit, über Wunden und Wundbehandlung, Anästhesierung, Amputationen, Gelenk- und Gefäßschüsse, Nervenverletzungen, Schädel-, Hals-, Brust- und Bauchschüsse u. a. m. Beobachtungen anzustellen und überall das Wesentliche, das für den Einzelfall Passende und durch die äußeren Verhältnisse Gebotene hervorzuheben. Mit Recht weist H. auf die Schwierigkeiten hin, die im Felde mancher aus der Friedenschirurgie stammenden Methode, auch der Befolgung aller schematischen Behandlungsvorschriften entgegenstehen.

Eine ganze Reihe von Vorträgen (96), von Adam herausgegeben, handelt von der militärärztlichen Sachverständigentätigkeit auf dem Gebiete des Ersatzwesens und der militärischen Versorgung. Eine ähnliche Vortragsreihe fand in Straßburg statt (Klein, Fehling, v. Kühlewein). —

Eine große Zahl von Chirurgen hat sich mit den Steckschüssen, mit Fremdkörpern, ihrer Ortsbestimmung, Wanderung, Entfernung usw. beschäftigt.

Flesch (20) bespricht unter Beifügung zahlreicher Abbildungen (in der größeren Arbeit) das dynamische Verhalten verschiedener Geschoßarten auf die verschiedenen Gewebe. Die Wirkungsart des bekannten englischen Infanteriegeschosses mit dem geteilten Aluminium-Bleikern wird von ihm ausführlich beschrieben. Rotation, Ablenkung, Erwärmung können zu großen Verschiedenheiten in Art und Ausdehnung der Schußwunden führen.

In dem einen von Holländer (33) angeführten Falle war nach einem Bauchschuß das Geschoß in der Gegend des Psoas röntgenologisch nachgewiesen. Bei einer späteren Röntgenaufnahme konnte es nicht mehr gefunden werden. H. nimmt deshalb an, daß es spontan per rectum abgegangen ist. — Der zweite von H. erwähnte Fall **war** ein Herzsteckschuß (s. u.) —

Ed. Rehn (72) bespricht die Anzeigen zur operativen Behandlung der Steckschüsse in den verschiedenen Körperteilen und Organen; den Gehirnsteckschuß, Bauchdecken- und Bauchsteckschuß, Bruststeckschuß, bei denen die Eingriffe im primären, intermediären und sekundären Stadium unterschieden werden. Bei allen einfachen Weichteilsteckschüssen ist die primäre Geschoßentfernung angezeigt.

Wieting (94) bespricht in 18 Leitsätzen die Besonderheiten und die Behandlung der Steckschüsse; er versteht darunter auch die sog.. indirekten Geschosse und mitgerissenen Fremdkörper; Form, Größe, Beschaffenheit, Bestimmung des Sitzes, Möglichkeit des Einheilens, des Wanderns, die Anzeigen für frühzeitige und spätere Entfernung; bei letzterer ist an die Gefahr einer latenten Infektion zu denken, vorher Tetanus- und Gasbazillenserum zu injizieren und die Operationswunde nicht vollständig zu vernähen. Die Entfernung kann zuweilen durch die Lagerung des Kranken begünstigt werden. Bei der Extraktion mit starken Magneten sind besondere Vorsichtsmaßregeln geboten.

Gauss (21) bringt Vorschläge für die Anästhesie im Felde und für den Ersatz der Esmarch-Binde durch das Sehrtsche Kompressorium. Seine Bemerkungen über die Gefährlichkeit der Allgemeinnarkose bei Kriegsverletzten, über die Gefahrlosigkeit der „tiefen" Lumbalanästhesie im Felde, sowie des verlängerten Chloräthylrausches werden kaum allgemeine Zustimmung finden.

Manasse (53) berichtet über 2 Fälle von Sehnennaht bei Fingerverletzung und über 2 Sehnenverlagerungen bei Radialislähmung. Gute funktionelle Erfolge.

Meyer (54) betont, daß es durch frühzeitige mediko-mechanische Behandlung in manchen Fällen, die beim ersten Verbande nicht sorgfältig genug verbunden und weiter behandelt werden konnten, doch noch gelingen kann, die schlimmen Folgen für die Funktion zu verhüten, und bringt eine Reihe sehr beherzigenswerter Vorschläge für diese „Prophylaxe". Richtige Stellung der benachbarten Gelenke, frühzeitige Bewegungen (aktiv und passiv), Elektrizität usw. Drei Abbildungen stellen einfach herzurichtende Drahtschienen und Hülsen für die oberen und unteren Gliedmaßen dar.

Von den Mitteilungen Jadés (34) und Valentinos (88) über die Beziehungen der Unfälle bei der Arbeit zu den Kriegsverletzungen kann ich nur die Titel bringen. Beide Arbeiten sind in Paris erschienen.

Tichy (85) beobachtete auf einem Flugplatze 19 Abstürze und 17 Propellerschläge. Nur die letzteren haben etwas „typisches", indem sie fast nur die oberen Gliedmaßen und in der Regel die linke Seite treffen. Sonst kann man nur die Vielheit der Verletzungen als typisch bezeichnen (s. Gruber im vorigen Bericht, S. 376). — Nach Kelemer (39) zeichnen sich die Verletzungen durch das Lufttorpedo dadurch aus, daß dieses Geschoß beim Auftreffen in eine große Zahl kleiner Splitterchen zersprengt wird, die nur dann primär gefährlich werden können, wenn Bauch- oder Brusthöhle geöffnet oder Fremdkörper mitgerissen werden. Auch die heftige Erschütterung kann nachteilig wirken. Dasselbe gilt von den Minenexplosionen, über die Krassnig (43) berichtet; bei ihnen haben aber die zahlreichen kleinen Splitter eine viel größere Durchschlagskraft und bewirken deshalb viel ernstere Verletzungen, die auch sehr häufig, z. B. mit Gasbrand infiziert sind und deshalb von vornherein ein energisches Eingreifen nötig machen (s. Walzel im vorigen Bericht, S. 375; der „Lufttorpedo" ist also nicht identisch mit dem Fliegerpfeil! Ref.). — Über die Verletzungen mit der Leuchtpistole (s. den vorigen Bericht) liegen Mitteilungen vor von Behrend (3) und Kessler (46). Der von Letzterem beobachtete Fall endete tödlich. Da es sich fast immer um Schüsse aus großer Nähe handelt, kommt außer der Wirkung des Geschosses auch die Wirkung der Treibgase und des Leuchtsatzes in Betracht. In den 2 Fällen, über die Behrend (3) berichtet, fehlten die Verbrennungen; beide Male betrug die Entfernung 2—3 m und Schießversuche ergaben, daß bei dieser Entfernung das Geschoß vom Ziele zurückprallte und dann erst explodierte. Das eine Geschoß hatte übrigens das Os frontis durchschlagen und das Gehirn freigelegt. Beide Fälle kamen zur Heilung.

Hülse (29) gibt auf Grund eines selbst beobachteten Falles eine Erklärung für die Humerusfraktur beim Granatenwerfen und Marder (55) zeigt durch seine 3 Fälle, daß es dabei auch einmal zu anderen Wirkungen kommen kann. Bei allen dreien deuteten die Symptome auf partielle Zerreißungen im linken Musculus rectus (s. u. Gliedmaßen, 1. Nr. 15 und 40).

Kolb (41) und Wolff (95) empfehlen für die Entfernung tief im Knochen sitzender Geschosse das Wiedereinpflanzen des bei der Operation gelösten Knochendeckels oder Keils in die Lücke, um eine Primärheilung zu erreichen. Kolb mußte in seinem Falle darauf verzichten, weil er einen (sterilen?) Eiterherd im Knochen fand; Wolff hatte guten Erfolg (s. Wieting, Latente Infektion. Ref.). — Auch Schäfer (77) spricht von der Behandlung der Knochensteckschüsse; er empfiehlt zur Ortsbestimmung und zur Erleichterung des Auffindens des Geschosses die Weskische Vertikelpunktion mit einem Knochenbohrer, der unter Leitung des Röntgenbildes (Weski-Fürstenausche Lokalisation) bis auf den Fremdkörper eingeführt wird. In einem Falle (Abbildung!) guter Erfolg. — Auch Borchard (7) empfiehlt die Methode der Vertikalpunktion, die in 3 Fällen (1 von Weski operiert) gute Resultate ergab. B. ist auch der Meinung, daß man bei diesen Operationen osteoplastisch (s. Kolb und Wolff) vorgehen könne. — Küttner (44) empfiehlt für schwer auffindbare Geschosse ein zweizeitiges Vorgehen; zuerst wird ein Röntgenbild gefertigt, nachdem 3 Drähte in die Wunde dort eingelegt sind, wo man den Fremdkörper vermutet, und dann erst die Entfernung vorgenommen. — Dasselbe Verfahren beschreibt Dreyer (13); er teilt außerdem einen Steckschuß der Wirbelsäule (vor dem X. Brustwirbel) mit. — Daß die Röntgendurchleuchtung die größte Rolle spielt bei der Fremdkörperbehandlung, ist selbstverständlich; die Arbeiten darüber sind so zahlreich, daß sie unmöglich alle hier eingehend besprochen werden können. Ich verweise deshalb nur auf den kriegschirurgischen Röntgenatlas von Guleke und Dietlen (23), auf den Beitrag von Kukula (47), Blau (5), v. Eiselsberg (15), Freund und Praetorius (17), Grunmach (22), Haenisch (28), Holzknecht (31 und 32), Klaar und Wachtel (38), Moser (60), Moritz (63a), Wachtel (91), Ombredanne et R. Ledoux-Lebard (68), Schulze-Berge (75) und Hasselwander (24).

Hessmann (25) bespricht nur die Schwierigkeiten, die durch die Kriegsverhältnisse für die Röntgentiefentherapie entstanden sind.

Bernhard (2) zeigt, daß die Heliotherapie uralt ist, und beweist durch seine Erfahrungen, daß sie besonders bei der chirurgischen

Tuberkulose sehr günstige Erfolge aufzuweisen hat. Er beginnt mit der lokalen und geht dann auf die allgemeine Bestrahlung über.

Über Geschoßwanderung berichten Eisler (16) und Harms (26). Der Erstere fand sie bei Muskelsteckschüssen in 1 pCt. und teilt 2 selbstbeobachtete Fälle mit. Von Einfluß ist Form und Lage des Geschosses, sowie Eiterung in seiner Umgebung. Harms fand bei einer Blinddarmoperation eine Schrapnellkugel in der Umgebung eingekapselt, die vor $2^1/_2$ Jahren in den Körper, und zwar an der rechten Seite des Halses eingedrungen war. (Vielleicht war sie in den Ösophagus ein- und bis in den Wurmfortsatz vorgedrungen, „gewandert", um hier durch allmähliche Perforation der Wand in den Verwachsungen sich einzulagern. Ref.)

Hanusa (27) fand bei 19 Steckschüssen 6 mal Bakterien; eine Wunde, in der keine Bakterien gefunden waren, eiterte. Von 9 Punktionen bei Pleuraergüssen zeigte nur eine Bakterien; ein Empyem entwickelte sich aber trotzdem nicht.

Küttner (45) fand als Beispiele, die wie im Experiment die enorme Explosionswirkung moderner Geschosse zeigen, 3 Bereitschaftsbüchsen für Gasmasken, die durch Bombensplitter getroffen waren und bei einem Einschuß zahlreiche kleine und große zerfetzte Ausschüsse trugen.

Lewin (50) tritt wieder energisch für die Entfernung der Bleigeschosse ein, die unter allen Umständen eine Gefahr für den Körper bilden. Die Diagnose der Vergiftung ist oft sehr schwer zu stellen. Im Urin erscheint das Blei nicht immer, sondern nur intermittierend.

Wenn „Myalgie, Arthralgie, Neurose mit depressivem Einschlag" als einzige Symptome genügen, um eine Bleivergiftung anzunehmen, dann sind auch die beiden Fälle E. Neißers (66) als solche aufzufassen. Der Eine trug eine eingeheilte Schrapnellkugel in der rechten Brusthöhle auf dem Zwerchfell, der Andere hatte vor 25 Jahren einen Schrotschuß ins Bein bekommen. Der Urin war in dem ersten Falle zeitweise (nicht immer) bleihaltig gefunden. Wenn dies der Fall ist, dann soll man auch nach Friedländer (18), sobald Beschwerden auftreten, die Entfernung des Geschosses vornehmen; ist es nicht möglich, dann soll Jod gegeben werden.

Über die chirurgische Tätigkeit in verschiedenen Sanitätsformationen liegen nur wenige Mitteilungen vor. Am ausführlichsten spricht Breslauer (4) über die Arbeit der Sanitätskompagnie auf dem Hauptverbandplatz; sie ist naturgemäß im Bewegungskriege ganz anders, als im Stellungskriege, wo die Frage des Transportes nicht so dringlich ist und deshalb auch größere Eingriffe vorgenommen werden können, während sonst auf den Hauptverbandplätzen nur dann operiert wird, wenn ohne den Eingriff Lebensgefahr bestehen würde. B. hatte häufig über ungenaue Notizen auf den Diagnosetäfelchen zu klagen. Bei Schußfrakturen ist auf dem Hauptverbandplatz der Schienenverband zu empfehlen. Aseptische Verbandräume mit allem Zubehör sind notwendig. Rückt die Sanitätskompagnie vor, dann sollen womöglich alle Verwundeten mitgenommen werden (wenn kein Feldlazarett zur Aufnahme zugegen ist, Ref.). — Ganz ähnlich äußert sich v. Staden (80) über die chirurgische Tätigkeit auf dem Hauptverbandplatze; nach seiner Erfahrung liegt es im Interesse des Verwundeten, ihn möglichst schnell dem nächsten Lazarett zuzuführen. Von größter Wichtigkeit bleibt nach wie vor der erste auf dem Truppenverbandplatze angelegte Verband.

Neumann (65) berichtet über die Tätigkeit in der „vordersten Front", er schildert die großen Schwierigkeiten, mit denen der Arzt auf dem Hilfsplatze während der Schlacht zu kämpfen hat, die Gefahren, denen er und seine Hilfskräfte ausgesetzt sind, besonders bei dem Transport vom Schlachtfelde zu den ersten Hilfsplätzen. Beim Stellungskriege hat er für gesunde Unterkunftsräume in oder neben den Laufgräben zu sorgen. — Raschkowsky (71) teilt ebenfalls seine Erfahrungen über den ärztlichen Frontdienst mit. Beide stützen ihre Ratschläge auf reichhaltige eigene Tätigkeit und bringen manche neue Anregungen, die für ein kurzes Referat sich nicht eignen.

Stutzin (81) teilt die Erfahrungen mit, die er als Chefarzt der Bagdad-Expedition des Roten Kreuzes gemacht hat. Der Verlauf nach Operationen wurde oft sehr ungünstig beeinflußt durch die große Hitze und durch den Reichtum an Insekten. Einen günstigen Einfluß der Sonnenstrahlen auf den Wundverlauf konnte St. nicht feststellen. Fliegenfreie Operationsräume waren nicht zu erzielen; doch hält St. diese Makrobien nicht für sehr gefährlich.

Die auch von v. Mutschenbacher (59) durch zahlreiche Beispiele belegte Späteiterung nach verschiedenen geheilten Schußverletzungen sind für die Frage der Dienstbeschädigung und Dienstfähigkeit und für die Anzeigen zu Nachoperationen von großer Bedeutung und sprechen für ein aktives Vorgehen namentlich bei der Behandlung von Steckschüssen [für die möglichst frühzeitige Entfernung der Fremdkörper nach Schußverletzungen sprechen diese Erfahrungen und die des Spättetanus (s. u.) jedenfalls mehr, als die Besorgnis vor der Bleivergiftung, die doch eigentlich nur bei Schrapnell- und Schrotschüssen, aber kaum beim Mantelgeschoß oder beim Granatsplitter zu befürchten ist. Ref.].

Dreyer (12) fand in 2 Fällen weit entfernt von der Stelle der Verletzung ausgedehnte Verwachsungen und Narbenbildungen an den Gefäßen und Nerven (zu vergleichen mit den oft weit reichenden Sugillationen um Gefäß- und Nervenbündel bei anderen schweren Verletzungen an den Gliedmaßen. Ref.).

Auch Jehn (35) spricht über diese Fern- oder indirekte Geschoß-wirkung, z. B. bei Schädelschüssen, bei denen das Gehirn selbst nicht getroffen war und doch Blutungen oder größere Zerreißungen sogar bei unverletztem Knochen gefunden wurden. Diese Beobachtungen sind natürlich für die Behandlung von größter Bedeutung. Auch die indirekten Schädigungen der übrigen Körperteile und Organe werden von J. besprochen. — J. ist übrigens (36) auch der Meinung, daß die Granatsplitter selbst durch die Erhitzung im Geschoßlauf sterili-siert sind, und daß die Infektion der Wunde durch mitgerissene Fremdkörper oder sekundär von außen erfolgt; begünstigt wird sie durch die fast immer stattfindende Verbrennung. (Die dafür von J. angeführten Veränderungen lassen sich wohl auch durch die starke Quetschung erklären. Ref.)

Derselbe Autor (37) empfiehlt bei starken Blutverlusten außer exakter Blutstillung und Darreichung von Digalen, Koffein oder Kampfer die Sauerstoffüberdruckatmung mehrere Stunden lang mit Pausen von 5—10 Minuten.

Zur Bekämpfung des Shocks empfiehlt Patschke (69) außer den bekanntem Mitteln der Lagerung und der Analeptika auch die Staubinde um den Hals.

Lissau (51) empfiehlt Validol mit Brom bei schweren körper-lichen Erschöpfungszuständen, besonders bei solchen nervöser Natur und ausgesprochenen Herzneurosen.

Für die Zulässigkeit der ärztlichen Eingriffe an Heeres-angehörigen verweist Mandry (52) auf die Verfügung vom 6. De-zember 1915, die seiner Meinung nach immer noch nicht genügend berücksichtigt wird. Rentenempfängern können nur Eingriffe zuge-mutet werden, die sicher, gefahrlos und nicht mit nennenswerten Schmerzen verbunden sind, Heeresangehörigen zum Zwecke der Besse-rung der Dienstfähigkeit alle sog. unerheblichen Eingriffe, die ohne allgemeine Narkose auszuführen sind. In zweifelhaften Fällen ent-scheidet das Sanitätsamt.

Auerbach (1) teilt 2 Fälle von Empyem nach Brustschuß mit, bei denen Gummiröhren zurückgelassen waren und zu hartnäckigen und erschöpfenden Eiterungen geführt hatten. Also: für gute Siche-

rung des Drains sorgen und bei nicht heilendem Empyem nach Fremdkörpern suchen (Röntgenbild!).

Für den ursächlichen Zusammenhang von Trauma und Neubildung spricht der von Strasser (82) mitgeteilte Fall. Bei einem
35 Jahre alten Manne entwickelte sich $2^{1}/_{2}$ Jahre nach Granatsplitterverletzung der Lippe an der Stelle der Narbe ein Karzinom.

Die Mitteilung Saalmanns (74) über die Häufigkeit der Krebs-
erkrankungen im Kriege (aus dem Wenzel-Hancke-Krankenhause in
Breslau) spricht jedenfalls nicht für eine Verminderung, eher für eine
Erhöhung der Zahlen, besonders bei den sonst weniger befallenen
Altersklassen unter 50 Jahren. Wenn erst das ganze Material vor-
liegt, wird auch diese interessante Frage beantwortet werden.

Über die Behandlung der Schußwunden im allgemeinen, soweit
sie nicht unter „Wundbehandlung" besprochen werden, sind zu
nennen: Knoll (40), der das Jodiperol auf Grund bakteriologischer
Versuche und praktischer Erfahrungen bei infizierten Wunden empfiehlt; Richter (73a), der die 5 proz. Kali hypermanganicum-Lösung
bei den verschiedensten Verletzungen und chirurgischen Leiden, auch
als Anstrich des Operationsfeldes, und außerdem zum Händewaschen
und Gurgeln verdünnte Aschenlauge (50,0 auf 1 Liter heißes Wasser)
und die Michelschen Klammern für die Behandlung der Varizen
empfiehlt; Schultze (76), der bei hartnäckigen Geschwüren nach Kriegsverletzungen nach Jodanstrich die Exzision im Gesunden empfiehlt und
womöglich den Defekt vernäht. Nach der Naht wieder Jodanstrich;
Longard (49), der eine ausführliche Darstellung aller gebräuchlichen
plastischen Verfahren, der Hetero- und Homoplastik in den verschiedenen Körperteilen, ihrer Anzeigen, ihrer Verwendungsart, ihrer
Technik und ihrer Resultate in einem sehr gut orientierenden Vortrage bringt; Therstappen (84), der bei multiplen Splitterverletzungen
gute Erfolge mit Pyoktanin erzielte, wobei sowohl die antiseptische
als auch die Tiefenwirkung in Betracht kommt, und Lindemann (48),
der die Leukozytenkurve für eines der besten Hilfsmittel bei der Indikationsstellung chirurgischer Eingriffe, besonders bei Entzündungen,
hält; sie ist nach seinen Erfahrungen mindestens ebenso zuverlässig,
wie die Fieberkurve und kann für Diagnose, Prognose und Therapie
wertvolle Aufklärung bringen, und schließlich König (42), der (1916)
über die Selbsthilfe bei Verwundungen im Felde berichtet.

Rehn (73) teilt 14 freie Gewebsverpflanzungen ausführlich mit,
darunter 3 autoplastische Knochenbolzungen bei Pseudarthrose an
Hand und Unterarm, 7 autoplastische Fettverpflanzungen, 2 kom-

binierte autoplastische Gewebsverpflanzungen und 2 autoplastische
Gefäßtransplantationen. (10 Abbildungen.)

Momburg (58) sah bei parenchymatösen Blutungen guten Erfolg
mit Fibrin-Bergel (Merck), das er $^1/_2$ Minute lang auf die blutende
Stelle mit dem Finger aufdrückte.

Schulmann (83) teilt einen Fall von chronischer nicht eitriger
Osteomyelitis nach Prellschuß am rechten Oberschenkel mit, bei dem
es nach Jahresfrist auch zu einer ähnlichen Erkrankung am linken
Oberschenkel kam und der durch Operation geheilt wurde.

Volkmann (89) beobachtete bei einer Anzahl von Verwundeten
und Verschütteten Temperaturerniedrigung (bis zu 32°) und zählt die
verschiedenen dafür in Betracht kommenden Ursachen auf. —
Werler (93) nennt eine Reihe von Mitteln, die als Ersatz des Amy-
lum in der Dermotherapie dienen können (Talkum, Bolus alba, Terra
silicata, Kaolin, Magnesia carbonica et usta) und andere Maßregeln
für eine Therapia dermatologica oeconomica militaris.

1. Historisches.

1) Becker, M., History and preparation of intravenous solutions. Journ. of
the amer. pharm. ass. p. 847. — 2) Feis, O., Über den römischen Militärstiefel.
Mitt. z. Gesch. d. Med. Bd. 16. H. 1. S. 19. — 3) Feldhaus, Marg., Das
Dreysesche Zündnadelpatent. Geschichtsbl. f. Technik. Jahrg. 3. S. 327. (1916.)
— 3a) Fischer, Beiträge zur medizinischen Kulturgeschichte. III. Joh. Franz
Wenzel Krimer. Wiener klin. Wochenschr. 1916. Nr. 19. (Kr. erfand während
der Befreiungskriege ein neues Verbandpäckchen, das die Soldaten im Tschako
unterbrachten.) — 4) Forrer, R., Die eiserne Hand von Balbronn. Zeitschr. f.
histor. Waffenkunde. Bd. 7. H. 4. — 5) Gerster, K., Minderers „Kriegs-Artzney".
Münchner neueste Nachrichten vom 3. Dez. 1916. — 6) Haberling, W., Vorschriften über Militärgesundheitspflege vor 200 Jahres. Mitt. z. Gesch. d. Med.
Bd. 16. H. 2 u. 3. — 7) Derselbe, Das Sanitätswesen des preußischen Heeres
in den Freiheitskriegen. Zeitschr. f. ärztl. Fortbild. Bd. 14. H. 6. — 8) Derselbe, Die Verwundetenfürsorge in den Heldenliedern des Mittelalters. Jenaer
med. histor. Beitr. H. 10. — 9) Keen, W. W., Der Kontrast zwischen der Chirurgie im Bürgerkriege und derjenigen im jetzigen Kriege. New York med. journ.
1915. Nr. 16 u. 17. — 10) König, S., Die Wundbehandlung Kriegsverletzter von
den Uranfängen bis auf die heutige Zeit. Heidelberg. (44 Ss.) — 11) Kockum, A.:
Sanitetsväsendet i tolfte Karloarméföretrag. Farmaceutig Revy. Nr. 25. (Mitt.
z. Gesch. d. Med. Bd. 17. H. 2 u. 3.) — 12) Neustätter, Geschichte des
Gliedersatzes im „Führer durch das Gesamtgebiet der Kriegsbeschädigtenfürsorge".
Dresden 1917. — 12a) Derselbe, Eine Kriegsbeschädigtenschule vor 100 Jahren.
Mitt. z. Gesch. d. Med. Bd. 17. S. 94. (1918.) — 12b) Peters, Der Mörser
und seine Geschichte. Der Drogenhändler. Bd. 17. Nr. 50. 21. Juni. (Bespricht
auch die Geschichte des Schießpulvers.) — 13) Reinhard, F., Geschichte des
Heeressanitätswesens, insbesondere Deutschlands. Jena. — 14) Sudhoff, K.,
Kriegsbeschädigtenfürsorge von gestern und von ehedem. Jahreskurs für ärztl.
Fortbild. Sept. — 15) Derselbe, Zur Geschichte der Kriegsbeschädigtenfürsorge
im „Führer durch das Gesamtgebiet der Kriegsbeschädigtenfürsorge". Dresden
1917. — 15a) Derselbe, Text des Codex Theodosianus „de Veteranis". Mitt.
z. Gesch. d. Med. Bd. 16. S. 431. (Beschreibung der Fürsorge für die Kriegs-
invaliden.) — 15b) Derselbe, Der Stelzfuß aus Capua. Ebenda. S. 291. —
16) Waldeyer-Hartz, W. v., Die Sorge für die Verwundeten und Kranken im
Felde einst und jetzt. Rede am 27. Januar. — 17) Zaunik, R., Waffenkundlich-

Medizinisches aus Handschriften des 15. und 16. Jahrhunderts. Zeitschr. f. histor.
Waffenkunde. Bd. 7. H. 9.

Auch im Jahre 1917 war die Zahl der historischen Arbeiten
über das Kriegssanitätswesen und die Kriegschirurgie nur klein. Allgemeiner gehalten ist die von S. König (10), der auf 41 Seiten einen
„kurzen Abriß der kriegschirurgischen Geschichte" bringt, weil ein
solcher nach seiner Ansicht bisher gefehlt hat. Des Ref. „Grundriß
einer Geschichte der Kriegschirurgie" (Berlin 1901), das mehr-
bändige Werk „Preußische und deutsche Kriegschirurgen und
Feldärzte (Berlin 1901—1904) und noch manches Andere, z. B.
Haberlings Arbeiten, hat König offenbar nicht gekannt. Manche
Irrtümer und eine große Zahl von Druckfehlern dienen auch nicht
zur Empfehlung der Schrift. Auch das Werk Reinhards (13) kann
verschiedener Lücken wegen nur als ein „Beitrag" zur Geschichte
des Heeressanitätswesens bezeichnet werden. Das Mittelalter fehlt
und von dem Landsknechtsheere an bis in die Jetztzeit ist nur das
das deutsche Heeressanitätswesen berücksichtigt.

Waldeyer-Hartz (16) gibt in seiner Rede am 27. Januar 1917
einen Vergleich zwischen der Verwundeten- und Krankenpflege im
Anfange des 18. Jahrhunderts (1726) und jetzt, indem er die Maßregeln für eine stete Entwicklung zum Besseren an zahlreichen einzelnen Beispielen erläutert; auch englische und französische Heeres-
sanitätseinrichtungen werden dabei von ihm erwähnt. Die ungünstigen
Verhältnisse in den Befreiungskriegen, im Krimkriege, dann
Solferino, das bekanntlich zur Genfer Konvention führte, werden
den Erfolgen von 1870/71 gegenübergestellt und die seitdem noch
getroffenen Verbesserungen in der Organisation, im Personal und
Material des Feldsanitätswesens, der Verwundetenfürsorge, dem Trans-
portwesen, wie sie sich in dem jetzigen Weltkriege bewährt haben,
eingehend besprochen.

Gerster (5) beschäftigt sich mit dem schon oft, auch vom Ref.
in seiner Bedeutung gewürdigten Raymund Minderer und seiner
„Kriegs-Artzney", einer Schrift, die viel Interessantes über die da-
malige Wundbehandlung, über Feldscherer, über Armeehygiene u. a. m.
darbietet.

Keen (9), der bekannte amerikanische Kriegschirurg, stellt Vergleiche an über die Wundbehandlung in den 60er Jahren des vorigen
Jahrhunderts und der jetzigen. Diese Unterschiede sind wohl Jedem
von uns bekannt.

Die Arbeit von Becker (1) bringt in der Einleitung eine kurze
Geschichte der Infusion, die nicht frei von Irrtümern ist. So wurde

Pabst Innocens VIII nicht mit In- oder Transfusion behandelt, sondern durch das Einnehmen eines aus dem Blute dreier Knaben bereiteten „pharmacum stillatitium" (s. Gurlt, Geschichte der Chirurgie, Bd. 3, S. 555, und des Ref. Abhandlung über „Transfusion und Infusion seit 1830" in der Gedenkschrift, für Leuthold, Berlin 1906, Bd. 2, S. 269 u. 272).

Von Haberling (6—8) sind im Jahre 1917 drei interessante Beiträge zur Geschichte des Militärsanitätswesens erschienen. In der ersten (6) bespricht er das 1726 erschienene Buch von H. Fr. von Flemming „Der vollkomme teutsche Soldat", das vorzügliche Ratschläge für die Militärhygiene enthält. In der zweiten Arbeit (7) schildert H. den Zustand unseres Militärsanitätswesens vor, während und nach den Befreiungskriegen, wobei die Verdienste einzelner Männer besonders gewürdigt werden; und in der dritten Arbeit (8) zeigt er an den Heldenliedern des Mittelalters, wie damals in Klöstern, auf Burgen, in Spitälern die verwundeten Ritter verbunden und verpflegt, wie sie transportiert, gelagert, gebadet wurden, und welche Rolle allerhand Zaubermittel dabei spielten — alles noch verklärt in der Dichtung. (Auf das Walthari- und Gudrunlied hatte auch Ref. in seinem „Grundriß", S. 20, hingewiesen.)

Feis (2) beschreibt den römischen Militärstiefel (Caliga militaris) nach einer Schrift des Julius Nigronus „de Caliga veterum", Leipzig 1733. Es waren immer nur Sandalen ohne Oberleder, aber mit eisernen Nägeln beschlagen.

Die von Zaunick (17) in einer alten Handschrift gefundene Empfehlung des Eintreibens der getrockneten Gentianawurzel in eine Wunde, um durch ihre Erweiterung das Ausziehen von Pfeilen zu erleichtern, wird auch heute noch zu ähnlichem Zwecke, der Erweiterung von Fisteln, als Laminariastift gebraucht. Die alte Schrift erwähnt auch noch mehrere andere im 15. und 16. Jahrhundert gebräuchliche Wundbehandlungsmittel.

Aus dem von Marg. Feldhaus (3) veröffentlichten Briefe Dreyses geht hervor, daß dieser das Zündnadelgewehr, und zwar nicht als Vorderlader, im Jahre 1827 entdeckt hat.

Kockum (11) liefert eine interessante Beschreibung des Militärsanitätswesens unter Karl XII. Feldscherer, Feldapotheker, Feldkasten mit Instrumenten und den damals gebräuchlichen Arzneimitteln mit zahlreichen Rezepten. Unter dem Personal befanden sich sehr viele Deutsche.

Für die Geschichte der Prothesen sind die Mitteilungen von Forrer (4) und Neustätter (12) zu erwähnen. Forrer gibt Abbildung und Beschreibung einer wahrscheinlich aus der ersten Hälfte des 16. Jahrhunderts stammenden eisernen Hand, die in manchem der bekannten Hand des Goetz von Berlichingen gleicht, aber auch ein bewegliches Ellenbogenstück hat. — Neustätter bringt in dem Führer für die Ausstellung „Die Kriegsbeschädigtenfürsorge in Deutschland" (Dresden) eine Geschichte des Gliedersatzes und der Gliedertüchtigung. In demselben Führer findet sich eine Geschichte der Invalidenfürsorge von Sudhoff (15), der in einer zweiten Arbeit (14) auch eine kurze Geschichte der Kriegsbeschädigtenfürsorge und der künstlichen Glieder gibt; von Pisistratus, Alexander dem Großen, den Fürsorgemaßregeln im Römischen Heere, im Mittelalter in der alten und neueren preußischen und deutschen Armee. — Bei seinen Forschungen zur Geschichte der Kriegsinvalidenfürsorge konnte Neustätter (12a) feststellen, daß schon 1816 in Marienwerder eine Anstalt gegründet war, die hauptsächlich die Bestimmung hatte, „denen verstümmelten Kriegern, die ihr Augenlicht ganz oder zum Teil verloren haben, deren Sprache oder Gehör zerstört worden, denen die Arme und Füße ganz verloren oder sonst gelähmt oder beschädigt sind, eine nützliche Kunstfertigkeit zu lehren". N. beschreibt die Einrichtungen, den Lehrplan und die Leistungen dieser freien Werkschule ausführlich und zeigt, daß man daraus auch für unsere Tage viel Lehrreiches entnehmen kann. — Sudhoff (15b) beschreibt auch nach v. Duhn den in der Sammlung der Royal society of surg. in London befindlichen „Stelzfuß aus Capua", der wahrscheinlich aus dem 3. Jahrhundert v. Chr. stammt und eine hölzerne mit Bronze verstärkte Hülse für den Unterschenkel war. Über das untere Ende fehlen nähere Angaben.

2. Transfusion und Infusion.

Transfusion.

1) Cahn, A., Apparatus for the direct and continuous transfusion of blood. Med. rec. 1916. Oct. — 2) Coenen, H., Lebensrettende Wirkung der vitalen Bluttransfusion. Münchner med. Wochenschr. Nr. 1. (1918.) — 3) Elmendorf, Wiederinfusion nach Punktion eines frischen Hämothorax. Ebenda. Nr. 1. — 4) Goldmann, Technik der Blutübertragung. Ebenda. Nr. 39. — 5) Jehn, W., Die Behandlung Ausgebluteter mit Sauerstoffüberdruckatmung. Deutsche Zeitschr. f. Chir. Bd. 140. S. 403. — 6) Klinger u. Stierlin, Technik der Bluttransfusion. Schweiz. Korrespondenzbl. Nr. 34. — 7) Kreuter, E., Wiederinfusion einer intraabdominalen Massenblutung bei Leberruptur. Zentralbl. f. Chir. Nr. 34. — 8) Murath, Direkte Bluttransfusion im Felde. Münchner med. Wochenschr. Nr. 30. — 9) Lewisohn, The importance of the proper dosage of sodium citrate in bloodtransfusion. Ann. of S. 1916. Nov. — 10) Peiser, A., Eigenbluttransfusion bei Milzzerreissung. Zentralbl. f. Chir. Nr. 4. — 11) Ragnvald Ingebrigtsen, Die direkte Bluttransfusion. Nord. med. Ark. Bd. 48. H. 3. — 12) Ranft, G., Autotransfusion nach Milzruptur. Zentralbl. f. Chir. Nr. 47. — 13) Wederhake, Überpflanzung (Transplantation) von Blut. Münchner med.

Wochenschr. Nr. 45. — 14) Zeller, O., Die Wiederbelebung des Herzens mittels arterieller Durchströmung und Bluttransfusion. Deutsche med. Wochenschr. Nr. 20.

Infusion.

15) Ebstein, E., Zur intravenösen Behandlung von inneren Blutungen mit Kochsalzchlorkalium-Injektionen. Münchner med. Wochenschr. Nr. 25. — 16) Kausch, W., Die Infusion mit Invertzucker (Kalorose). Deutsche med. Wochenschr. S. 712. — 17) Larned, E. R., The technic of intravenous medication. Therap. gaz. 1918. Oct. — 18) Winterstein, Wiederbelebung bei Herzstillstand. Münchner med. Wochenschr. Nr. 5.

Auch über Transfusion und Infusion ist aus dem Jahre 1917 nicht viel mitzuteilen. Immerhin sind aber die Versuche, durch die direkte Blutübertragung von Arterie zu Vene akute Anämie zu beseitigen, etwas zahlreicher geworden. Daß bei dieser Methode eine Reihe von Gefahren vermieden werden, die der indirekten Transfusion anhaften, ist gewiß richtig; man wird aber auch bei ihr fragen müssen, ob die Übertragung von Kränkheiten oder der oft beobachtete schädliche Einfluß (Agglutination) des einen Blutes auf das andere sich immer vermeiden läßt. Die Hülfeleistung muß in der Regel schnell erfolgen, so daß keine Zeit für eingehende, mindestens Stunden lang dauernde Untersuchungen und Proben vorhanden ist.

Wenn Cahn (1) die Bluttransfusion durch verschiedene Mittel so erleichtern will, daß man sie mit einer einfachen Rekordspritze ausführen kann, dann zeigt er damit, daß er nicht das ausführt, was man bei uns als „direkte" Transfusion bezeichnet. — Von der direkten Bluttransfusion und ihrer lebensrettenden Wirkung, der Transfusion nach Nahtverbindung der spendenden Arterie mit der empfangenden Vene, spricht Coenen (2), der zu 8 früher mitgeteilten Fällen 3 neue hinzufügt. Er beschränkt aber das Verfahren auf bedrohliche sekundäre Anämie und auf Patienten mit nicht eiternden Wunden. Gute Technik, hinreichende Zeit und ein geeigneter Blutspender sind ebenfalls erforderlich. Seine Erfolge waren sehr gut. — Murath (8) spricht auch von direkter Bluttransfusion, hat aber in seinem Falle nicht die Arterie mit der Vene vernäht, sondern beide durch ein Glasrohr verbunden. Der Erfolg war gut. (Entfernung der zertrümmerten Milz, Zwerchfellnaht. Mehrfache Traubenzucker- und Kollargolinfusionen.) — Auf dieselbe Weise (Kanüle zwischen Arterie und Vene; vorher beim Spender Wassermann, Hämolyse und Agglutination untersucht) verfuhr Ragnvald (11) bei einem 8jährigen Knaben mit Erfolg. — Wederhake (13) führte die indirekte Transfusion defibrinierten und vollen, mit Natr. citricum-Lösung vermischten Blutes aus und hat auch Erfolge gesehen, wenn das Blut des Spenders mit dem des Empfängers agglutinierte. In einem Falle machte er auch die direkte Überleitung nach Gefäßnaht, sah aber keinen Vorteil dabei gegenüber der Transfusion mit der Spritze (? Ref.). — Klinger und Stierlin (6) lassen langsam eine Mischung von Blut, zitronensaurem Natron und Kochsalzlösung in die Vene einlaufen. (Man hätte das früher als „Transfusio infusoria" bezeichnet. Ref.) — Nach Lewisohn (9) muß die Mischung von zitronensaurem Natron und Blut so hergestellt werden, daß zu 180 ccm Blut 20 ccm der 0,2 proz. Natron citr.-Lösung kommen, sonst gibt es Gerinnungen im Blute. Auch darf nur so viel infundiert werden, daß höchstens 5 g zitronensaures Natron (bei Kindern viel weniger) eingeführt werden. — Goldmann (4) benutzt eine 2proz. Lösung des Salzes und nimmt 10 ccm auf 100 ccm Blut; dann werden bis zu $\frac{1}{2}$ Liter eingespritzt (nachdem vorher eine intravenöse Infusion von Kochsalzlösung ausgeführt ist). — Zeller (14) empfiehlt auf Grund zahlreicher Tierversuche die zentripetale arterielle Transfusion bei drohender Verblutung, bei Chloroform- oder Kohlenoxydvergiftung und postoperativem Kollaps und beschreibt ausführlich die nötigen Vorbereitungen, Geräte und die Technik des Eingriffs. Das dem Spender entzogene Blut wird mit Hirudin (10 mit 100 Blut) vermischt.

Die „Eigenbluttransfusion oder Rücktransfusion, Wiederinfusion, Autotransfusion" wurde von Elmendorf (3) bei Hämothorax (200 ccm mit 100 ccm Kochsalzlösung), von Kreuter (7) bei einer Leberruptur Infusion in die Vena saphena, von Peiser (10) und Ranfft (12) bei Milzruptur ausgeführt. Alle diese Fälle kamen zur Heilung ohne nennenswerte Störung. (Ref. bemerkt nur, daß man unter „Autotransfusion" bisher etwas anderes verstanden hat und daß die Wiedereinführung des körpereigenen Blutes zuerst von Volkmann (1868) und später von Esmarch bei größeren Operationen, z. B. bei der Exarticulatio femoris, empfohlen ist, s. meine „Transfusion und Infusion seit 1830", Leuthold Gedenkschrift, 1906, Bd. 2, S. 307.)

Für die Infusion empfiehlt Kausch (16) bei intravenöser Anwendung eine 10-, bei subkutaner eine 5proz. Lösung von Invertzucker (Kalorose), die als steriler Syrup versandt wird. — Larned (17) beschreibt die Technik der intravenösen Infusion verschiedener Medikamente, die bei dieser Art der Einverleibung sichere und schnelle Wirkung ohne Nebenwirkungen haben sollen. Eine große Zahl dieser Mittel wird aufgeführt. — Ebstein (15) verweist darauf, daß die Behandlung innerer Blutungen mit intravenösen Infusionen einer Kochsalz-Chlorkalziumlösung auf Benjamin Rusch (1745—1813) zurückzuführen ist. (Ueber die weitere Entwicklung der Infusion s. meine oben erwähnte Schrift. Ref.)

Über den Vorschlag Jehns (5), Ausgeblutete mit Sauerstoffüberdruckatmung zu behandeln, wird unter „Wundbehandlung" (s. u.) berichtet werden. (S. auch unter I, Ref.)

Winterstein (18) empfiehlt, ähnlich wie Zeller, die herzwärts gerichtete intraarterielle Infusion, benutzt aber adrenalinhaltige Ringerlösung dazu.

II. Erste Hilfe, Transport und Unterkunft.

1) Aschoff, Bedeutung der Lazarettzüge für den Transport Schwerverwundeter. Deutsche med. Wochenschr. Nr. 11. — 2) Blau, Das russische Kriegsabschubwesen (Evakuationssystem). Deutsche mil.-ärztl. Zeitschr. H. 9/10. — 3) de Cigna, V., Annotazioni di chirurgia al fronte. Napoli. — 4) Fiolle, J., Sanitätsflugzeug. Presse méd. Nr. 67. — 5) Hannemann, K., Der Verwundetentransport im Stellungskrieg. 6. Teil des Taschenbuches des Feldarztes. München. — 6) Hohlbaum, Verwundeten- und Krankentransport. Deutsche med. Wochensch. S. 447. (Ebenda Heinz u. Karschulin.) S. auch Zentralbl. f. Chir. S. 558. — 7) Langer, A., Hölzernes, zusammenlegbares Feldbett ohne Eisenbeschlag. Mil.-Arzt. Nr. 11. — 8) Mignon, Billet et Martin, La pratique chirurgicale dans la zone de l'avant. Paris. — 9) Plahl, F., Die Tragplache. Med. Klinik. Nr. 15. — 9a) Pettenkofer, W., Eine neue Treppentransporttrage. Münchner med. Wochenschr. Nr. 12. — 10) Solms, F., Bahrenverband. Beitr. z. klin. Chir. Bd. 105. H. 5. — 11) Sick, P., Leitsätze für den Abtransport. Münchner med. Wochenschr. Nr. 33. — 12) Seiffardt, Tragenhaken. Ebenda. Nr. 10. — 13) Tintner, F., Der Train und seine Bedeutung für die Bewegung und Tätigkeit der Sanitätsanstalten im Felde. Das System des fahrenden Krankenzimmers, Operationsraums und Magazins. Wiener klin. Wochenschr. Nr. 7 u. 8. — 14) Derselbe, Die Liegestätte des Verwundeten in Beziehung zu seiner Behandlung in der vordersten Linie. Ein Feldtragenstativ in Verwendung als Bettstelle. Ebenda. Nr. 15. — 15) Derselbe. Die Frage des Verwundetentransports in der vorderen Linie. Ebenda. Nr. 17. — 15a) Derselbe, Wie bleibt der Verwundete trotz Operation und Verbandwechsel auf derselben Trage vom Gefechtsfeld bis ins Hinterland? Ebenda. — 16) Derselbe, Eisenbahn und Auto im Dienste dss Verwundetentransportes. Ebenda. Nr. 30 u. 31. — 17) Tintner u. Rosner, Zur ersten Hilfe im Kriege und im Frieden. Ebenda. Nr. 30. — 18) Verth, M. zur, Rettungsgeräte auf See unter besonderer Berücksichtigung des Seekrieges. Berlin. — 19) Volland, Zum Verwundetentransport im Schützengraben. Deutsche mil.-ärztl. Zeitschr. H. 3/4. — 20) Wagner, K. u. E. Hofmann, Behelfsmäßig hergerichtete Förderbahnwagen für Verwundetentransport. Ebenda. H. 5/6. — 21) Willner, M., Lagerung und Abbeförderung Verwundeter von der Front. Berlin. — 22) Wenke, A., Schützengrabentrage aus Draht. Deutsche mil.-ärztl. Zeitschr. H. 21 u. 22. — 23) Weihmann, M., Das „Schlaufentuch" zum Transport Schwerverletzter vom Schlachtfelde bis zum Kriegslazarett. Deutsche med. Wochenschr. S. 1423.

In 6 Mitteilungen hat Tintner (13—17), einmal zusammen mit Rosner, über die erste Hilfe, den ersten Transport, die Lagerung der Verwundeten, über Beförderung mit Auto, mit der Eisenbahn u. a. m. unter Beifügung zahlreicher Abbildungen z. T. sehr beherzigenswerte Vorschläge gemacht. Ohne Wiedergabe der Bilder ist ein kurzes Referat über diese meist technischen Arbeiten nicht möglich. Ihr Inhalt wird außerdem durch die ausführlichen Überschriften genügend dargestellt.

Blau (2) bringt auf 21 Seiten eine ausführliche Darstellung der

V.orschriften über die Evakuation in der russischen Armee, und zwar
die für den russisch-japanischen Krieg 1904/05 und die daraus her-
vorgegangene Organisation des russischen Abschubwesens im jetzigen
Weltkriege; die letzteren sind allerdings erst 6 bis 8 Wochen nach
der Mobilmachung in Kraft getreten.

Die Arbeit Hannemanns (5) bildet den 7. Teil des „Taschenbuches des Feldarztes“ (Lehmann) und handelt vom Verwundetentransport im Schützengraben (Schützengrabentrage!), vom Sanitäts-
unterstand der Kompagnie und von der Tätigkeit und Einrichtung
von Sanitätskompagnien im Stellungskriege. Auf eigene Erfahrungen
gestützt, gibt H. dabei eine Reihe von praktischen Vorschlägen.

Auf der feldärztlichen Tagung bei der k. u. k. 2. Armee in
Lemberg (Nov. 1917) sprachen Hohlbaum, Heinz und Karschulin (6) über den Verwundeten- und Krankentransport. Der
letztere behandelt die Organisation des Abschubes aus den Feld-
sanitätsanstalten: Heinz die verschiedenen Transportmittel von dem
Schlachtfelde bis zum Feldspital und der Krankenabschubstation und
Hohlbaum bespricht die Schwierigkeiten und Bedingungen für den
Transport bei den Verletzungen an verschiedenen Organen und Körperteilen, bei Schädel-, Kiefer-, Bauchschüssen, Rückenmarks- und Ex-
tremitätenschüssen. Seine Ansichten sind auch die bei uns allgemein
gültigen.

Sick (11) gibt eine Reihe praktischer Ratschläge für den Transport vom Hauptverbandplatz. Schneller Transport ohne Operation
ist angezeigt, wenn ruhiges Operieren nicht möglich ist, bei Schädel-,
Rückenmarks-, Augen- und Kieferschüssen. Zurückzuhalten sind womöglich Fälle, denen ein früher Transport gefährlich ist, z. B. Brust-
und Bauchschüsse. Bei Gasbrand frühe radikale Eingriffe, bei kom-
primierenden Verbänden (Blutung) baldiger Verbandwechsel.

Mehrere Autoren behandeln die Krankentrage unter den verschiedenen Verhältnissen und Bedingungen des Krieges. So hat
Pettenkofer (9a) eine Trage konstruiert, die beim Transport auf
Treppen eine horizontale Lagerung des Kranken gewährleistet (Abbildung). — Die Vorschläge von Solms (10) sind ohne Beigabe der
zahlreichen Abbildungen der Lagerungs- und Extensionsvorrichtungen,
mit und ohne Gipsverbände, Draht- und Nagelzug, ganz besonders
für den Transport der Oberschenkelschußbrüche mit allen dazu gehörenden Apparaten, Schlitzschienen, Wandeisen, Schrauben, Exten-
sionsrollen usw. in einem Referat nicht mit der genügenden Klarheit
darzustellen. — Plahl (9) beschreibt (Abbildung) eine neue für den
Verwundetentransport im Gebirgskriege geeignete Trage. — Weih-

mann (23) empfiehlt statt der Trage eine durch Schlaufen und Gurte besonders hergerichtete Segeltuchplane für den ersten Transport Schwerverwundeter.

Wenke (22) hat eine Schützengrabentrage aus Draht konstruiert (Abbildungen!), die einen Transport im Liegen oder Sitzen gestattet. Die Tragestangen werden auf der Schulter getragen. Die Vorzüge der Trage werden kurz erläutert. — Mit den Schwierigkeiten des Verwundetentransportes in den engen Schützengräben beschäftigt sich auch Volland (19); er empfiehlt, ähnlich wie Hamann (s. den vorigen Bericht S. 372), dazu die Zeltbahn, die er für die Tragestangen mit 2 eisernen Ösen versieht; der Verwundete wird auch dabei auf den Schultern getragen. — Auch Willner (21) bespricht die Lagerung und den Transport Verwundeter an der Front.

Von den Arbeiten de Cignas (3), Mignons, Billets und Martins (8) über denselben Gegenstand, die Verwundetenbehandlung an der Front, kann ich nur die Titel bringen.

Seiffart (12) hat für die Tragbahren an der Wand des Unterstandes eiserne Wandarme angebracht, die ungebraucht der Wand angelegt werden.

Das „Feldbett" Langers (7) ist, weil ein Eisenbeschlag nicht dazu gehört, überall leicht herzustellen oder gebrauchsfertig mitzunehmen.

Der von Wagner und Hofmann (20) konstruierte Transportwagen für Förderbahnen hat Platz für 8 liegende Verwundete mit ihrem Gepäck oder für 4 liegende und 10 sitzende; er kann von einem Pferde gezogen werden und bietet auch im Winter und bei längeren Fahrten die nötige Wärme und Bequemlichkeit (Abbildungen! Ref. verweist auf die früheren Arbeiten von Hase und Kimmle über dieselben Einrichtungen).

Aschoff (1) berichtet über seine Erfahrungen über den Transport Schwerverwundeter in Lazarettzügen und betont die Notwendigkeit, daß ein Chirurg diese Züge begleitet. Einen schädlichen Einfluß hatte dieser Transport bei Schädelschüssen, Bauchschüssen mit Darmverletzungen und akuten Nierenentzündungen, während die schweren Verletzungen der Gliedmaßen ihn gut vertrugen.

Fiolle (4) beschreibt einen Doppeldecker, in dem 2 Verwundete, jeder auf einer Trage gut transportiert werden können.

zur Verth (18), dessen Beiträge zur Chirurgie im Seekriege in jedem dieser Berichte erwähnt sind, gibt in der vorliegenden größeren Arbeit (95 Seiten) unter Beifügung zahlreicher guter Abbildungen eine umfassende Darstellung der bei der Marine besonders im Kriege gebräuchlichen Rettungsgeräte und ein Merkblatt für die Benutzung derselben im Ernstfalle.

III. Wundbehandlung und Wundinfektion, Narkose im Felde.

(Gasphlegmone und Tetanus s. u.)

1. Wundbehandlung.

1) **Ahreiner,** G., Über Behandlung von Schußwunden und der Wert der Dakinlösung. Beitr. z. klin. Chir. Bd. 107. H. 2. — 2) **Abl,** R., Wirkung des Wasserbetts. Wiener klin. Wochenschr. Nr. 49. (Ebenda v. **Eiselsberg** und G. **Riehl.**) — 3) **Asbeck,** Sonnenlichtbehandlung. Münchner med. Wochenschr. Nr. 2. — 4) **Baumann,** Wundbehandlung mit Anilinfarbstoffen. Deutsche med. Wochenschr. S. 765. — 5) **Baracz,** R. v., Desinfektion der Hände mit besonderer Berücksichtigung der Kriegschirurgie. Zentralbl. f. Chir. Nr. 21. — 6) **Bier,** Regeneration und Narbenbildung in offenen Wunden. Berliner klin. Wochenschr. Nr. 10. — 7) **Derselbe,** Über die Behandlung von heißen Abszessen, infektionsverdächtigen und infizierten Wunden im allgemeinen und mit Morgenrothschen Chininderivaten im besonderen. Ebenda. Nr. 30. — 8) **Busch,** Anwendung der Dakinlösung und Häufigkeit der Gasphlegmone. Arch. f. klin. Chir. Bd. 109. H. 1. — 9) **Brieger,** L., Wundbehandlung mit gesättigtem Dampfstrahl. Deutsche med. Wochenschr. S. 580. — 10) **Braun,** O., Aseptische und offene Wundbehandlung im Feldlazarett. Beitr. z. klin. Chir. Bd. 105. H. 1 und Bd. 107. — 11) **Bronner,** A., Über Leukogen. Deutsche med. Wochenschr. S. 401. — 12) **Brunner,** C. und W. v. **Gonzenbach,** Erdinfektion und Antiseptik. III. Zentralbl. f. Chir. Nr. 25. — 13) **Bode,** Behandlung schwer infizierter Wunden mit Salzsäure-Pepsinlösung. Beitr. z. klin. Chir., Bd. 105. H. 3. — 14) **von Baeyer,** Physiologische Plombierung von infizierten Knochenhöhlen. Münchner med. Wochenschr. Nr. 19. — 15) **Cetto,** M., Halboffene physikalische Wundbehandlung. Beitr. z. klin. Chir. Bd. 101. H. 3. — 16) **Chiari,** O. M., Zur Wundinfektion im Kriege. Deutsche Zeitschr. f. Chir. Bd. 141. H. 4. — 17) **Daxenberger,** F., Moos als Verbandstoff. Ther. d. Gegenw. Nr. 12. — 18) **Deus,** P., Die künstliche Höhensonne bei der Nachbehandlung Kriegsverletzter. Münchner med. Wochenschr. Nr. 11. — 19) **Dumas,** J. und A. **Carrel,** Pratique de l'irrigation des plaies dans la méthode de Dr. Carrel. Paris. — 20) **Dobertin,** Chloren schwerinfizierter Wunden. Münchner med. Wochenschr. Nr. 14. — 21) **Derselbe,** Haltbarkeit der Dakinschen Lösung Ebenda. Nr. 47. — 22) **Dörrenberg,** S., Wundbehandlung mit Natriumhypochlorit. Deutsche militärärztl. Zeitschr. Nr. 21 u. 22. — 22a) **Doctor,** Behandlung der Furunkulose mit Leukogen. Münchner med. Wochenschr. 1916. Nr. 50. — 23) v. **Eiselsberg,** Aseptische und antiseptische Behandlung der Schußwunden? Wiener klin. Wochenschr. Nr. 5. — 24) **Edelmann,** A. und A. v. **Müller-Dekam,** Behandlung septischer Allgemeininfektionen mit Methylenblausilber (Argochrom). Deutsche med. Wochenschr. S. 715. — 25) **Erlacher,** P., Behandlung alter unreiner Wunden mit Ortizonstiften. Wiener med. Wochenschr. Nr. 17. — 26) **Eberstedt,** Wundbehandlung mit Laneps. Münchner med. Wochenschr. Nr. 17. — 27) **Fraenkel,** A., Wundbehandlung im Krieg. Deutsche med. Wochenschrift. S. 415; Zentralblatt f. Chir. S. 555 und Wiener klin. Wochenschr. Nr. 10. — 28) **Fründ,** Primäre Naht bei Schußverletzungen. Deutsche med. Wochenschr. S. 1605. (Mit Diskussion) — 29) **Freisel,** J., Beitrag zur Frage der ruhenden Infektion. Diss. Breslau. — 30) **Freusberg** und **Bumiller,** Zur Behandlung schwer infizierter Wunden mit Carrel-Dakinlösung. Münchner med. Wochenschr. Nr. 32. — 31) **Gaugele,** Die Höllensteinbehandlung des Wunderysipels. Ebenda. Nr. 49. — 32) **Gaston Pechon,** Polyvalente Vakzine bei infizierten Wunden. Presse méd. Nr. 65. — 32a) **Goebel,** K., Zur Verbands- und Operationstechnik bei den Sanitätsformationen der vorderen Linie. Deutsche med. Wochenschr. S. 103. — 33) **Gelinsky,** E., Der trockene Zungenstreifen — ein Operations-Indikationszeichen. Zentralbl. f. Chir. Nr. 9. — 34) **Derselbe,**

Schädlichkeit der essigsauren Tonerde und Wirkung ∗der anderen Verbandwässer, besonders des Bleiwassers bei der feuchten Wundbehandlung. Beitr. z. klin. Chir. Bd. 106. H. 4. — 35) Derselbe, Der Einfluß der Sekretionsableitung, der Hyperämie und der Ruhebedingungen auf die Wundinfektion. Ebenda. Bd. 107. H. 4. — 36) Hanusa, K., Bakteriengehalt von Projektilen und ruhende Infektion. Ebenda. Bd. 106. — 36a) Derselbe, Die Infektion frischer Kriegswunden und die daraus zu ziehenden Folgerungen. Ebenda. Bd. 107. H. 3. — 37) Hart, Infektion der Kriegswunden, latenter Mikrobismus und ruhende Infektion. Med. Klinik. Nr. 27. — 38) Hayward, Boluphen in der Wundbehandlung. Ebenda. Nr. 21. — 39) Hauser, H., Wundbehandlung mit Dakinscher Lösung. Deutsche med. Wochenschr. S. 1139. — 40) Heinrich, Entwicklung der Kriegswundbehandlung bis zur kombinierten offenen Wundbehandlung. Münchner med. Wochenschrift. Nr. 20. — 41) Helischowski, S., Wandlungen der Desinfektionsmethoden. Inaug.-Diss. Berlin. — 42) Gramen, K., Die Carrelsche Wundbehandlungsmethode. Hygiea. H. 17. — 43) Grünwald, L., Flüssigkeits-Wunddrainage. Münchner med. Wochenschr. Nr. 24. — 44) Hufschmid und Preusse, Primäre Wundexzision von Schußverletzungen und Wundbehandlung mit Dakinscher Lösung. Deutsche med. Wochenschr. Nr. 8. — 45) Hufschmid und Eckert, Über primäre Wundexzision und primäre Naht. Ebenda. S. 267 und Beitr. z. klin. Chir. Bd. 106. H. 2. — 46) Janssen, P., Die besonderen Aufgaben der Wundbehandlung bei ausgedehnten Granat- und Minenverletzungen. Med. Klinik. Nr. 20. — 47) Jehn, Die Behandlung Ausgebluteter mit Sauerstoffüberdruckatmung. Deutsche Zeitschr. f. Chir. Bd. 140. S. 403. — 48) Iselin, H., Wundbehandlung im Reservelazarett. Beitr. z. klin. Chir. Bd. 106. H. 2. — 49) Isenberg, C. D., Behandlung der Phlegmone. Münchner med. Wochenschr. Nr. 48. — 50) Kehl, H., Behandlung infizierter Wunden, besonders mit künstlicher Höhensonne. Beitr. z. klin. Chir. Bd. 105. H. 3. — 51) Kramer, K., Wundbehandlung mit Argent. nitr. und Heißluft. Wiener klin. Wochenschr. Nr. 5. — 52) Klingmüller, Über Behandlung von Entzündungen und Eiterungen mit Terpentineinspritzungen. Deutsche med. Wochenschr. S. 1294. — 53) Klapp, R., Die verstärkte Prophylaxe bei Kriegsverletzungen durch Tiefenantiseptis mit Morgenrothschen Chininderivaten. Ebenda. S. 1180. — 54. Kuhn, F., Salusil in der praktischen Medizin. Münchner med. Wochenschr. Nr. 51. — 55) Landwehr, Perldrains. Ebenda. Nr. 19. — 56) Liek, Behandlung schlecht heilender Wunden mit Druckverbänden. Deutsche med. Wochenschr. S. 104. — 57) Loeser, A., Latente Infektion bei Kriegsverletzungen. Ebenda. S. 618. — 58) Lyle, Die Carrel-Methode. Journ. amer. assoc. Nr. 2. — 59) Lennartz, M., Der verschärfte Wundschutz durch Anstrich des Operationsfeldes mit Aluminiumbronze. Deutsche Zeitschr. f. Chir. Bd. 142. S. 254. — 60) Lorin, Desinfektionsmethode nach Vincent bei Kriegsverletzungen. Presse méd. Nr. 25. — 61) Lossen, K., Sterilkatgut. Münchner med. Wochenschrift. Nr. 27. — 62) Lustig, Hilda, Therapie septischer Allgemeininfektion mit Methylenblausilber. Wiener klin. Wochenschr. Nr. 34. — 63) Magnus, Wundbehandlung mit Zucker. Ther. Monatsh. Dezember 1916. — 64) Majewski, Wundbehandlung. Militärarzt. Nr. 6. — 65) Merkens, W., Wundbehandlung mit Carrel-Dakinscher Lösung. Deutsche med. Wochenschr. S. 783. — 66) Derselbe, Konservative Behandlung bei Verwundungen der Extremitäten und Vereinfachung des Verbandes. Beitr. z. klin. Chir. Bd. 105. H. 5. — 67) Marcuse, Feuchte Wundbehandlung. Berliner klin. Wochenschr. Nr. 16. — 67a) Mesdag, F. F., Wundbehandlung mit Pyoktanin. Tijdskr. for Geneesk. 26. Mai. — 68) Martius, G., Behandlung offener Weichteil- und Knochenhöhlen nach Bier. Deutsche med. Wochenschr. S. 1560. — 69) Marx, Technik der offenen Wundbehandlung. Berliner klin. Wochenschr. Nr. 47. — 70) Mennenga, Joddauerkatgut. Münchner med. Wochenschr. Nr. 35. — 71) Mercks Jahresbericht. 1916/17. Jahrg. 30. Darmstadt. — 72) Mutschenbacher, Th. v., Späteiterungen nach Schußverletzungen. Militärarzt. S. 82. — 73) Neuhäuser, Künstliche Steigerung der Regeneration von Gewebsdefekten. Berliner klin. Wochenschr. Nr. 34. — 74) Neumayer, V., Scharlachrot und Pellidol. Münchner med. Wochenschrift. Nr. 20. — 75) Otto, K., Wundbehandlung mit Carrel-Dakinscher Lösung. Deutsche med. Wochenschr. Nr. 6. — 76) Orth, O., Wegmarkierungen der neueren Wundbehandlung für praktische Aerzte. Heidelberg. (51 Ss.) — 77) Perthes, Katgutsparende Unterbindungen. Zentralbl. f. Chir. Nr. 29. — 78) Pflaumer,

Prophylaktische Behandlung der Granat- und Minensplitterverletzungen mit Phenol-
kampfer. Münchner med. Wochenschr. Nr. 13. — 79) Port, Ärztliche Verband-
kunst. Beitr. z. klin. Chir. Bd. 106. H. 1. — 80) Rehn, E.. Über den Steck-
schuß und seine primäre Behandlung. Ebenda. Bd. 106. H. 2. — 81) Renner,
Die Händedesinfektion beim Verbinden, besonders im Kriege. Deutsche med.
Wochenschr. S. 18. — 82) Rindfleisch, Die Behandlung frischer Wunden.
Beitr. z. klin. Chir. Bd. 107. H. 2. — 83) Rosenstein, Behandlung eitriger
Prozesse durch Morgenroths Chininderivate. Deutsche med. Wochenschr. Nr. 52.
Ver.-Beil. — 84) Rosenthal, W., Pferdehaare als Nahtmaterial. Münchner med.
Wochenschr. Nr. 8. — 85) Derselbe, Sperrdrainage. Zentralbl. f. Chir. Nr. 11.
— 86) Richter, Kalihypermanganbehandlung. Münchner med. Wochenschr. Nr. 29.
— 87) Rogge, H., Physikalische oder chemische Antisepsis in der Wundbehand-
lung, mit Berücksichtigung der hochprozentigen Kochsalzlösung. Beitr. z. klin.
Chir. Bd. 106. H. 2. — 88) Roosen, R., Zur Sepsistherapie. Deutsche med.
Wochenschr. S. 554. — 89) Riehl, O. und v. Eiselsberg, Wundbehandlung
im Wasserbett. Wiener klin. Wochenschr. Nr. 49. — 90) Stutzin, Zur Wundbehandlung. Med. Klinik. Nr. 32. — 91) Sachs, A., Behandlung der Zell-
gewebsentzündung mit langdauernden Bädern. Breslau. — 92) Schmerz, H.,
Die offene Wundbehandlung und die der Sehnenscheidenphlegmone. Beitr. z. klin.
Chir. Bd. 104. H. 2. — 93) Seefisch, G., Offene Wundbehandlung und Freiluftbehandlung. Med. Klinik. Nr. 24. — 94) Strubel, Kohlenbogenlicht und
Wundbehandlung. Münchner med. Wochenschr. Nr. 2. — 95) Springer, Jodoformtierkohle zur Wundbehandlung. Ebenda. Nr. 5. — 96) Stein, F., Begünstigt der Gebrauch steriler Handschuhe den aseptischen Wundheilungsverlauf?
Inaug.-Diss. Freiburg i. B. — 97) Stephan. Wundbehandlung mit Carrel-Dakinscher Lösung und offene Wundbehandlung. Deutsche med. Wochenschr. S. 945.
— 98) Schläpfer, K., Perhydrit in der Wundbehandlung. Münchner med.
Wochenschr. Nr. 41. — 99) Schaefer, H., Eine neue fortlaufende Naht. Berliner klin. Wochenschr. S. 1087. — 99a) Stahlschmidt, Händedesinfektion
ohne Seife. Zeitschr. f. Hyg. Bd. 84. S. 33. — 100) Troell, A., Behandlung
chronischer Eiterungen mit Dakinscher Lösung. Beitr. z. klin. Chir. Bd. 106.
H. 5. — 101) Vieira de Macedo, Am., Die neuen Methoden der Desinfektion
der Hände und des Operationsfeldes. Inaug.-Diss. Berlin. — 102) Vincent,
Prophylaxe der Infektion bei Kriegsverletzungen. Presse méd. Nr. 7 u. 18. —
103) Voigt, J., Das kolloide Silber und seine Verwendung bei Verwundeten.
Deutsche militärärztl. Ztg. H. 21 u. 22 und Ther. Monatsh. Nr. 3. — 104) Derselbe, Erfahrungen mit Providoform. Ther. Monatsh. H. 3. — 105) Vulpius, O.,
Zur Bewertung des Gipsverbandes im Felde. Deutsche med. Wochenschr. S. 101.
— 105a) Weill, P., Akute Knochenatrophie nach Schußverletzungen der Extremitäten. Münchner med. Wochenschr. Nr. 26. — 107) Werner, Primäre Wundheilung. Ebenda. Nr. 31. — 108) Derselbe, Wundbehandlung in feuchter
Kammer. Ebenda. Nr. 34. — 109) Wederhake, Ersatz der Jodtinktur (Tannin-
methylenblau). Ebenda. Nr. 27 u. 48. — 110) Derselbe, Bekämpfung und Behandlung anärober Wundinfektion. Deutsche med. Wochenschr. S. 1135. —
111) Winkelmann, Behandlung der Kriegswunden mit Dakinscher Lösung. Beitr.
z. klin. Chir. Bd. 101. H. 4. — 112) Wolfsohn, G., Wundverlauf und Wundbehandlung in der Etappe. Med. Klinik. Nr. 43. — 113) Wossidlo, Offene
Wundbehandlung und Hyperämie. Berliner klin. Wochenschr. Nr. 17. —
114) Zuckerkandl, Antiseptik im Kriege. Feldärztl. Bl. Nr. 22 u. 23.

Auch in diesem Jahre bilden die Arbeiten über Gasphlegmone
und Gasbrand wieder eine besondere Gruppe. Aber auch die übrigen
Arbeiten über die Wundbehandlung bei Kriegsverletzungen sind wieder
sehr zahlreich (115 gegen 105 \im vorigen Bericht), obgleich eine
ganze Reihe von Schriften über Behandlung der Schußwunden, besonders der Steckschüsse, schon im Abschnitt I besprochen sind.
Entsprechend der Häufigkeit der Wundinfektion in diesem Kriege,
deren Gründe bekannt sind, ist auch die Zahl der alten und neuen

antiseptischen Mittel und Methoden, die zur Verhütung und Behandlung der Wundinfektion empfohlen werden, sehr groß.

Viele Chirurgen haben ihre Erfahrungen mit der Dakinlösung mitgeteilt; sie lauten fast alle sehr günstig. So rühmt Ahreiner (1) die gute Wirkung des Mittels neben seiner Unschädlichkeit für die Gewebe; betont allerdings dabei, daß eine richtige mechanische Wundbehandlung voraufgehen muß. — Busch (8) gibt eine Reihe von Vorschriften besonders für die Behandlung von Granatsplitterverletzungen. Die Dakinlösung verhindert in Verbindung mit energischer Spaltung, Exzision und Drainage das Auftreten des Gasbrandes oder beeinflußt wenigstens den Verlauf in günstigem Sinne; doch soll man in den nächsten 2 Tagen keinen größeren Transport vornehmen. Wo die Exzision der Granatwunde bei der ersten Wundversorgung möglich ist, soll sie auch vorgenommen werden; das gilt auch für Schädelverletzungen. Auch das Verhalten bei der ersten Versorgung von Brust-, Bauch- und Gelenkverletzungen wird von B. ausführlich besprochen. — Dobbertin (20) ergänzt seine früheren günstigen Mitteilungen (s. den vorigen Bericht) über die feuchte Wundbehandlung mit Natriumhypochlorit-Lösung und gibt eine Erklärung der Wirkungsweise des Mittels. — Auch Freusberg und Bumiller (30) berichten über günstige Erfahrungen mit dem Mittel, ebenso Gramén (42), der es auch bei eitriger Appendizitis und bei Empyem (1 mal nach der Spülung Sekundärnaht mit günstigem Erfolg) anwandte. — Hauser (39) hat ungefähr 350 Fälle mit der D.-Lösung behandelt. Je früher sie angewendet wurde, desto besser waren die Erfolge; Freilegung, Säuberung und Drainage sind notwendig. — Hufschmid und Preusse (44) sind dagegen der Ansicht, daß die richtige primäre Wundversorgung die Hauptsache sei; ohne diese habe die Dakinlösung sehr oft versagt. Noch energischer treten Hufschmid und Eckert (45) in einer 2. Mitteilung auf Grund von 207 Fällen für energische Exzision und primäre Wundnaht ein. — Lyle (58) empfiehlt die Dakinsche Methode (5 proz. Chlorkalklösung) zur Verhütung und Beseitigung der Infektion. Sehr oft kann bei eiternden Wunden danach die Sekundärnaht angelegt werden. — Dörrenberg (22) verwendet seit 30 Jahren Eau de Javelle (20 Chlorkalk, 25 Soda auf 600 Wasser) und hat damit bei der Händedesinfektion und Wundbehandlung sehr gute Erfolge gehabt. Für die Hände empfiehlt er das Hinzufügen von 3 pCt. der Lösung zu 1 prom. Sublimatlösung. — Einer der wenigen Gegner der Behandlung mit Dakinlösung (und jeder antiseptischen Behandlung) ist Merkens (65); seine Erfolge mit aseptischem abwartendem (konservativem) Verfahren, besonders bei Verletzungen der Gliedmaßen, waren so gut [s. die zweite Mitteilung (66)], daß er sich nicht veranlaßt sieht, zum Dakinverfahren überzugehen; auch die primäre Operation empfiehlt er in der Regel nur bei schweren Gelenkverletzungen. — Otto (75) hatte dagegen gute Erfolge mit den feuchten Verbänden in Dakinscher Lösung. Die Zubereitung wird genau beschrieben. — Stephan (97) hat mit gutem Erfolge die Behandlung mit der Dakinlösung mit der offenen Wundbehandlung (s. d.) verbunden. Täglich 2 mal müssen die Borken abgehoben werden. — Tröll (100) empfiehlt die Lösung; er hatte allerdings nur ältere Fälle zu behandeln und konnte sie auch nur kurze Zeit beobachten. — Winkelmann (111) ist von der guten Wirkung der Dakinbehandlung überzeugt; er hat über 1000 Fälle verschiedenster Art damit behandelt und sehr gute Erfolge gehabt. (Schon im vorigen Berichte mitgeteilt auf S. 382.)

Vincent (102) empfiehlt zur Verhütung der Infektion die Behandlung der Wunden (bis auf penetrierende Brust- und Bauchwunden) womöglich schon auf dem Truppenverbandplatze mit einer Mischung von 10 Chlorkalk und 90 Borsäure. Auch Gasgangrän soll damit, wie Lorin (60) bestätigt, vermieden werden.

Rindfleisch (82) und Rogge (87) kamen durch bakteriologische Untersuchungen und klinische Erfahrungen ebenfalls zu einer Empfehlung der Dakinlösung; bis zu 15 pCt. Kochsalzlösung hatte nicht dieselbe Wirkung. Dagegen schien eine Kochsalz-Formalinmischung noch besser zu sein.

Majewskis (64) Erfahrungen sprechen für den günstigen Einfluß eines frühzeitigen, aber schonenden Transports; nur die Knochenschüsse mit großem Ausschuß verliefen auch dann ungünstig. Waren größere ungünstige Transporte nötig, dann trat fast immer Infektion, auch Gasphlegmone und Tetanus auf. M. sah gute Erfolge bei der antiseptischen Wundversorgung mit 10 proz. Quecksilberoxydgaze mit aseptischem trockenen Deckverband.

A. Fränkel (27) betont, wie Majewski, daß jeder Kriegsschauplatz für die Wundbehandlung seine Besonderheiten · hat. In der ersten Linie bleibt Hauptsache steriler Verband, Ruhigstellung und schonender Transport.

Orth (76) gibt auf 51 Seiten eine durch mehrere Abbildungen erläuterte kurze Darstellung der heute üblichen Wundbehandlungsmethoden.

Wegen der Häufigkeit der Infektion der Schußwunden in diesem Kriege mußte nach v. Eiselsberg (23) die rein aseptische und konservative Wundbehandlung der chemischen (antiseptischen) Behandlung weichen. v. E. führt eine große Zahl dieser Mittel an, betont z. B. die Vorzüge der Anilinfarben, der Dakinlösung, über die er aber noch kein definitives Urteil abgibt, für eiternde Wunden die Sonnen- oder Quarzlampenbestrahlung. Die Hauptsache bleibt die mechanische Behandlung, die Exzision gequetschter Ränder und abgestorbener Gewebe und gute Drainage, Notwendigkeit frühen Erkennens der Infektion und der prophylaktischen Injektion von Tetanusantitoxin bei jeder Schußwunde.

Fründ (28) hatte in einem Vortrage den hohen Wert der primären aktiven Wundversorgung hervorgehoben und durch eine ganze Reihe günstiger Erfolge belegt. In der Besprechung dieses Vortrages stimmte Garrè ihm bei. In der breiten flächenhaften Aneinanderpressung der großen Wundflächen liege das wichtigste Prinzip der ganzen Methode. Auch die Oberschenkelschußfrakturen sollten nicht von dem Versuche einer primären Wundnaht ausgeschlossen werden, obgleich „viel Zeit bei peinlichst genauer Arbeit einer chirurgischen Hand" dazu gehört.

Auch Janssen (46) empfiehlt ein möglichst aktives Vorgehen, besonders bei ausgedehnten Granat- und Minenverletzungen, die fast immer schwer infiziert sind. Breite Spaltungen bis in die Tiefe, Blutstillung, Entfernung aller verdächtigen Weichteilfetzen und gelöster Knochenstücke. Dieselbe Behandlung bei drohendem Gasbrand.

Nach Werner (107) kann in den ersten 12 Stunden durch Entfernung der Fremdkörper und Ausschneiden der Wunde die Infektion verhütet und eine schnelle Heilung erreicht werden.

Über Jehns (47) Vorschläge zur Behandlung Ausgebluteter wurde schon im Abschnitt 1 berichtet.

Martius (68) empfiehlt die Behandlung eiternder Weichteil-Knochenhöhlen durch Auflegen impermeablen Stoffes nach Bier. Freilich muß man vorher durch Abflachung der Wundränder für günstige Heilungsbedingungen sorgen.

Eine andere Art von „feuchter Kammer" für nicht ganz reine Wunden empfiehlt Werner (108) mit Schienung und leichter Dauerstauung. Wunde und Umgebung werden nach gehöriger Vorbereitung mit einer Art Korb bedeckt, auf den Zellstoff, Billrothbattist und Flanell kommen. Salbenlappen bei Krustenbildung, Absaugen bei starker Sekretion.

Bier (6) empfiehlt für die Regeneration und Narbenbildung in offenen Wunden, die Gewebslücken aufweisen, die Erhaltung der Lücke, einen geeigneten Nährboden für das Regenerat, genügende Blutzufuhr, Ruhe, Wärme, Feuchtigkeit, Fernhalten von Fremdkörpern und Infektion. Diese Forderungen werden erfüllt durch die dichte Bedeckung der Lücke mit impermeablem Stoff. Das darunter sich ansammelnde Sekret ist der Nährboden für das Regenerat. Bei akuter Infektion ist das Verfahren nicht zu verwenden; man kann hier mit Dakinlösung die Wunde dafür vorbereiten. Die Arbeit enthält noch zahlreiche Vorschläge, die von allgemein chirurgischem, aber weniger von kriegschirurgischem Interesse sind. — In einer 2. Mitteilung (7) teilt Bier gute Erfolge mit bei der Behandlung von Abszessen und infektionsverdächtigen Wunden mit Eucupin. bihydrochloricum (Punktion, Ausspülung und Zurücklassen einer geringen Menge der Lösung). Bei Empyem und Sehnenscheidenphlegmone waren die Erfolge nicht so gut, besser wieder bei frischen Infektionen. Das Mittel wurde auch innerlich gegeben; es schien vorbeugend einen guten Einfluß zu haben. Keine Entspannungsschnitte, sondern Ruhigstellung und Wärmestauung, auch mit dem Kataplasma. — Auch Klapp (53) empfiehlt die „Tiefenantisepsis" mit den Morgenrothschen Chininderivaten, um die Infektion zu bekämpfen, eine Eiterung zu vermeiden und so häufiger Gelegenheit zum Nahtverschluß der Wunden zu bekommen. Bei Gelenkschüssen Umspritzen des Ein- und Ausschusses, Ausschneiden derselben, und des Schußkanales mit weiterer Einspritzung. Ähnlich bei Gasbrand. Diese „Infiltrationsantisepsis" wird es. bei richtiger Anwendung bewirken, daß es kaum noch schwere Infektionen gibt. (Vorläufig noch abwarten! Ref.) — Auch Rosenstein (83) hatte gute Erfolge mit Eukupin und Vuzin; er empfiehlt bei Abszeß und Furunkel Zusatz von Novokain wegen der Schmerzhaftigkeit, bei Phlegmonen, über die er erst geringe Erfahrungen hat, spritzt er die Lösung unter Stauungsbinde ein.

Bronner und Doctor (11 u. 22a) behandeln Furunkulose und ähnliche Krankheiten durch Einspritzungen mit Leukogen (Staphylokokkenvakzine), ohne daneben die üblichen chirurgischen und inneren Behandlungsmethoden zu vernachlässigen.

Brunner und v. Gonzenbach (12) haben eine Reihe von Tierversuchen angestellt, aus denen hervorgeht, daß bei Wundinfektion mit sporenhaltiger Erde (malignes Ödem und Tetanus) die jodhaltigen Antiseptika, wenn sie auf die in der Wunde belassene Erde einwirken können, die Versuchstiere gegen die Wirkung der Infektion schützen. Auch das Isoform erwies sich dabei sehr wirksam. Viel geringer war dieser schützende Einfluß, wenn Gewebsnekrose vorhanden war, die bei den Versuchstieren durch Ätzen mit dem Thermokauter hervorgerufen wurde.

Chiari (16) stellt Vergleiche an zwischen der Wundinfektion im

Frieden und im Kriege. Im Kriege sind Erysipel, Pyämie seltener, ebenso Staphylokokkeninfektion, häufiger sind Infektionen mit Streptokokken, chronische Septhämie und anaerobe Infektionen. Zysten um Steckgeschosse beruhen auf abgeschwächter, geringer Infektion. Die Beschmutzung der Kleider verursacht die größere Häufigkeit infizierter Wunden an den unteren Extremitäten. Energische Herddesinfektion ist erforderlich. Bei Nachblutungen empfiehlt Ch. doppelte Unterbindung im Gesunden; die Tamponade verwirft er.

Gelinsky (35) verlangt für die Wundbehandlung Ruhe, Sekretableitung; beides auch in komplizierten Fällen durch die Verbandtechnik zu erreichen; auch der feuchte (nicht nasse) Verband ohne wasserdichte Bedeckung wirkt sekretableitend; er ist auch der beste Schutz für granulierende Wunden. Die verwendete Flüssigkeit muß reizlos sein. G. empfiehlt das Bleiwasser und verwirft die essigsaure Tonerde. Am besten wirkt die offene feuchte Wundbehandlung durch Tropfberieselung. Licht, Wärme und Ernährung sind wichtige Hilfsmittel. Zur Anwendung der Stauung bei infizierten Schußwunden hatte G. keine Veranlassung. — Auch in der 2. Mitteilung stellt G. (34) Vergleiche an zwischen der oben gekennzeichneten feuchten und der trockenen Wundbehandlung und empfiehlt das Bleiwasser dazu. Er hatte unter 2910 Verwundeten nur 4 Todesfälle und nur in 1 Falle mußte amputiert werden. Schädlich sind: Sekretverhaltung, Austrocknung und Abkühlung. Jede Schädigung des Blutumlaufs stört die Heilkräfte; darum Vorsicht beim Verbande! — Seit einer Reihe von Jahren hat G. (33) den trockenen Längsstreifen in der Mitte der Zunge als ein wertvolles Hilfsmittel zur sicheren Operationsindikation in sonst zweifelhaften Fällen angesehen. Er zeigt die diagnostische Bedeutung dieses Symptoms an mehreren Beispielen.

Über die Mitteilung von Mutschenbacher (72) s. Abschnitt I.

Roosen (88) teilt 4 Fälle mit, bei denen er mit Erfolg eine Art innerer Desinfektion durch die getrennte Einführung von 2 an sich ungiftigen Substanzen, die im Körper erst das Antiseptikum bilden, hergestellt hat. Zuerst wird Methylenblau (in Kapseln 6 mal in 24 Stunden 0,2) und dann 0,2 Kalomel intramuskulär gegeben.

Wederhake (109) empfiehlt zum Bestreichen der Wunden die 10 proz. Tanninlösung und eine jedesmal frisch hergestellte Mischung von Tanninalkohol (10 pCt.) mit Methylenblaulösung. Unter 500 aseptischen Operationen trat primäre Verheilung ein.

Wenn im Vorstehenden schon oft die Empfehlung alter und neuer Antiseptika für die Wundbehandlung erwähnt wurde, so muß noch eine große Zahl von Autoren genannt werden, die ähnliche Empfehlungen bringen. Die Zahl ist so groß, daß nicht über Jeden ausführlich berichtet werden kann. Baumann (4) empfiehlt die Anilinfarbstoffe (s. v. Eiselsberg), Bode (13) die Salzsäure, Pflaumer (78) den Phenolkampfer, Asbeck (3) die Sonnenbehandlung, Deus (18), Kehl (50) und Strubel (94) die künstliche Höhensonne, Abl (2), Riehl (89), Sachs (91) das Wasserbett; Werner (108) die feuchte Kammer; Brieger (9) den gesättigten Wasserstrahl; Mesdag (67a) Pyoktanin; Magnus (63) den Zucker; Lustig (62) das Methylenblausilber; Neumeyer (74) Scharlachrot und Pellidol; Richter (86) Kali hypermanganicum (s. Abschn. I); Voigt (103) Kolloidsilber und Providoform; Hayward (38) Boluphen; Edelmann (24) Argochrom; Schläpfer (98) Perhydrit; Erlacher (25) den Ortizonstift; Klingmüller (52) Terpentin; Kuhn (54) Salusil, gereinigte Kieselsäure, auch als Jodsalusil; Eberstadt (26) Laneps; Kramer (51) Argentum nitr. und Heißluft; Gaugele (31) Höllenstein bei Erysipel; Gaston (32) polyvalente Vakzine; Rogge (87) Kochsalzlösung. — Neuhäuser (73) empfiehlt zur Beschleunigung der Heilung granulierender Wunden die Bedeckung mit einem Katgutnetz. — Springer (95) hat nach gehöriger Vorbereitung der Wunden gute Erfolge mit der Jodoformtierkohle erzielt.

Wolffsohn (112) berichtet über die chirurgische Tätigkeit in der Etappe; sie besteht hauptsächlich in der Weiterbehandlung der von der Front zugeführten frischeren und älteren Verletzungen, unter diesen auch solche, bei denen eine Heilung nicht standgehalten hatte. Schwere Infektionen kamen nicht vor; auch die Fälle von Gasbrand verliefen günstig.

Die Mitteilung Iselins (48) über die Wundbehandlung im Reservelazarett zeigt, daß hier ein Unterschied zwischen der Kriegs- und Friedenschirurgie, soweit die Behandlung in Frage kommt, kaum noch vorhanden ist. Die Verhütung des Weiterschreitens einer Infektion, die Behandlung größerer und kleinerer Abszesse (keine Tamponade, kurze Drains), Heißluftbehandlung mit offener Wundbehandlung. Gipsverband bei Schußfrakturen; am Oberschenkel Extension, nötigenfalls Nagelextension oder Hackenbruch. Sobald Sequester nachgewiesen sind (Röntgen!) muß operiert werden.

Zahlreich sind wieder die Arbeiten über die offene Wundbehandlung. Über Cettos (15) „halboffene“ Wundbehandlung wurde schon im vorigen Berichte (S. 383) gesprochen.

Seefisch (93) trennt die offene (verbandlose) Wundbehandlung mit Recht von der Freiluftbehandlung. Der Nutzen der letzteren ist lange bekannt; von den Vorzügen der ersteren konnte S. sich nicht überzeugen. Ein großer Nachteil ist dabei die lange Heilungsdauer der Wunden. — Nach Brauns (10) Ansicht ist nicht das Fehlen jedes Verbandes für die offene Wundbehandlung charakteristisch; er bedeckt die in permanenter guter Ruhigstellung freigelassene Wunde mit einem Tüllschleier und wendet je nach dem Falle Tamponade, Trocken- oder Feuchtbehandlung, Irrigation, Hyperämisierung an. B. empfiehlt für die unteren Gliedmaßen eine aus Gasrohr gefertigte sehr stabile Schiene. — Diese Art der „offenen Wundbehandlung" wird auch von Wossidlo (45) gerühmt. Für Finger- und Fußwunden empfiehlt er das alte warme Seifenbad. — Marx (69) verhütet die Krustenbildung bei der offenen Wundbehandlung durch Irrigation mit hypertonischer Kochsalzlösung. — Heinrich (40) gibt eine Reihe von Vorschriften für das Verfahren; gründliche Vorbereitung der Wunde, gute Immobilisierung, offene Behandlung erst nach 2 tägiger Tamponade, Auflegen feuchter Kompressen gegen das Austrocknen usw.

In ähnlicher Weise verfährt Schmerz (92) auch bei der Sehnenscheidenphlegmone. Die Wundränder werden durch Drähte klaffend erhalten, zuerst mit Dispargenmull feucht tamponiert, das Austrocknen ebenfalls durch feuchte Kompressen verhindert; gute Ruhigstellung erforderlich; gleichzeitige Sonnenbestrahlung sehr nützlich.

Über die latente (ruhende) Infektion sind folgende Arbeiten im Berichtsjahre erschienen:

Freisel (29) beschreibt 3 Fälle, bei denen die Infektion bei einer Nachoperation auftrat; er bespricht die bekannten Ursachen dieses „Aufflackerns" nach glatt verheilten infizierten Wunden und die dagegen angewendeten Mittel, besonders bei Granatverletzungen.

Nach Hart (37) sind nur wenige Schußwunden aseptisch; auch in glatt verheilenden lassen sich Infektionserreger nachweisen. Später kann es unter dem Einfluß mechanischer Momente zur Wiederbelebung der latenten Bakterienherde kommen. Man darf deshalb nicht zu früh mit Bewegungen anfangen und muß alle Nachoperationen so lange aufschieben, bis man jene Wiederbelebung nicht mehr zu befürchten hat. (Wie lange, bleibt unbestimmt; deshalb in allen zweifelhaften Fällen Offenlassen der Wunde bei der Nachoperation! Ref.)

Loeser (57) empfiehlt, weil es sich bei latenten Herden fast immer um Strepto-, oder Staphylokokken handelt, vor einer als notwendig anerkannten Nachoperation eine entsprechende Impfung vorzunehmen.

Hanusa (36 u. 36a) verfügt über 19 Fälle, bei denen er nach 18 Stunden bis zu 44 Wochen nach der Verletzung die Geschosse entfernte und bakteriologisch untersuchte. 2 mal Staphylo-, 4 mal

Strepto- und 1 mal Diplokokken. In 2 Fällen trat Eiterung auf; bei einem davon waren an dem Fremdkörper und seinem Bett keine Bakterien gefunden. H. bespricht die einzelnen Fälle und fügt mehrere Mitteilungen anderer Chirurgen über die latente Infektion — auch bei Lungenschüssen — hinzu. (S. unter I, Nr. 27.)

Zuckerkandl (114) gibt eine ausführliche Schilderung der verschiedenen Theorien und praktischen Erfahrungen, der verschiedenen Mittel und Methoden der heutigen antiseptischen Wundbehandlung im Kriege. Auch er nennt Ruhigstellung, Sorge für guten Abfluß nach Freilegung und Säuberung Vorbedingung der chirurgischen Antiseptik; die antiseptischen Mittel kommen erst in zweiter Linie — also mechanische, biologische und chemische Maßregeln.

Den Jahresbericht E. Mercks (71) über Neuerungen auf den Gebieten der Pharmakotherapie und Pharmazie habe ich hier mitgenannt, weil in ihm eine sehr große Zahl alter und neuer Wundbehandlungsmittel- ausführlich besprochen werden; ich mache besonders aufmerksam auf die Untersuchungen über Alkohol (S. 199), Anilinfarbstoffe (S. 206), die zahlreichen Silberpräparate (S. 213—225), Azodolen und Pellidol (S. 230), Benegran (S. 235), Bolus alba (ebenda), die Teerpräparate (S. 243), Camphora (hämostatische Wirkung, S. 255), Chlorosan (S. 272), Eucupin (S. 304), Euguform (S. 306), Fibrolysin (S. 317), Granugenol (S. 329), Ichthyol (S. 340) — und so kann man das ganze 584 Seiten umfassende Buch durchgehen und wird noch manchen für die Wundbehandlung wichtigen Stoff in seiner chemischen Zusammensetzung, seiner physiologischen und therapeutischen Wirkung unter sorgfältiger Berücksichtigung der Literatur beschrieben und bewertet finden.

Nach Weill (105a) gehört die Knochenatrophie zu der großen Reihe von Krankheitserscheinungen, die mit Schußverletzungen, ohne direkt von ihnen bewirkt zu sein, zusammenhängen, wie Erkrankungen der Gelenke, trophische und vasomotorische Erscheinungen, Muskelatrophie, Kältegefühl, Schweißausbruch usw.

Die Arbeit von Vulpius (105) über den Gipsverband ist im vorigen Bericht auf S. 385 besprochen. — Weitere Beiträge über die Verbandtechnik sind von Goebel (32a), der spezielle Vorschriften über den ersten Verband, über Sauggazestreifen und Gazestopfverband (nicht Tampon!), der nur entfernt wird, wenn er locker geworden ist, über Fenster- und Brückenverbände, über sparsames Verbinden auch ohne längeres Liegenlassen gibt. G. gibt (im Gegensatz zu Vulpius) dem antiseptischen Verbande den Vorzug vor dem aseptischen; er be-

spricht auch die Einrichtung des Operationszimmers, die Narkose und
die Beleuchtung. Wo es irgend möglich ist, soll elektrische Beleuchtung eingerichtet werden.

Die von Schaefer (99) beschriebene Hautnaht ist wohl am
besten als „doppelte Languettennaht" zu bezeichnen, indem die seit-
lichen Nahtstücke nicht, wie bei dieser, nur auf einer, sondern auf
beiden Seiten liegen. Bei gerade verlaufenden Wunden ist diese schnell
anzulegende und gut wirkende Naht sicher zu empfehlen.

Liek (56) empfiehlt bei allen schlecht heilenden Geschwüren,
besonders an Fuß und Unterschenkel, den Druckverband mit
Trikotschlauchbinde von den Köpfchen der Mittelfußknochen an bis
hinauf zum Knie über den eigentlichen Wundverband.

Über Drainage sprechen Grünwald (43) und Landwehr (55).
Ersterer versteht unter „Flüssigkeitswunddrainage" die Ableitung des Wundsekrets durch eine von der Tiefe bis zur Oberfläche
reichende Flüssigkeitssäule, die er durch einen dicken, luftdicht ab-
geschlossenen Salbenverband erreichen will. Nekrotische Teile müssen
aber erst abgestoßen, entzündliche Erscheinungen geschwunden sein. —
Landwehr (55) empfiehlt zum Offenhalten weiter Wundflächen die
Einführung von Perlen, die in der nötigen Länge an 2 Seiden-
fäden aufgereiht sind. Für enge Fisteln ist das Verfahren nicht
geeignet.

Rosenthal (85) benutzt zum Offenhalten von Inzisionswunden,
besonders bei Phlegmonen der Hohlhand (Abbildung!), kleine Sperr-
hölzchen, die bis zum Aufhören der Eiterung liegen bleiben. (Ähnliche Vorrichtungen, z. B. Sperrklammern, sind schon mehrfach empfohlen. Ref.) — Von Demselben (84) werden als Naht- und Unter-
bindungsmaterial Pferdehaare wieder empfohlen. Sie werden in
Wasser (ohne Zusatz) ausgekocht und trocken oder in Paraffinöl und
anderen Stoffen aufbewahrt. Sie werden sehr langsam resorbiert und
werden durch Eiter, Speichel, Urin und andere Flüssigkeiten nicht
verändert.

Perthes (77) gebraucht, um Katgut zu sparen, ein Verfahren,
das in ähnlicher Weise wohl von vielen Chirurgen gebraucht wird,
wenn eine Reihe von Unterbindungen hintereinander zu machen sind.
Der auf eine Spule (oder Rolle) aufgewickelte Faden wird nach jeder
Unterbindung dicht am Knoten abgeschnitten, so daß immer nur das
eine Stück fortfällt.

Lossen (61) beobachtete 10 Tage nach einer durch erste Vereinigung geheilten Nervennaht die Entwicklung einer tödlichen Media-
stinitis, die er, weil die Untersuchung des verwendeten Katguts

Staphylokokken ergab, auf dieses zurückführt. Es war als „Sterilkatgut" geliefert.

Mennengas (70) Joddauerkatgut soll sich jahrelang, in Lugolscher Lösung aufbewahrt, keimfrei und zugkräftig erhalten. Die Zubereitung wird beschrieben.

Über die Vereinfachung der Verbandtechnik ist auch Ports Verbandkunst (s. Abschnitt I) nachzulesen. Auch Merkens (66) macht verschiedene Vorschläge zur Ersparnis von Verbandstoffen; bei richtiger Ruhigstellung, primärer Operation und bei schweren, z. B. Gelenkwunden, im übrigen konservativem Verhalten, Bedeckung nur mit sterilem Mull, oder offener Wunbehandlung, längerem Liegenlassen der Verbände, kann viel Verbandstoff gespart werden. — Daxenberger (17) tritt wieder für den alten, vor etwa 30 Jahren lange Zeit sehr beliebten Moosverband ein, der vom Ref. u. a. damals nur verlassen ist, weil der Verbandmull sehr viel billiger wurde.

Renner (81) ist der Meinung, daß man im Felde bei kleineren operativen Eingriffen auch ohne strenge Händedesinfektion auskommt, wenn Instrumente und Verbandmaterial nur mit sterilen Zangen gefaßt und dargereicht werden.

Stahlschmidt (99 a) kommt auf Grund seiner Untersuchungen zu einer Empfehlung der Händedesinfektion nach Gocht: 10 Minuten in fließendem warmen Wasser mit Gips- oder Schwerspatpulver und Bürste, Abreiben mit 70 proz. Alkohol.

Die von v. Baracz (5) empfohlene Methode der Händedesinfektion beruht auf der Wirkung des Chlorkalks; sie ist recht kompliziert und muß deshalb im Original nachgelesen werden. — Linnartz (59) bildet nach der üblichen Desinfektion des Operationsfeldes nach Abtrocknen des Jodtinkturanstrichs eine Art Metalldecke durch Aufstreichen von Aluminiumalkohol. — Vieira de Macedo (101) bespricht in seiner unter Leitung des Ref. gearbeiteten fleißigen Inauguraldissertation die heute gebräuchlichen Verfahren der Desinfektion der Hände und des Operationsfeldes und die zahlreichen experimentellen und bakteriologischen dazu gehörenden Vorarbeiten und Nachprüfungen. Die Zahl der empfohlenen Mittel und Methoden ist sehr groß; wenn auch eine völlige Vernichtung der Keime unmöglich ist, so können doch mit verschiedenen Desinfektionsmethoden sehr gute Erfolge erzielt werden. — Über dieselbe Frage, etwas mehr die allmähliche Entwicklung berücksichtigend, spricht Helischowski (41) in seiner Dissertation. Er zitiert Hippocrates und Galen, Paracelsus und Paré, kommt dann auf die Karbolsäure, auf Lister, Pasteur, Semmelweis, Rob. Koch, auf die jetzt üblichen Desinfektionsverfahren der Hände und des Operationsfeldes durch mechanische, chemische Mittel, antiseptische Seifen, Alkohol, die Verwendung der Handschuhe und Pasten, Handpflege im allgemeinen.

v. Baeyers (14) „physiologische Plombierung" besteht in der permanenten Irrigation, die eine Eiteransammlung in der Tiefe der Höhle unmöglich machen soll.

2. Gasphlegmone.

1) Albrecht, Über Gasbrand. Deutsche med. Wochenschr. S. 445. (In der Besprechung Lieblein, Franz, Ghon, Pribram; s. a. Zentralbl. f. Chir. S. 557.) — 1a) Derselbe, Frühdiagnose des Gasbrandes. Wiener klin. Wochenschr. Nr. 30. — 2) Aschoff, L., Bakteriologische Befunde bei der Gasphlegmone. Deutsche med. med. Wochenschr. Nr. 47. — 3) Anders, Veränderungen des Zentralnervensystems bei Gasödem. Münchener med. Wochenschr. Nr. 50. — 4) Bier, Anaerobe Wundinfektion (abgesehen vom Wundstarrkrampf). Beitr. z. klin. Chir. Bd. 101. H. 3. — 5) Bingold, Die verschiedenen Formen der Gasbazilleninfektion. Brauers Beitr. z. d. Infektionskr. Bd. 4. H. 4. — 6) Bieling, Über die Wirkung des Vuzins auf die Gasbrandgifte. Berliner klin. Wochenschr. Nr. 51. — 7) Bonhoff, Gasphlegmone. Münchener med. Wochenschr. Nr. 23. — 8) Busch, Dakinlösung und Gasphlegmone. Arch. f. klin. Chir. Bd. 109. H. 1. — 9) Conradi u. Bieling, Gasbrand und seine Ursachen. Berliner klin. Wochenschr. Nr. 10. — 10) Coenen, Bösartigkeit des Gasbrandes in manchen Kampfgebieten. Ebenda. Nr. 15. — 11) Franz, Gasentzündung. Beitr. z. klin. Chir. Bd. 106. H. 4 (s. auch Deutsche med. Wochenschr. Nr. 39), — 12) Derselbe, Einfluß der Witterung auf die Gasbrandinfektion. Münchner med. Wochenschr. 1916. Nr. 52. — 13) Derselbe. Kritisches zur Diagnose der Gasentzündung. Deutsche med. Wochenschr. S. 1220. — 14) Feuchtinger, 2 Gasbrandfälle der Haut. Wiener klin. Wochenschr. Nr. 30. — 15) Fessler, Gasphlegmone. Münchner med. Wochenschr. Nr. 10. — 16) Flörcken, H., Gasphlegmone. Beitr. z. klin. Chir. Bd. 106. H. 4. — 17) Fraenkel, E., Demonstration von Röntgenbildern eines Gasbrandfalles. Deutsche med. Wochenschr. S. 1054 u. 1612 (Bakteriologisches). — 18) Geringer, J., Nebennierenveränderungen bei Gasbrand. Wiener klin. Wochenschr. Nr. 30. — 19) Ghon, A., Gasbrand. Ebenda. Nr. 13. — 20) Hanusa, K., Die Infektion frischer Kriegswunden mit Gasbranderregern. Beitr. z. klin. Chir. Bd. 107. H. 3. — 21) Haneken, Klinik des Gasödems. Münchner med. Wochenschr. Nr. 38. — 22) Hopkes, Über Gasbrand. Deutsche Zeitschr. f. Chir. Bd. 140. S. 1. — 23) Hodesmann, Zur Kasuistik der Gasphlegmone. Deutsche med. Wochenschr. S. 687. — 24) Heirovsky, Gasbrand. Wiener med. Wochenschr. Nr. 8. — 25) Jacobsohn, E., Einiges über Gasphlegmone und Gasgangrän. Deutsche med. Wochenschr. S. 685. — 26) Jüngling, Histologische und klinische Beiträge zur anaeroben Wundinfektion. Beitr. z. klin. Chir. Bd. 107. H. 3. — 27) Kehl, H., Über metastatische Gasphlegmone. Deutsche Zeitschr. f. Chir. Bd. 142. S. 303. — 28) u. 29) Klose, Durch die Gruppe der Gasödembazillen erzeugte anaerobe Wundinfektion. Münchner med. Wochenschr. Nr. 9 u. 48 (Serum gegen das maligne Oedem). — 30) Klebelsberg, E. v., Gasbrand. Wiener med. Wochenschr. Nr. 20. — 31) Kümmell, Über Gasbrand (Besprechung des Vortrags von Fränkel, s. den vorigen Bericht, S. 388). Deutsche med. Wochenschr. S. 318. Ebenda Jacobsthal, Tietzen und Fraenkel. — 32) Landau, H., Gasbrand- und Rauschbrandbazillen. Zentralbl. f. Bakt. Bd. 79. H. 7. — 33) Legros, Fall von Gasgangrän. Presse méd. Nr. 11. — 34) Lehndorff, A. u. G. Stiefler, Zytologische Untersuchung bei Gasbrand. Ebenda. Nr. 40. — 35) v. Lieblein, Kriegschirurgische Erfahrungen über Gasbazilleninfektion. Wiener klin. Wochenschr. Nr. 7. — 36) Marwedel, G., Über offene und ruhende Gasinfektion. Deutsche med. Wochenschr. S. 771, 803 u. 836. — 37) Morgenroth u. Bieling, Über experimentelle Chemotherapie der Gasbrandinfektion. Ebenda. S. 989 und Berliner klin. Wochenschr. Nr. 30. — 38) Passini, F., Ältere Erfahrungen über die Anaerobier des Gasbrandes. Wiener klin. Wochenschr. Nr. 7. — 39) Pfeiffer, R. u. G. Bessau, Bakteriologische Be-

funde bei Gasphlegmone Kriegsverletzter. Deutsche med. Wochenschr. Nr. 39, 40 u. 41. — 40) Pribram, B. O., Gasbrand und Anaerobensepsis. Wiener klin. Wochenschr. Nr. 30. — 41) Rychlick, E., Gaswundinfektionen. Wiener med. Wochenschr. Nr. 30. — 42) Rumpel, O., Die Gasphlegmone und ihre Behandlung. Volkmanns Hefte. Nr. 736—739. — 43) Salzer, Therapie der Gasphlegmone. Wiener klin. Wochenschr. Nr. 11. — 44) Segen, M., Prophylaxe der Gasphlegmone und des Tetanus. Ebenda. Nr. 1. — 45) Schönbauer, L., Anaerobensepsis beim Gasbrand. Ebenda. Nr. 4. — 46) Schelven, Th. van, Latente Infektion mit Gasbazillen. Tijdskr. f. Geneesk. 29. Sept. — 47) Siegert, R., Über mehrfache Infektion mit Gasbazillen und Metastasenbildung. Deutsche Zeitschr. f. Chir. Bd. 142. S. 337. — 48) Silberstein, F., Gasbrandtoxine und Antitoxin. Wiener klin. Wochenschr. Nr. 52. — 49) Strauß, M., Zur Prophylaxe des Gasbrandes. Med. Klinik. Nr. 25. — 50) Thies, A., Behandlung der Gasphlegmone mit der rhythmischen Stauung. Beitr. z. klin. Chir. Bd. CV. H. 5. — 51) Vogel, Nachweis von Gasbrandbazillen im Blute bei einem Falle von Gasbrandmetastase. Münchner med. Wochenschr. Nr. 9. — 52) Wieting Pascha u. Euteneuer, Die Pathogenese und Klinik der Gasbazilleninfektion (G.B.I.). Deutsche Zeitschr. f. Chir. Bd. 141. H. 1 u. 2. — 53) Zacherl, H., Differentialdiagnose der Gasbranderreger. Wiener klin. Wochenschr. Nr. 17 und Deutsche med. Wochenschr. S. 216. — 54) Zeissler, Gasphlegmone. Deutsche med. Wochenschr. S. 1053. — 55) Zindel, Neuere Arbeiten über Phlegmone. Beitr. z. klin. Chir. Bd. 105. H. 2.

Auch die Zahl der Arbeiten über Gasphlegmone, Gasbrand, Gasödem usw. hat im Jahre 1917 weiter zugenommen (56 zu 47 im letzten Berichte). Ich werde wieder versuchen, die allgemeinen Beiträge, die über Prophylaxis, Ätiologie, Diagnose und Behandlung, getrennt zu besprechen.

Eine Reihe von Chirurgen sprachen auf der fachärztlichen Tagung bei der k. u. k. 2. Armee in Lemberg über den Gasbrand von verschiedenen Gesichtspunkten aus. Albrecht (1) betont die Wichtigkeit des Allgemeinzustandes für die Frühdiagnose, den plötzlichen Umschlag und die stetige Zunahme der Pulsfrequenz. Dazu kommt die Beschaffenheit des Wundsekrets, der faulige Geruch. Luftbeimengung allein entscheidet nicht. Das „maligne Ödem" ist keine menschliche Krankheit, sondern die von R. Koch bei Meerschweinchen hervorgerufene Erkrankung. — In der Besprechung schlägt Lieblein vor, alle die oben genannten Bezeichnungen durch eine einzige, die Gasbazilleninfektion (G. B. I.) zu ersetzen. Er fand unter 7000 Verwundeten an der Ostfront 21 Fälle und empfiehlt die Unterscheidung Payrs in epi- und subfasziale Formen; bei den ersteren multiple Inzisionen, bei den letzteren radikales Vorgehen und Ätzung mit Jodtinktur. — Franz sah Frühinfektion in 72 pCt., bei späterem Auftreten ist an Lazarettinfektion zu denken. Die Häufigkeit nimmt zu mit der Größe der Wunden. Fieber kann fehlen. Sowohl endo- als auch exogene Gasentwicklung kann andere Ursachen haben; manche Fälle von G. B. I. verlaufen ohne Gasbildung. Prophylaktisch wirkt allein gründliche Wundrevision. Ghon fand in allen Fällen dieselben beweglichen sporenbildenden Bazillen (Conradi, Bieling, Aschoff

u. a.) und nicht den Fraenkelschen Bazillus. Das Gas ist Produkt der in der Muskulatur wuchernden Erreger. — Pribram fand in 40 pCt. Anaerobensepsis.

Conradi und Bieling (9) erklären die verschiedenen bei G.B.I. gefundenen Bakterienarten für Entwicklungsstufen des Bac. sarcemphysematodes und beschreiben ausführlich das von ihm hervorgerufene Krankheitsbild.

Nach Bier (4) ist die große Mehrzahl der jetzigen Kriegswunden durch anaerobe Erdinfektion kompliziert, hauptsächlich da, wo sich ein Gemisch von totem Blut und abgestorbenem Muskel findet. Gasinfektion und Gasabszeß sind verhältnismäßig gutartig, können aber bösartig werden. Die Gasphlegmone schreitet in der Regel im Muskel weiter, besonders bei Erlahmung der Herztätigkeit; Blutreichtum hält die Infektion auf. Das Ödem betrachtet B. als Abwehrvorrichtung des Körpers, und hält es für unwahrscheinlich, daß es die Entstehung der Gasgangrän begünstigt. Metastasen sah er nur bei stark heruntergekommenen Menschen (kommen aber auch bei anderen vor, Ref.). B. beobachtete ungefähr 300 Fälle; er empfiehlt die rhythmische Stauung nach Thies; wo sie nicht möglich ist, die Hyperämisierung durch heiße Leinsamenkataplasmen. In leichteren Fällen genügt das „milde Hyperämiemittel“ des feuchten Verbandes; auch Spaltung und Jodtinktur wirken in ähnlichem Sinne. — In der Besprechung zu diesem Vortrage (2. kriegschirurgische Tagung) betonte Pfeiffer, daß es typische Fälle von Gasbrand gibt, bei denen andere, als der Fraenkelsche Bazillus, gefunden werden, oft gemischt mit einander, oder mit Streptokokken. Er warnt vor zu großen Erwartungen für die Serumprophylaxe und Therapie des menschlichen Gasbrandes. Thies empfiehlt die rhythmische Stauung, für die er Apparate konstruieren ließ, mit denen gleichzeitig 15—20 Kranke gestaut werden können. Franz (s. o.) glaubt nicht an die Wirkung der Stauung; er ist immer mehr Anhänger einer radikalen Behandlung geworden. Bei Schußbrüchen mit Gasentzündung empfiehlt er die Amputation im Gesunden. — Nach den Versuchen von Conradi (s. o.) kann man durch Sauerstoffinhalation der Bildung von Reduktionsgiften (Toxalbumin) entgegenwirken. Er erwartet gute Erfolge durch ein Heilserum.

Bonhoff (7) fand den Fraenkelschen Bazillus in $^1/_3$ der von ihm untersuchten 300 Fälle, im 2. Dritteil den Bazillus des malignen Ödems und im 3. Mischungen dieser und anderer Bakterien.

Franz (11) hält die Bezeichnungen „Gasphlegmone“ und „Gasbrand“ nicht für richtig; er würde „Gasentzündung von Muskelwunden“ für richtiger halten. Die epifasziale Form Payrs ist keine typische Gasentzündung; Ätiologie und klinischer Verlauf sind anders bei ihr. F. sah keine rein epifasziale Entzündung bei Gasinfektion, wenigstens die oberflächlichen Muskeln waren immer mit ergriffen. Auch die Gasabszesse sind abzutrennen; das Gas bei ihnen stammt oft aus der Luft; außerdem bildet sich Eiter bei ihnen, was bei richtiger Gasinfektion nicht vorkommt. Von seinen 132 Fällen konnte F. durch Operation (Inzision oder Amputation) 50,8 pCt. retten. In einer 2. Mitteilung (13) betont F., daß man die Gasentzündung immer mehr als eine scharf umgrenzte schwere Erkrankung ansieht; bei der Beurteilung therapeutischer Erfolge muß auf die Diagnosenstellung geachtet werden, was bei den Erfolgen von Thies mit der rhythmischen Stauung nicht immer geschehen ist. In der 3. Arbeit teilt F. mit, daß in den regenarmen Monaten die Gasinfektion seltener aufgetreten sei, als in den übrigen Monaten, weil dann die Beschmutzung der Kleider eine Infektion mit Tetanus- und Gasbazillen erleichtert.

Auch Fessler (15), der eine ausführliche Darstellung der Gasphlegmone im Kriege mit ihren Ursachen, ihren Symptomen und ihrer Behandlung gibt, ist Anhänger einer radikalen Therapie und betont besonders, wie die abgelösten und aufgeklappten Muskeln nach Beseitigung der Infektion wieder funktionstüchtig einheilen. Zur Berieselung gebraucht er mit Erfolg die Dakinlösung.

Coenen (10), der unter Beifügung zahlreicher Fälle eine Darstellung der Symptome und des Verlaufes der Gasphlegmone gibt, betont die Ursache der Bösartigkeit der Infektion, die besonders durch die in den zersetzten Muskeln entstehenden Gifte verursacht wird. Vielleicht sind mit der Serumbehandlung bessere Resultate zu erzielen, als bisher.

Nach Salzer (23) hängt die Häufigkeit der Gasinfektion nicht vom Stellungs- oder Bewegungskriege, sondern mehr von der Bodenbeschaffenheit ab. Er sah gute Erfolge durch die Behandlung mit 10 proz. Kochsalzlösung nach radikaler Vorbereitung der Wunde.

Floercken (16) hat im Feldlazarett 27 Fälle von Gasphlegmone beobachtet, die er ausführlich mitteilt. Von 10 Gestorbenen wurden 6 seziert; die Befunde werden ebenfalls genau mitgeteilt. Die Erfolge mit Serum (Klose) waren zweifelhaft; es konnte allerdings nicht prophylaktisch angewendet werden. In 10 kurzen Schlußsätzen faßt F. seine Erfahrungen zusammen.

Nach Hopkes (22) ist die Ätiologie des Gasbrandes keine einheitliche. Der Tod erfolgt durch Intoxikation und Lähmung des

Herzmuskels. Jede verdächtige Wunde ist zu spalten und zu säubern, Amputationen sind möglichst zu vermeiden.

Interessant sind 3 von Jacobsohn (25) mitgeteilte Fälle. Bei dem ersten war Gasgangrän mit allen Symptomen in einer Wunde entstanden, die keine Schußwunde war; in dem zweiten handelt es sich um Metastase bei Gasphlegmone und im dritten um Gasphlegmone des Gehirns, geheilt durch Trepanation. J. macht auf die starke postmortale Gasentwicklung bei dieser Krankheit aufmerksam (s. u.). —

Heirowsky (24) betont die Wichtigkeit der Frühdiagnose beim Gasbrand und empfiehlt dafür die mikroskopische Untersuchung des Wundsekretes, die bei frischen Artilleriewunden schon nach 8 Stunden einen Befund ergeben kann, der zu einer gründlichen Wundrevision auffordert und einen längeren Transport verbietet.

Nach den Erfahrungen Kümmells (31) wird der Gasbrand in der großen Mehrzahl der Fälle durch den Fraenkelschen Bazillus verursacht und ist von den Infektionen mit malignem Ödem, die gewöhnlich viel schwerer verlaufen, zu trennen. Bei nassem, kaltem Wetter, längerem Liegen auf dem Schlachtfelde kamen die häufigsten und schwersten Fälle von Gasbrand zur Beobachtung. Tiefe, bis ins gesunde Gewebe reichende Einschnitte und bei schon eingetretener Gangrän, die gewöhnlich auf Gefäßverletzung beruht, Amputation. K. rühmt die Erfolge der rhythmischen Stauung und für die Nachbehandlung die feuchte offene Wundbehandlung, bei kollabierten Patienten 100 ccm 10 proz. Kochsalzlösung zur intravenösen Infusion. — Jacobsohn bespricht besonders die Differenzen in den bakteriologischen Anschauungen Fraenkels und Conradi-Bielings und fügt die Resultate eigener Untersuchungen hinzu (s. auch Nr. 25). — Tietzen sah in Flandern, wie Kümmell in Nordfrankreich, sehr selten Erysipel, Wunddiphtherie oder Hospitalbrand. Gasbrand war häufig, wurde aber durch radikale Frühbehandlung oft mit Erfolg bekämpft. — In einem Schlußworte verteidigt Fraenkel seine bekannten Anschauungen über den Erreger des Gasbrandes.

v. Klebelsberg (30) bespricht auf Grund von 78 selbst beobachteten Fällen, von denen 36 letal endigten, Ätiologie, Diagnose und Behandlung des Gasbrandes. Frühzeitig hohes Fieber und starke Schmerzen fordern zu energischen Eingriffen auf.

v. Lieblein (35), dessen Ansichten und Vorschläge schon bei der Besprechung des Albrechtschen Vortrages (s. o.) erwähnt sind, teilt in der vorliegenden ausführlichen Arbeit seine Erfahrungen über den Gasbrand auf dem Kriegsschauplatz in Ostgalizien mit. Er beobachtete 100 Fälle, von denen merkwürdigerweise 67 auf Gewehr-schußwunden und nur 22 auf Granatsplitterverletzungen und 11 auf Schrapnell-, Minen- und Leuchtpatronenverletzungen beruhten. Es handelte sich immer um schwere, ausgedehnte Wunden. L. rät zu aktivem Vorgehen, ist aber nicht so radikal, wie andere Chirurgen. Gespült wurde mit Dakinlösung oder H_2O_2.

Rychlik (41) unterscheidet den Gasabszeß, die Gasphlegmone, das maligne Ödem und den Gasbrand; er betont den Einfluß der Mischinfektion bei den schweren Fällen, nur bei diesen kommt es zur Gangrän der Muskulatur. Die Mehrzahl tritt als Toxinämie oder Bakteriämie auf. Von prophylaktischen Seruminjektionen sah R. bisher keine Erfolge, auch die Chlorkalkbehandlung war nicht sicher in ihren Resultaten. Vielfach wurde die Dakinlösung gebraucht.

Pribram (40) beobachtete, daß der Gasbrand in verschiedenen Gegenden ein ganz verschiedenes Krankheitsbild darstellt; er vergleicht darin die Befunde in Polen und Wolhynien und in Galizien. Bazillen im Blute werden nicht nur in schweren, sondern auch in manchen leichteren Fällen, im ganzen in 40—50 pCt., gefunden. Die Hälfte der Fälle endet tödlich. Energische Reinigung der Wunden, Jodtinktur, intravenöse Kochsalzinfusionen.

Ghon (19) hat Gasbrand, malignes Ödem, Emphysem, Gasödem bakteriologisch bearbeitet (Ghon-Sachs) und teilt in der vorliegenden Arbeit die Resultate seiner Forschungen ausführlich mit.

Die Arbeit von Wieting Pascha und Euteneuer (52) stützt sich auf 450 selbst beobachtete Fälle, davon 262 Kriegsverletzungen. Geschichtliche Notizen (Pirogoff, H. Fischer, Wieting und Vollbrecht) und Beobachtungen in Friedenszeiten beweisen, daß G. B. I. schon länger bekannt sind. Die Bakteriologie, die Art der Infektion, Einfluß von Witterung und Jahreszeit, Blutverlust, Kräftezustand, Inkubationszeit, Beteiligung der Muskulatur, Vorkommen in verschiedenen Körperteilen und Organen, und besonders die Prophylaxis und die Therapie werden sehr ausführlich besprochen und ein kurzes Merkblatt für die erste Behandlung beigefügt. Frühzeitige Amputation bei schweren toxischen Erscheinungen, schweren Trümmerschüssen in Knie und Oberschenkel. Offene oder halboffene Wundbehandlung mit antiseptischen Spülungen oder Deckverbänden. Serumbehandlung vorläufig noch unsicher. Die Arbeit ist wohl der ausführlichste Beitrag über die G. B. I. in diesem Jahre.

Zindel (55) bringt eine ziemlich vollständige Zusammenstellung und Besprechung der Arbeiten über Gasphlegmone seit 1902 und berücksichtigt die Benennung der verschiedenen Formen, die Ätiologie, das Auftreten, die einzelnen Formen, die Frühsymptome, die Diagnose, die Mortalität und die Behandlung.

Zeissler (54) schließt aus der bakteriologischen Untersuchung eines Falles von Gasphlegmone, daß bei den Conradi-Bielingschen Versuchen der Fraenkelsche Bazillus überwuchert wird und daß sich daraus die Verschiedenheit der Befunde erklären läßt.

Über diese bakteriologische Frage sprechen noch eine ganze Reihe von Autoren; sie können hier nur kurz erwähnt werden, um so mehr, als über diese Frage immer noch keine volle Übereinstimmung herrscht.

Klose (28) fand in 60 pCt. Bazillen im strömenden Blut; von diesen Fällen kam ungefähr die Hälfte zur Heilung. Aus diesen aus der Blutbahn gezüchteten Anaerobenstämmen müßte ein polyvalentes, antitoxisches und bakterizides Immunserum hergestellt werden. — Aschoff (2) betont, daß er stets für die Vielheit der Gasödemerreger eingetreten ist und dabei die schwierige Abgrenzung der einzelnen Arten hervorgehoben hat. „Erst eine genaue biologische Kenntnis der einzelnen Erreger wird die Herstellung eines wirklich omnivalenten, womöglich auch antitoxischen Serums ermöglichen". — Auch Pfeiffer und Bessau (39) kommen auf Grund von Untersuchungen an 150 Fällen zu der Ansicht, daß es sich bei Gasphlegmonen um Bazillen ganz verschiedener Art handelt, am häufigsten allerdings um den Fraenkelschen Bazillus. Dieser und der Bazillus des malignen Ödems sind Nicht-Fäulniserreger. Die anderen, die Fäulniserreger, sind der Uhrzeigerbazillus, der Parödembazillus und andere. In den beiden folgenden Abschnitten der Arbeit werden die Eigenschaften dieser Anaeroben näher erläutert, ebenso die Beziehungen der Gasphlegmonebazillen zu denen des tierischen Rauschbrandes. Die therapeutische Forderung ist relativ konservatives Verhalten beim Fraenkel-Bazillus, sofortige Amputation beim malignen Ödem. Von einer antiinfektiösen Serumbehandlung erwarten die Verff. keinen Erfolg.

Schönbauer (45) beobachtete nach einer Schußverletzung am linken Fuß Gasbrand am unverletzten rechten Fuß und konnte dann die Erreger im kreisenden Blut nachweisen. — Auch Vogel (51) konnte denselben Befund feststellen bei einem Hüftschuß, bei dem sich Gasbrand an der unverletzten Hüfte entwickelt hatte. V. konnte verschiedene Arten von Bazillen nachweisen. — Über Metastasenbildung bei Gasbrand berichten außerdem Kehl (27) und Siegert (47). Der erstere fügt 6 Fällen aus der Literatur 2 selbst beobachtete hinzu.

Anämische Stellen (Druck!) sind besonders bevorzugt. Vorschlag der Bluttransfusion.

Siegert (47) teilt 10 Fälle von mehrfacher Infektion, 11 Fälle von Metastasenbildung, 3 von latenter Infektion mit. Verschleppung auf dem Blutwege.

Auch unter den 15 von Bingold (5) mitgeteilten Fällen befand sich einer mit Metastasenbildung. B. unterscheidet die lokale von der allgemeinen Infektion, letztere thrombophlebitischen oder lymphangitischen Ursprungs. In einem Falle wurden Gasbazillen im Blute nachgewiesen. — Nach Landau (32) lassen sich Rauschbrand- und Gasödembazillen von denen des malignen Ödems serologisch unterscheiden durch Züchtung auf Eiweiß- und Zuckernährböden.

Über die Diagnose der Gasphlegmone usw. haben Albrecht, Franz und eine ganze Reihe der oben erwähnten Autoren gesprochen.

Fraenkel (17) hält die Röntgenuntersuchung für entbehrlich bei der klinischen Diagnose des Gasbrandes; bei dem Zustande der Kranken wird sie auch selten ausführbar sein, wenigstens in schweren Fällen. Die Bilder, die F. demonstrierte, stammten von einer Sektion und zeigten die ungeheure Ausdehnung der Gasbildung in der Muskulatur, Ödem bestand nicht. Ätiologisch: der Fraenkelsche Gasbazillus. In dieser wie in einer zweiten Mitteilung (Deutsche med. Wochenschr., S. 1612) setzt sich F. mit Conradi und Bieling sowie mit Aschoff auseinander. Ein näheres Eingehen auf diese Streitfragen ist wohl hier nicht am Platze.

Nach Hancken (21) hängt die Prognose beim Gasbrand von der Diagnose ab; schwere Fälle müssen amputiert werden; doch nur in der Hälfte der Fälle gelingt es, die Kranken am Leben zu erhalten. — Zacherl (53) fand als Unterschied zwischen Fraenkel-Bazillus und dem des malignen Ödems verschiedene Färbung auf besonders präparierten Nährböden.

Behandlung. Hanusa (20) vertritt die Ansicht, daß die Prophylaxis bei frischen Kriegswunden einzig und allein die ausgiebige Anwendung des Messers ist; die verschmutzte Wunde muß wie ein bösartiger Tumor im Gesunden ausgeschnitten werden. H. ließ bei 43 so behandelten Fällen das Ausgeschnittene bakteriologisch untersuchen: in 20 Fällen wurde der Fraenkelsche Bazillus nachgewiesen. — Inzisionen mit breiter Faszienspaltung, Entfernung verdächtiger Muskulatur, gute Immobilisation, offene Wundbehandlung (4 Abbildungen) bei Bedeckung mit feuchtem Gazeschleier; seit Ende 1916 Gebrauch der Dakinlösung nach Dobbertins Vorschrift.

17 Krankengeschichten. — Jüngling (26) stellt die bisherigen bakteriologischen Forschungen über die anaerobe Wundinfektion mit ihren Widersprüchen, die klinischen Einteilungen, die Symptome, die histologischen Befunde und die Behandlungsgrundsätze zusammen. Über Biersche, Thiessche und Sehrtsche Stauung hat er keine Erfahrung, hat aber, sobald die Diagnose feststand, zur Verminderung weiterer Resorption die Staubinde angelegt und dann die Operation im Frühstadium ausgeführt, offen behandelt oder mit H_2O_2, Granugenol beträufelt oder mit Zucker bestreut; auch wohl mit konzentrierter Karbolsäure bestrichen und mit Jodoformmull bedeckt, der mit Alkohol getränkt war. Seine Erfahrungen stellt J. am Schluß der Arbeit in 11 kurzen Sätzen zusammen.

Die Arbeit von Busch (8) über Dakinlösung bei Gasbrand wurde schon unter „Wundbehandlung" (s. o.) besprochen.

Nach Bieling (6) ist der Einfluß des Vuzins auf die Giftwirkung der Gasbranderreger ein starker und anhaltender, so daß es durch Umspritzen des Herdes gelingt, das Gift unschädlich zu machen. — Über die Serumbehandlung sprechen Klose (29), Rumpel (42) und Silberstein (48). Ersterer fand ein bei Kaninchen wirksames Schutzserum gegen die Infektion mit dem Bazillus des malignen Ödems; Rumpels Arbeit wird weiter unten besprochen werden und Silberstein (48) teilt serologische Versuche und Erfahrungen mit über Gasbrandtoxin und Antitoxin.

Bei der Weiterführung seiner Arbeiten über die „rhythmische Stauung" bei der Gasphlegmone (s. den vorigen Bericht) kommt Thies (50) zu dem Schluß, daß diese Behandlung, deren Technik er ausführlich beschreibt, ein vorzügliches Heilmittel gegen die Gasphlegmone gewöhnlicher Art ist und daß sie nur versagt bei den Formen mit blauer Hautverfärbung, die besonders bösartig sind und meist auch durch die Operation nicht geheilt werden. — Die Vorschläge Segens (44) zur Prophylaxe der Gasphlegmone beschränken sich auf die primäre Wundversorgung frischer Granatverletzungen, Reinigung mit H_2O_2, Verband mit Perubalsam. — Auch die Vorschläge von Strauß (49) enthalten nur die im Vorstehenden schon vielfach erwähnten Maßregeln. — Morgenroth und Bieling (37) glauben auf Grund zahlreicher Versuche, daß Isoktylhydrokuprein und Eukupin, vielleicht in Verbindung mit der Serotherapie, geeignet sind, die Gasbrandinfektion zu verhüten (s. o. Bieling).

Zu den kasuistischen Mitteilungen ist noch die schon erwähnte Arbeit Jacobsohns (25) zu rechnen, der über Gasphlegmone und Gasgangrän ohne Schußverletzung, über Metastasen, postmortale

Veränderungen und Gasphlegmone des Gehirns berichtet. Ferner die von Legros (33), der bei einem wegen Gangrän amputierten Bein neben Staphylo- und Streptokokken den Bacillus perfringens und Bacillus oedematicus (Weinberg-Seguin) nachwies, und die Mitteilung Hodemanns (23), der nach allgemeinen Bemerkungen über die Krankheit, ihr Auftreten und ihre Symptome den einzigen Fall, den er erst im Feldlazarett entstehen sah, genauer mitteilt: Weichteilschuß am Oberschenkel mit großem zerfetztem Ausschuß, Spaltung, Entfernung eines Kleiderfetzens, Dakinlösung. Nach 2 Tagen schmerzhafte, knisternde Stelle zweifingerbreit unterhalb des Einschusses, wo ein Granatsplitter $1^1/_2$ Jahre vorher eingeheilt war. Spaltung, Entfernung des Splitters und Freilegung der Muskulatur. Heilung. Die frische Schußwunde blieb ohne Gasentwicklung. Also Spätgasbrand, ähnlich dem Spättetanus.

Marwedel (36) schildert die leichten und schweren Formen und ihre Übergänge; positiver Gasbrandbazillenbefund in 73,6 pCt. seiner Schußwunden. Die Bazillen können einheilen und als „ruhende" Keime liegen bleiben. Bei späteren Operationen soll man deshalb (nach Hackenbruch) Chinin oder Aspirin vorher geben, ohne Blutleere operieren und die Wunde offen lassen.

In dem Falle van Schelvens (46) brach sich ein Kranker 6 Monate nach einem trotz Gasphlegmone geheilten Schrapnellschuß den Unterschenkel an der Stelle der alten Wunde. Nach 2 Tagen entwickelte sich Gasphlegmone an derselben Stelle. — Nach den Befunden von Anders (3) ist der Tod bei Gasödem kein Herztod, sondern die Folge schwerer Veränderungen im Gehirn, die ausführlich mitgeteilt werden. — Feuchtinger (14) fand bei 2 Fällen (unter 370 Gasbrandinfektionen) eine fortschreitende Randgangrän der Wunde mit Bläschen, in deren Inhalt Gasbrandbazillen in Reinkultur nachzuweisen waren; zugleich Gasbrand der Muskulatur. Blutuntersuchung negativ. In beiden Fällen Exitus. — Geringer (18) fand bei 300 Obduktionen von Gasbrand, auch bei sehr akut verlaufenden Fällen, deutliche makroskopische Veränderungen an der Nebenniere und mikroskopisch starke Verminderung des Lipoidgehalts. G. empfiehlt deshalb, wie P. Albrecht, die Darreichung von Adrenalin.

Rumpel (42) verfügt über 163 selbst beobachtete Fälle, bei denen je nach der Verschiedenheit der Erkrankung auch die verschiedenen zahlreichen Behandlungsmethoden, einschließlich der rhythmischen Stauung und der Kataplasmen, durchgeführt waren. Sehr wichtig sind seine Erfahrungen mit der Schutzimpfung. Sofort nach der Verwundung angewandt, setzt sie die Zahl der Infektionen stark herab, bei leichteren Verletzungen kommt es überhaupt nicht mehr dazu. Nach Ablauf des zweiten Tages oder bei später ausgeführten Operationen trat keine Erkrankung mehr auf. Die bekannten Vorschriften für die primäre Wundversorgung behalten dabei ihre Wichtigkeit.

3. Tetanus.

1) Baisch, Fall von chronischem Tetanus. Deutsche med. Wochenschr. S. 1624. (Vereinsber.) — 2) Becher, E., Ein Tetanusfall im Anschluß an eine künstliche Kallusreizung bei einer Humerusschußfraktur mehrere Monate nach Verheilung der Hautwunden. Ebenda. S. 1006. — 3) Betz u. Duhamel, Heilung dreier Tetanusfälle durch kombinierte intrakranielle, subdurale und intraspinale Seruminjektion. Münchner med. Wochenschr. Nr. 40. — 4) Blecher, Über lokalen Tetanus. Deutsche med. Wochenschr. S. 1131. — 5) Boecker, Zwei operativ behandelte Fälle von Tetanus. Med. Klinik. Nr. 35. — 6) Böhler, Tetanus bei Erfrierungen. Ebenda. Nr. 11. — 7) Bruns, Fall von Spättetanus. Deutsche med. Wochenschr. S. 1311. — 7a) Cammaert, C. A., Magnesiumsulfat bei Tetanus. Tijdscr. v. Geneesk. 20. Jan. — 8) Covo, M, Magnesiasulfatnarkose und Tetanustherapie. Wiener med. Wochenschr. Nr. 26. — 9) Doberer, Spättetanus. Wiener klin. Wochenschr. Nr. 1. — 10) Fuchs, R., Zur Klinik des Tetanus. Mitteil. a. d. Grenzgeb. Bd. 29. H. 3. — 11) Fränkel, Subdurale intrakranielle Heilserumtherapie bei Tetanus. Münchner med. Wochenschr. Nr. 7. — 12) Fröhlich u. Meyer, Muskelstarre bei der Tetanusvergiftung. Ebenda. Nr. 9. — 13) Gilbson, Ch., Behandlung des Tetanus. Amer. journ. of med. sc. Dec. 16. — 14) Grossmann, Tetanusrezidiv. Münchner med. Wochenschr. Nr. 28. — 15) Gussmann, A., Die in den württembergischen Heimatlazaretten beobachteten Tetanusfälle. Beitr. z. klin. Chir. Bd. 107. H. 3. — 16) Hesse, Spättetanus, chronischer Tetanus und Tetanusrezidiv. Deutsches Arch. f. klin. Med. Bd. 124. H. 3 u. 4. — 17) Heddaeus, Noch einmal die Behandlung des Tetanus traumat. Med. Klinik. Nr. 10. — 18) Hempf, H. u. G. C. Reymann, Das Verschwinden des Tetanusantitoxins aus dem Blute. Wiener klin. Wochenschr. Nr. 8. — 19) Hohlmann, A., Tetanusrezidive. Dissert. Freiburg i. B. — 20) Joannowicz, G., Anaphylaktischer Shock im Verlaufe der Tetanusbehandlung. Beitr. z. klin. Chir. Bd. 105. H. 5. — 21) Kaposi, H., Spättetanus. Wiener klin. Wochenschr. Nr. 8. — 22) Lier, E. H. van, Intradurale Magnesiuminjektionen. Beitr. z. klin. Chir. Bd. 103. H. 5. — 23) Losser, K., Fall von Spättetanus. Münchner med. Wochenschr. 1916. Nr. 50. — 24) Mann, R., Spättetanus, Prophylaxe und Anaphylaxie. Wiener klin. Wochenschr. Nr. 25. — 25) Meyer, E. u. L. Weiler, Weitere Beobachtungen über Tetanus. Deutsche med. Wochenschr. S. 831 u. 1312. S. auch Münchner med. Wochenschr. Nr. 49 u. 50. (Muskelverkürzung.) — 26) Meyer, Herm., Klinisches über den Tetanus an Hand eines rezidivierenden Falles. Beitr. z. klin. Chir. Bd. 106. H. 5. — 27) Nordentoft, J., Behandlung des Tetanus mit Magnesiumsulfat. Hospit. tid. Jahrg. 60. Nr. 1. — 28) Orth, O., Ein Fall von Spättetanus und seine Behandlung. Münchner med. Wochenschr. Nr. 37. — 29) Porges, R., Spättetanus. Wiener klin. Wochenschr. Nr. 10. — 30) Pochhammer, C., Pathogenese des Tetanus. Mitteil. a. d. Grenzgeb. Bd. 29. H. 4 u. 5. — 31) Seubert, Blutiger Urin nach Einspritzung von Wundstarrkrampfserum. Münchner med. Wochenschr. Nr. 7. — 32) Schellekens, W. M. J., Örtlicher und spät auftretender Tetanus. Tijdscr. v. Geneesk. 27. Oct. (Kasuistik.) — 33) Stutzin, E. E., Zur Frage des Spättetanus mit besonderer Berücksichtigung der erhöhten Empfänglichkeit des geschädigten Substrats. Med. Klinik. Nr. 48. — 34) Urban, K., Behandlung des Tetanus. Wiener med. Wochenschr. Nr. 3. — 35) Vetlesen, H. J., 8 Fälle von Tetanus traumat. Norsk Magaz. for Laegev. Nr. 3.

Die Wirkung der prophylaktischen Antitoxinbehandlung steht fest; darüber wird im Berichtsjahre kaum noch gesprochen. Dagegen haben sich die Mitteilungen über den Spättetanus stark vermehrt und verdienen aus den im vorjährigen Bericht angeführten Gründen eingehende Berücksichtigung. Der Fall Bechers (2) ist in der Überschrift hinreichend gekennzeichnet. $3^1/_2$ Monate nach Verheilung der Schußfraktur, bei der kein Fremdkörper zurückgeblieben war, wurde eine abnorme Beweglichkeit durch Reiben der Bruchstücke behandelt. 4 Tage später zeigten sich die Krämpfe zuerst in dem kranken Oberarm; nach 10 Tagen Trismus, schnelle Verschlimmerung und Tod 24 Stunden später. — Eine prophylaktische Impfung kurz nach der Verletzung hatte nicht stattgefunden, auch waren damals keine Erscheinungen von Tetanus beobachtet. In dem Falle von Bruns (7) hatte diese Impfung stattgefunden. Der Tetanus brach aus, als ein Vierteljahr später am verletzten Knie eine Drahtnaht angelegt wurde; es war ein sehr chronischer Fall, bei dem die Muskelstarre noch über vier Monate lang anhielt. Bemerkungen über diese Starre und über die Reflexe, auch über ihr Verhalten in der Chloroformnarkose. — Doberer (9) berichtet über einen Fußschuß, der noch nicht völlig verheilt war, als 128 Tage später Tetanus auftrat, der nach intraneuraler und intravenöser Antitoxininjektion zur Heilung kam. (War hier die Möglichkeit einer Spätinfektion ausgeschlossen? Ref.) — Kaposi (21) verweist auf einen von ihm vor langen Jahren aus der Czernyschen Klinik mitgeteilten Fall, bei dem ein tödlicher Tetanus auftrat, als $4^1/_2$ Jahre nach einem Leberschuß das Geschoß entfernt wurde. — Stutzins (33) Fall liegt wieder ganz anders als die vorhergehenden. Bei ihm trat Tetanus 4 Monate nach einem Eingriffe auf, der damals ein Erysipel zur Folge gehabt hatte, und zwar ohne jedes Trauma. St. führt das auf die Herabsetzung der Schutzkräfte in dem durch die Erkrankung geschädigten Gewebe zurück. — Losser (23) teilt einen Fall von Fußschuß mit, bei dem Tetanus auftrat, als der Patient die ersten Gehversuche gemacht hatte. Heilung durch subkutane stark verdünnte Seruminjektionen. — Aus der Mitteilung Manns (24) ist bemerkenswert, daß man bei jeder tetanusverdächtigen Wunde prophylaktisch injizieren soll, auch wenn die Verletzung nicht mehr frisch ist und daß man in Fällen, bei denen schon früher injiziert war, die intravenöse Injektion vermeiden soll, weil sonst schwere anaphylaktische Störungen auftreten können. — Orth (28) beobachtete den Ausbruch des Tetanus 3 Monate nach der Verletzung, als Patient einen beschwerlichen Transport hinter sich hatte. Nachweis der Keime im exstirpierten Geschoß, Heilung durch Kombination der intravenösen Serum- und der rektalen Magnesiumsulfatlösung (3proz.). — Auch Porges (29) teilt einen Fall mit, bei dem Tetanus mehrere Monate nach der Verletzung auftrat. Günstiger Verlauf.

Nach Hesse (16) können Tetanuserreger, wenn sie gut eingekapselt und dadurch vor den Schutzkräften der Gewebe behütet sind, über 10 Monate virulent bleiben; sonst beträgt die Inkubationszeit nur 4 Wochen. Auch für den chronischen Tetanus und das Tetanusrezidiv sind nicht die Toxine, sondern immer Tetanusbazillen wirksam.

Über Tetanusrezidive haben Grossmann (14), Hohlmann (19) und H. Meyer (26) Mitteilungen gebracht. Ersterer beobachtete ein mit dem Tode endigendes Rezidiv, als 8 Monate nach der ersten Erkrankung eine Sequestrotomie gemacht war. Eine zweite Injektion hatte nicht stattgefunden. Die Untersuchungen von E. Meyer und Weiler (25) haben ergeben, daß die chronische Muskelstarre beim Tetanus, die sonst von hysterischen Kontrakturen schwer zu unterscheiden ist, wenigstens vorübergehend durch Novokaininjektionen beseitigt werden kann (s. den vorigen Bericht S. 391). Über denselben Zustand berichten Fröhlich und H. Meyer (12). Sie nehmen für diese Fälle eine durch Störung der Rückenmarksfunktion bedingte Verkürzung der Muskulatur an, die auch im Schlafe und in der Narkose anhält.

Pochhammer (30) verteidigt in lebhafter Weise seine bekannten Anschauungen über die Pathogenese des Tetanus, besonders gegen die Angriffe Sawamuras; er weist nach, daß die bisherigen Hypothesen unzureichend sind und daß seine eigene Theorie der Aufhebung der Isolierung der Markscheidensubstanz durch das Tetanusgift nicht nur die Entstehung des lokalen Tetanus, sondern auch eine ganze Reihe. der allgemeinen Symptome erklärt.

Baisch (1) beobachtete einen Fall von chronischem rezidivierenden lokalen Tetanus. — Erster Anfall 3, zweiter 7 Monate nach der Verwundung, jedesmal durch intralumbale Antitoxininjektion beseitigt, aber mit Zurückbleiben einer Muskelstarre, besonders in dem auch zuerst befallenen Oberschenkel. B. führt dieselbe auf gangliogene Rückenmarksstörungen zurück (vielleicht mitbedingt durch die intralumbale Injektion? Ref.). — Auch Blecher (4) berichtet über lokalen Tetanus auf Grund von 3 selbst beobachteten Fällen, von denen einer tödlich endigte, 1 bald, 1 erst nach 4 Monaten zur Heilung kam. Die verhältnismäßig günstige Prognose des Kopftetanus beruht nach Bl. auf dem größeren Gehalt der Abwehrstoffe bei der reichen Blutversorgung der Weichteile des Kopfes. Bei Muskelstarre des Tetanus wirken Novokaineinspritzungen günstig. Nach dem fast völligen Verschwinden des allgemeinen Tetanus durch die prophylaktische Injektion scheint der lokale Tetanus häufiger geworden zu sein.

Fuchs (10) beschreibt die Symptome eines 14 Tage nach der Verwundung trotz prophylaktischer Injektion aufgetretenen Tetanus, der unter starken Schweißen und starker Überreizung der Reflexe in 2 Monaten zur Heilung kam.

Kasuistische Mitteilungen über Tetanus stammen von Seubert (31), der in 2 Fällen 2 Tage nach dem Einspritzen von Antitoxin kurze Zeit blutigen Urin beobachtete; Hempf und Reymann (18) fanden bei ihren Untersuchungen, daß das Antitoxin zuerst schnell, dann immer langsamer aus dem Blute schwindet, wie es auch bei anderen Antitoxinen beobachtet ist. — Vellesen (35) berichtet über 8 Fälle von Tetanus, die mit Choral und Antitoxininjektion behandelt wurden. Eine Einwirkung des Serums konnte V. nicht feststellen. Von den 8 Fällen sind 2 gestorben. — Die Mitteilung Gussmanns (15) ist auch deshalb von Interesse, weil die 396 Fälle vom Kriegsbeginn bis zum 30. April 1916 beobachtet wurden, so daß das rasche Abnehmen der Erkrankung nach den ersten 2 Monaten deutlich nachgewiesen werden konnte, wohl auf Grund der prophylaktischen Einspritzungen: G. schreibt es auch den verbesserten sanitären Verhältnissen und der antiseptischen Wundbehandlung zu. Nicht selten waren Fälle mit ruhender Infektion oder späterem Auftreten des Tetanus, besonders nach neuen Eingriffen. Bei diesen sollte deshalb immer wieder eine Injektion vorgenommen werden. Die alte Beobachtung, daß bei späterem Auftreten die Prognose besser ist, konnte G. bestätigen. Bei ausgebrochenem Tetanus wirkt sofortige intralumbale und intravenöse Injektion verbunden mit Magnesiumsulfat (nach Kocher) noch am besten. Die Erfolge Baccellis mit subkutanen Karbolinjektionen konnten nicht bestätigt werden. Von der Amputation bei ausgebrochenem Tetanus wurden keine Erfolge gesehen. Lokaler Tetanus, in $^1/_{10}$ der Fälle beobachtet, war gutartig, so lange er lokal blieb. — Böhler (6) bespricht auf Grund zweier Fälle, die tödlich endeten, den Tetanus nach Erfrierungen und empfiehlt für diese, um den feuchten Brand schnell in den trocknen zu verwandeln, die offene Wundbehandlung (s. den vorigen Bericht S. 391, Davis und Hilton).

Joannowicz (20) bespricht die anaphylaktischen Erscheinungen nach der Seruminjektion und gibt verschiedene Mittel und Wege an, die Möglichkeit dieser Komplikation vorher zu erkennen und möglichst zu vermeiden. Der Beitrag ist zu einem kurzen Referat nicht geeignet.

Von den beiden Fällen, die Boecker (5) einer sehr energischen Behandlung unterzog, starb der eine; der andere, bei dem die Inkubationszeit 9 Tage betrug, kam mit dem Leben davon. Sie hatten beide wiederholte Lumbalpunktion mit intralumbalen Seruminjektionen bekommen; außerdem waren beide Scheitelbeine trepaniert und auch hier je 100 A.-E. injiziert.

Heddaeus (17) bezeichnet als die 2 Hauptpunkte bei der Behandlung des Tetanus die Bekämpfung der Erreger und ihrer Toxine, die auch bei schon ausgebrochenem Tetanus noch Erfolge haben kann, wenn nur recht hohe Dosen gegeben werden, und die Bekämpfung der Folgen des Giftes durch narkotische und krampfstillende Mittel.

Betz und Duhamel (3) sowie Fränkel (11) empfehlen die subdurale Injektion (nach Trepanation, s. Boecker) und kurz darauf die intralumbale Injektion bei Beckenhochlagerung. Fränkel erreichte dadurch bei 3 schweren Fällen 2 mal Heilung; bei dem dritten kam die Behandlung schon zu spät. Betz und Duhamel berichten über dieselben Fälle und fügen noch einen vierten dazu. — Gilbson (13) geht sehr energisch mit der Antitoxineinspritzung vor. Zuerst 1500 E. in und um die Wunde und intralumbal 5000—20000 E., an demselben Tage bis zu 20000 E. intravenös in 2—3 Dosen, die am folgenden Tage wiederholt werden. Tritt dann noch keine deutliche Besserung ein, so wird die intralumbale Injektion wiederholt, ebenso die täglichen intravenösen Injektionen. Auf diese Weise wurden kolossale Mengen (in 1 Falle 169 000 E., in 6 Dosen 29 000 intralumbal) gegeben.

Urban (34) injizierte bei Tetanus Elektrargol intralumbal; 4 mal bei Kindern (Inkubationszeit 14 Tage bis 2 Monate!) mit Erfolg, und 3 mal bei Soldaten ohne Erfolg. Zuerst trat in allen Fällen Fieber und Zunahme der Krämpfe ein (wohl kaum nachahmenswert! Ref.).

Über die Behandlung mit Magnesiumsulfat liegen vier Mitteilungen vor. Ihre Wirksamkeit wird nicht bestritten; aber, wenn auch Covo (8) zu dem Schlusse kommt, daß sie bei richtiger Anwendung frei von Nachteilen sei, und Nordentoft (27) einen Fall mitteilt, bei dem Tetanus 8 Tage nach der Verwundung auftrat und der durch zuerst subkutane, später intravenöse Injektion mit dem Mittel geheilt wurde, macht doch van Lier (22) darauf aufmerksam, daß es bei intraduralen Injektionen bedenkliche Zustände hervorruft und daß auch bei den sonst zu empfehlenden subkutanen Injektionen Stillstand der Atmung auftreten kann, der schnell durch eine 5 proz. Chlorkalziumlösung bekämpft werden muß. — Der Beitrag Cammaerts (7) war mir nicht zugänglich.

IV. Chirurgische Anästhesie im Felde.
1. Allgemeines.

1) Engstadt, Device for warming ether during inhalation. Ann. of S. 1916. Nov. — 2) Gauss, Technische Kleinigkeiten aus dem Felde. Berliner klin. Wochenschr. Nr. 27. — 3) Geigel, Herz und Narkose. Münchner med. Wochenschr. Nr. 9. — 4) Härtel, F., Die Wahl des Betäubungsverfahrens bei der kriegschirurgischen Frühoperation. Volkm. Hefte. Neue Folge. Nr. 728. — 5) Hering, H. E., Der Sekundenherztod. Berlin. Springer. — 6) Kulenkampff, D., Verwendung des Chloräthyls in der Kriegschirurgie. Deutsche med. Wochenschr. S. 1324. — 7) Luzoir, Anästhesie mit Lachgas. Presse méd. Nr. 47. — 8) Peterka, H., Äthylchloridnarkose in der Kriegschirurgie. Feldärztl. Bl. d. 2. Armee. H. 22 u. 23. — 9) Ranft, G., Der protrahierte Chloräthylrausch. Münchner med. Wochenschr. Nr. 48. — 10) Savariaud, Festsitzende Maske für die Narkose. Presse méd. Nr. 51. — 11) Seybold, J. W., Was ist sicherer, Äther oder NO mit O? Med. rec. Jan. 13. — 12) Schlatter, C., Behandlung bedrohlicher Narkosestörungen. Deutsche med. Wochenschr. Nr. 15.

Während im vorigen Berichte (S. 393) mitgeteilt wurde, daß nach den Versuchen von Davis das Vorwärmen des Äthers keine Vorteile bietet, ist aus demselben Jahre (Nov.) nachzutragen, daß Engstadt (1) die entgegengesetzte Ansicht vertritt, indem er dem Vorwärmen eine Reihe von Vorzügen zuschreibt. (Schon in Dieffenbachs letzter Schrift „Der Äther gegen den Schmerz" 1847 werden Apparate genannt, die mit Vorrichtungen zum Erwärmen versehen waren, allerdings nur, um eine schnellere Verdunstung herbeizuführen. Das Glas der „Ätherpfeife" wurde zu demselben Zwecke mit den Händen umfaßt. Ref.)

Härtels (4) Bestrebungen, der örtlichen Anästhesie auch für die Frühoperationen im Felde einen möglichst großen Wirkungskreis zu verschaffen, sind entschieden anzuerkennen und werden gewiß von vielen Chirurgen geteilt; wenn er aber die Chloroformnarkose ganz ausschließen will, dann muß das als übertrieben bezeichnet werden. Die Chloroformnarkose ist bei den Soldaten in der Heimat und noch mehr bei den Feldsoldaten bei einiger Vorsicht ungefährlich und kann in der vorderen Formation auch nicht einmal immer durch Äther ersetzt werden (große Mengen, schlechte Haltbarkeit bei längerem Transporte, Operieren bei künstlichem Licht usw.). Seinen Bemerkungen über den Chloräthylrausch wird man beipflichten können; ob sich die Kombination der Lokalanästhesie und Allgemeinnarkose, Lumbal- und Sakralanästhesie gerade für die erste Linie, für die Frühoperation, empfiehlt und durchführen läßt, erscheint fraglich.

Über den Chloräthylrausch und seine Fortsetzung mit Chloroform berichtet Gauss (2); auch Kulenkampff (6) empfiehlt das Mittel; ebenso Ranft (9), der eine Verlängerung durch Wiederholung des Rausches ohne nachteilige Folgen herbeiführte.

Peterka (8) rühmt die Vorzüge der Äthylchloridnarkose und gibt eine Reihe praktischer Vorschriften für ihre Durchführung, auch bei längeren Narkosen; sie eignet sich aber besonders für kürzere Eingriffe, Phlegmonen, Abszesse, Reposition von Frakturen und Luxationen, schmerzhaften Verbandwechsel usw.

Seybold (11) hält die Lachgas-Sauerstoffnarkose für ungefährlicher als die Äthernarkose; auch Luzoir (7) empfiehlt jene Narkose. — Über Narkose-Folgen und -Gefahren sprechen Geigel (3), Hering (5) und Schlatter (12). — Geigel nimmt an, daß der Tod in der Narkose durch Herzerweiterung erfolgt, bei der der Ventrikel nie ganz leer, also immer der Wirkung des mit dem Narkotikum gemischten Blutes ausgesetzt ist. Die Versuche, bei drohendem Narkosetod das Herz mechanisch zur Tätigkeit zu bringen, sind also vollkommen berechtigt. — Hering hat nachgewiesen, daß Versuchstiere um so leichter dem plötzlichen Herztode verfallen, je aufgeregter sie vorher gewesen sind; die Folgerungen für die Narkose beim Menschen sind klar. Die Herzmassage wirkt nach H. dadurch günstig, daß sie das Herzflimmern, dem er die Hauptrolle beim Sekundenherztod zuspricht, beseitigt. — Schlatter bespricht in ausführlicher Weise die bedrohlichen Narkosestörungen, den Tod im Beginn der Narkose, die Veränderungen der Nebennieren bei längerer Betäubung, die Veränderungen des Blutdrucks, die Wichtigkeit der psychischen Vorbereitung (s. Hering) und des langsamen, allmählichen Einschleichens in die Narkose, um die Erstickungsangst zu vermeiden, sowie der Verhütung des Zurücksinkens der Zunge; die Methoden der künstlichen Atmung und der Beseitigung der Gefahr des plötzlichen Herzstillstandes, gegen den Adrenalininjektion und die verschiedenen Methoden der Herzmassage empfohlen werden.

2. Örtliche und Leitungsanästhesie.

(Einschl. der sakralen und parasakralen Anästhesie.)

13) Desplas, R., L'anesthésie à la stovaine en chirurgie de guerre. Paris. — 13a) Falk, E., Eukodal, ein neues Narkotikum. Münchner med. Wochenschr. Nr. 12. — 14) Franz, R., Parasakrale Anästhesie von der sakralen Wunde aus. Zentralbl. f. Chir. Nr. 14. — 15) Derselbe, Rumpfwandnervenanästhesie bei der Bauchoperation. Münchner med. Wochenschr. Nr. 44. — 16) Hirsch, Universalanästhetikum. Ebenda. Nr. 8. — 17) Liebich, E., Sakralanästhesie. Zentralbl. f. Gyn. Nr. 31. — 18) Reinhard, W., Die Vorzüge der Novokainleitungsanästhesie vor der Inhalationsnarkose. Erfahrungen auf dem Gebiete der Novokainleitungsanästhesie. Deutsche Zeitschr. f. Chir. Bd. 139. H. 5 u. 6. — 19) Thomscke, Sakralanästhesie im Feldlazarett. Münchner med. Wochenschr. Nr. 50. — 20) Wiener, Major surgery under minor anesthesia. Ann. of S. 1916. Nov. — 21) Wiedhopf, Die Leitungsanästhesie an der unteren Extremität. Deutsche Zeitschr. f. Chir. Bd. 145. S. 79. (1918.)

Schon bei den allgemeinen Arbeiten über die Narkose im Felde war mehrfach auf die örtliche Analgesie (z. B. Härtel) hingewiesen. Es handelt sich dabei jetzt fast immer um die Verwendung der Novokainlösung mit Adrenalinzusatz, ein Verfahren, dessen Wirkungskreis noch immer in Zunahme begriffen ist. Nach Falk (13a) ist das Eukodal ein gutes schmerzstillendes Mittel, das für kleinere operative Eingriffe auch als örtliches Anästhetikum gebraucht werden kann. — Hirsch (16) empfiehlt für die Anästhesierung des Auges die Mischung einer schwachen Akoinlösung mit Novokain-Adrenalin. — Wiener (20) nennt eine große Reihe von Operationen, z. B. Bauchoperationen, die er mit Erfolg unter örtlicher Anästhesie ausgeführt hat.

Reinhard (18) berichtet aus dem Allgemeinen Krankenhause St. Georg in Hamburg, daß dort fast alle Operationen in Leitungsanästhesie ausgeführt werden, und schildert die Technik des Verfahrens unter Beifügung von Abbildungen. Die Sterblichkeit der in allgemeiner Narkose Operierten war fast viermal so groß, als bei den mit Leitungsanästhesie Operierten. — Wiedhopf (21) beschreibt das Verfahren der Anästhesierung des Ischiadicus, Femoralis und Obturatorius nach Keppler und Härtel, das für alle Operationen an den Beinen genügt, ganz entsprechend der Kulenkampffschen Plexusanästhesie für die oberen Gliedmaßen.

R. Franz (14) empfiehlt in der ersten Mitteilung eine Kombination der Lumbal- oder Sakralanästhesie mit der parasakralen Novokaininfiltration von der Wunde aus nach gehörig freigelegter hinterer Mastdarmwand bei der Mastdarmresektion. In der 2. berichtet er über 24 Bauchschüsse (4 Heilungen), bei denen er Anästhesie durch Infiltration der Rumpfwandnerven erreichte (in Verbindung mit Dämmerschlaf). Für Bauchnierenschüsse würde er Lumbal- oder Sakralanästhesie vorziehen.

Da die Sakralanästhesie eine Reihe von Gefahren und Übelständen nicht bietet, die mit der Lumbalanästhesie verbunden sind, so ist sie auch im Felde ganz anders zu beurteilen als diese. Liebich (17) berichtet über günstige Erfolge damit bei gynäkologischen Operationen und einfachen Laparotomien. Die Operation einer tuberkulösen Peritonitis, die tödlich endigte, hätte wohl in örtlicher Anästhesie ausgeführt werden können und ob bei Verblutungsgefahr (extrauterine Schwangerschaft) das Verfahren (auch hier tödlicher Ausgang) angezeigt war, darf auch bezweifelt werden. — Daß man durch Quaddelbildung und Infiltration den Einstich in den Hiatus schmerzlos macht, ist nur zu empfehlen. — Thomscke (19) berichtet über sehr günstige Erfahrungen mit der Sakralanästhesie bei Verletzungen am Becken und den unteren Gliedmaßen. Bei richtiger Technik gute Anästhesie ohne Störungen.

3. Lumbalanästhesie.

22) Ollendorf, K., Ergebnisse der Lumbalanästhesie nach den Veröffent-lichungen aus den Jahren 1912—1916. Diss. Berlin. — 23) Weston, T. A., Bericht über 170 Fälle von Lumbalanästhesie. Brit. med. J. 1916. Dez. 9.

Über die Lumbalanästhesie im Felde ist im Jahre 1917, soviel ich sehen konnte, keine Mitteilung erschienen; die Chirurgen, welche bei anderen Gelegenheiten darüber sprachen, wie Hilde-brand u. a., lehnen sie ab aus verschiedenen Gründen, denen Ref. in diesen Berichten von Anfang an Ausdruck gegeben hat.

Nur 2 Arbeiten, eine statistische, die Dissertation von Ollen-dorf (22) und die von Weston (23) konnten aufgefunden werden. Der Letztere verfügt über 170 Fälle mit 3 Mißerfolgen und „geringen" Nebenerscheinungen und Ollendorfs Dissertation, die mir nicht zu-gänglich war.

V. Berichte.

1) Albrecht, Emilie. Aus meinem Kriegstagebuch. Heidelberg. — 2) Blau, Der russisch-japanische Krieg 1904/05. Deutsche militärärztl. Ztg. S. 108, 170 und 247. — 3) Fischer, H., Six months of war surgery in a base hospital in Germany. Amer. journ. of surg. 16. Dez. — 4) v. Hochenegg, Kriegstätigkeit meiner Klinik. Wiener med. Wochenschr. Nr. 1. — 5) Jungmann, E., Ergebnis über die mediko-mechanische (ambulante) Behandlung von Verwundeten in der Zeit vom 1. April bis 1. Oktober 1916 in dem neuen Städtischen Krankenhause zu Cottbus. Monatsschr. f. Unfallheilk. Nr. 2. — 6) Krause, F., Chirurgische Erfahrungen aus dem Felde. Med. Klinik. Nr. 1. — 7) Krabbel, M., Kriegs-chirurgische Tätigkeit an der Somme. Deutsche med. Wochenschr. S. 1265. — 8) Lochbihler, Jac., Sanitärer Wiederaufbau Serbiens. Rückblick. Militärarzt. Nr. 2 u. 3. (S. auch ebenda, Nr. 3 u. 4, Pochmüller, Schweeger, Kilhoff und Miloslavich.) — 9) Mandry, Feldlazaretterfahrungen. Beitr. z. klin. Chir. Bd. 104. H. 1. — 10) Manninger, W., K. M. John und J. Parassin, Beiträge zur Kiegsheilkunde. Erstes Jahrbuch des Kriegshospitals der Geldinstitute in Budapest. Berlin. — 11) Rieländer, Ein Jahr Feldlazarett hinter den Argonnen. Münchner med. Wochenschr. Nr. 23. — 12) Sanitätsbericht über die kaiserl. deutsche Marine für den Zeitraum vom 1. Oktober 1912 bis 30. September 1913. Berlin. Mittler u. Sohn. — 13) Stutzin, J. J., Zwei Jahre kriegschirurgischer Tätigkeit in der Türkei. Beitr. z. klin. Chir. Bd. 106. H. 5. — 14) Tintner, Fr., Ueber den Sanitätsdienst im Gebirgskriege von Montenegro 1915/16. Wiener klin. Wochenschr. Nr. 47 und 48. — 15) Waldenström, Studienreise in Frank-reich und England. Herbst 1916. Svensk Läkaresellsk. Nr. 3. — 16) Bericht über die Tagung der chirurgischen und orthopädischen Fachärzte der Heimatlazarette des XI. Armeekorps am 14. und 15. November 1917 in Kassel. Zentralbl. f. Chir. 1918. S. 283 ff.

Der große Armee-Sanitätsbericht über das letzte Friedensjahr (1913/14) ist noch nicht erschienen. Der letzte Marine-Sanitätsbericht bezieht sich auch noch auf das Jahr 1912/13. Auch dieser konnte schon nicht vollständig sein, da die Berichte über Kiautschau, Peking und Tientsin, sowie aus anderen Stationen von nicht heimgekehrten Auslandsschiffen fehlten. Daß der Bericht auch so von großem chirurgischen Interesse ist, beweist schon die Zahl größerer Operationen, die gegen den vorletzten Bericht um das Zehnfache (!) zugenommen hat (von 186 auf 1949). Auch sonst enthält der Bericht auf seinen 263 Seiten in statistischer und wissenschaftlicher Beziehung sehr Vieles, was auch chirurgisch von Wichtigkeit ist.

Blau (2) bringt auf Grund des russischen Kriegs-Sanitätsberichtes eine ausführliche Darstellung der Organisation und der Statistik des russischen Feld-Sanitätswesens im Kriege 1904/05; in chirurgischer Beziehung sind die Zahlen der Verluste im allgemeinen, bei verschiedenen Truppen in den einzelnen Schlachten, die Unglücksfälle und die Listen über die Verwundeten interessant.

Hochenegg (4) berichtet über seine und seiner Assistenten kriegschirurgische Tätigkeit auf dem Balkan und im jetzigen Kriege, über die Einrichtung der Unfallstationen, die schon im Frieden ein großes Material für die chirurgische Ausbildung auch für den Krieg lieferten; über die Ausbildung von Pflegerinnen; über die Einrichtungen zur Aufnahme von Verwundeten und über diese selbst. Es wurden 7028 Verwundete aufgenommen, an denen 1143 größere Operationen auszuführen waren. 10 chirurgische Arbeiten und Vorträge wurden von Assistenten der Klinik gehalten und eine Reihe weiterer Mitteilungen enthält der Bericht selbst, über deren Inhalt hier an den zugehörigen Stellen gesprochen werden soll.

Jungmann (5) beschreibt die Tätigkeit in dem neuen Städtischen Krankenhause zu Cottbus im Sommersemester 1916, speziell die (ambulante) mediko-mechanische Behandlung der Verwundeten und ihre Erfolge. Es handelt sich um 1033 Mann mit den verschiedensten Verletzungen und Verletzungsfolgen, bei denen die Art der Behandlung, ihre Dauer und ihre Resultate kurz erörtert werden. Den dabei eingestreuten chirurgischen Bemerkungen und Ratschlägen muß unbedingt zugestimmt werden.

Lochbihler (8) spricht mit berechtigtem Stolze von den Leistungen der österreich-ungarischen Ärzte in dem „verseuchten dahinsterbenden Serbien" im Jahre 1915; von der gewaltigen Arbeit, der es gelang, die vielen schweren Seuchen zum Erlöschen zu bringen. Kriegschirurgisches enthält diese „Festschrift anläßlich des einjährigen Bestehens des k. u. k. Militär-General-Gouvernements Serbien I" nicht, wenn man nicht die Mitteilung von Groß über akute postoperative Magendilatation nach einer Hernienoperation beiderseits

(Heilung unter Magenspülungen und vorsichtiger Diät) dahin rechnen will.

Auch Mandry (9) berichtet über die Tätigkeit in einem Feldlazarett aus den ersten Kriegsmonaten. Von 220 meist frischen Fällen starb der 5. Teil noch im Lazarett, ebenso viele wurden als k. u. entlassen und die Hälfte wurde wieder dienstfähig. Die Behandlung war damals noch möglichst konservativ.

Krause (6) bespricht in seinen „Erfahrungen" den Wirkungskreis und die Tätigkeit des beratenden Chirurgen im Felde, speziell auf den Hauptverbandplätzen und in den Lazaretten des Feldheeres, die er zu besuchen hat, wann und so oft er es für nötig hält. Im Bewegungskriege sind auf dem Hauptverbandplatze größere Operationen nicht ausführbar, wohl aber im Stellungskriege, wo ein schneller Transport nicht erforderlich ist. Im langen Stellungskriege tritt eine bedeutende Verschlechterung der Wunden ein; sie sind fast alle infiziert und verschmutzt, so daß sie „den an strenge Asepsis gewöhnten Chirurgen sehr unangenehm berühren". Daß die Kriegschirurgie sehr viel einförmiger ist, als die Friedenschirurgie, wird ihm Jeder zugeben. — Unsere Sanitätseinrichtungen werden von K. als gut und allen Verhältnissen Rechnung tragend anerkannt.

Tintner (15) schildert die großen Schwierigkeiten des Verwundetentransports in Montenegro. Auch die doppelte Anzahl von Blessiertenträgern und das Hilfplatztragtier genügten oft nicht, weil nicht 2, sondern 4 oder 6, bei schwierigem Terrain, schlechtem Wetter, namentlich im Schnee, noch mehr Träger zum Transport eines Verwundeten nötig waren. Und dabei mußte wegen Wassermangels und Erfrierungsgefahr dieser Transport oft 10—15 km weit bis zur nächsten Verbandstation ausgedehnt werden. Da es an fahrbaren Wegen fehlte, blieb als Mittel zur Verbesserung des Transportes nur die Verwendung von Tragtieren. T. hat dafür eine besondere Vorrichtung und Tragbahre konstruiert, die durch 9 Abbildungen erläutert wird.

Krabbel (7) beschreibt die Ablösung eines seit 14 Tagen während schwerer Kämpfe an der Somme tätigen Feldlazaretts, von dem 76 sehr schwere Fälle übernommen wurden. Diese waren kaum versorgt, als auch schon neue Transporte eintrafen. K. schildert die Einrichtung, Organisation und Tätigkeit des Personals, die Grundsätze, nach denen die Versorgung der Verwundeten bei Gewehr- und Granatverletzungen durchgeführt wurde. Nach 13 Tagen wurde das Lazarett wieder abgelöst.

Auch Rieländer und Hauke (11) beschreiben Einrichtung und Tätigkeit in einem Feldlazarett, aber für eine längere Zeit des Stellungskrieges hinter den Argonnen. Kirche, Schule und Pfarrhaus mußten unter großen Schwierigkeiten hergerichtet, 2 hölzerne und später noch 2 Döckersche Baracken aufgestellt werden. Eine Bade- und Entlausungseinrichtung wurde geschaffen. R. gibt dann noch statistische Nachweise über die Tätigkeit des Lazaretts im Jahre 1915 sowohl der inneren als auch (Hauke) der chirurgischen Abteilung, die auch über einen Feldröntgenwagen verfügte.

Manninger, John und Parassin (10) liefern einen ausgezeichneten, 760 Seiten umfassenden, mit zahlreichen Beilagen und Abbildungen versehenen Krankenhausbericht mit einem organisatorischen und einem die ganze Kriegsheilkunde umfassenden Teil. Auch kriegschirurgisch enthält der Bericht unter ausgedehnter Berücksichtigung der Literatur viel wissenschaftlich und praktisch Interessantes, auf das hier nur hingewiesen werden kann. Es gibt kaum ein Gebiet der Kriegschirurgie, das nicht eingehend und meist auch erschöpfend durch Fachmänner bearbeitet wäre.

Stutzin (14) war am Suezkanal, an den Dardanellen, in Bagdad und in Konstantinopel tätig. Am Suezkanal war der Transport sehr schwierig, ebenso die Versorgung mit Wasser und Verbandstoffen; auch die Sandstürme erschwerten die Wundbehandlung, die in der Hauptsache konservativ war. Tetanus sehr selten; Gasbrand etwas häufiger. An den Dardanellen waren große Geländeschwierigkeiten zu überwinden und in Bagdad war die große Hitze, 50° im Schatten, nachteilig. S. hat sich besonders mit den Schußverletzungen der Genitalien beschäftigt und gibt dafür eine Reihe von Vorschriften (s. u.)

Waldenström (12) berichtet u. a. über die Wundbehandlung bei den Franzosen und Engländern. Jene behandeln hauptsächlich nach Carrel mit Dakinlösung; von diesen schildert W. besonders die Behandlung der Schußfrakturen der unteren Gliedmaßen mit der Thomasschiene mit Immobilisation und Extension.

In der fachärztlichen Tagung in Kassel (16) sprach Jäkh über die Knochennekrose nach Schußfraktur. Alsberg über Reamputation, Lexer über Arthroplastik, Machol über Arthro-, Faszio- und Tendodese, Machol über Schienen bei Peroneuslähmung, über Daumenersatz, Helferich über Bogensäge · und über Hüftgelenkschüsse, Heermann über seine Druck- und Zugapparate, Wegner über Fremdkörperlokalisation. Auch die Besprechungen brachten manches Bemerkenswerte.

VI. Einzelne Verwundungen und kriegschirurgische Operationen.

1. Kopf.

1) Albrecht und Feuchtinger, Offene und geschlossene Wundbehandlung bei Gehirnschüssen. Wiener med. Wochenschr. Nr. 1. — 2) Andernach, Psychogen bedingte Ausfallserscheinungen nach Kopfverletzungen. Münchner med. Wochenschr. Nr. 45. — 3) Aschaffenburg, G., Lokalisierte und allgemeine Ausfallserscheinungen nach Hirnverletzungen und ihre Bedeutung für die soziale Brauchbarkeit der Geschädigten. Halle 1915. — 4) Axhausen, G. und F. Kramer, Die Kriegsschußverletzungen des Hirnschädels. Sep.-Abdr. a. d. Lehrb. d. Kriegschir. v. Borchard u. Schmieden. — 5) Barany, Offene und geschlossene Behandlung der Schußverletzungen des Gehirns. Zeitschr. f. ärztl. Fortbild. Nr. 15 u. 16 und Nord. med. Ark. Nr. 20. — 6) Boit, 140 perforierende Schädelschüsse. Beitr. z. klin. Chir. Bd. 108. H. 3. — 7) Beck, O., Über Minenverletzungen des Ohres. Wiener med. Wochenschr. Nr. 39. — 8) Borchard, A., Spätapoplexien nach Gehirnschüssen und Schädelplastik. Zentralbl. f. Chir. Nr. 29. — 9) Derselbe, Indikation und Technik der Schädel- und Duraplastik nach Verwundungen. Beitr. z. klin. Chir. Bd. 107. H. 1. — 10) Borchard, A., Stieda, Braun und Schröder, Folgezustände der Gehirnverletzungen. Neue deutsche Chir. 1916. Bd. 18. Teil 3. — 11) Bosse, Zwei durch freie Periostlappenüberpflanzung geheilte Schädelschußverwundete mit epileptischen Anfällen. Deutsche med. Wochenschr. S. 911. — 12) Brandes, M., Hyperalgetische Zonen bei Schädelschüssen. Münchner med. Wochenschr. Nr. 45. — 13) Derselbe, Schüsse des Schädeldaches mit isolierter indirekter Basisfraktur. Beitr. z. klin. Chir. Bd. 107. H. 4. — 14) Breslauer, Fr., Hirndruck und Schädeltrauma. Mitteil. a. d. Grenzgeb. Bd. 29. H. 4 u. 5. — 15) Bruhn, Ch., F. Hauptmeyer, M. Kühl und A. Lindemann, Die gegenwärtige Behandlung der Kieferschußverletzungen. Wiesbaden. — 16) Brüning, F., Übergroße lufthaltige Gehirnzyste nach Schußverletzung. Beitr. z. klin. Chir. Bd. 107. H. 3. — 17) Bucky, Schwere Schädelverletzungen im Röntgenbilde. Ärztl. Sachverst.-Ztg. Nr. 4. — 18) Bungart, J., Zur Diagnose und Therapie der Spätfolgen von Kopfschüssen. Deutsche med. Wochenschr. Nr. 5. — 19) Capelle, Prognose und Therapie der Schädelschüsse. Münchner med. Wochenschr. Nr. 8. — 20) Chatelin, C. et de Martel, Blessures du crâne et du cerveau. Paris. — 21) Colmers, F., Über Schädelschüsse. Deutsche med. Wochenschr. S. 741. — 22) Derselbe, Behandlung akut bedrohlicher Erscheinungen bei Schädelverletzungen. Ebenda. S. 1089. — 23) Demmer, Fr., Primärversorgung von Hirnverletzungen. Wiener med. Wochenschr. Nr. 1. — 24) Depenthal, Erfahrungen über Kopfschußverletzte. Münchner med. Wochenschr. Nr. 19. — 25) Derganz, Behandlung des Gehirnprolapses. Wiener klin. Wochenschr. Nr. 22 und Zentralbl. f. Chir. Nr. 21. — 26) Eden, Autoplastisch verpflanztes Fettgewebe bei Hirn- und Duradefekten. Deutsche med. Wochenschr. Nr. 14. — 27) Esser, S., Knochenplastik bei Unterkieferdefekten. Beitr. z. klin. Chir. Bd. 105. H. 4. — 28) Derselbe, Dura- und Schädelplastik bei Gehirnprolaps mit gestieltem Periostlappen ohne Knochenlamelle. Deutsche Zeitschr. f. Chir. Bd. 142. S. 298. — 29) Erkes, F., Therapie der retrobulbären Schußverletzungen der Orbita. Münchner med. Wochenschr. Nr. 45. — 30) Eschweiler, Gehirnprolaps. Beitr. z. klin. Chir. Bd. 105. H. 4. — 31) Faschingbauer und Böhler, Über indirekte Schußfrakturen der Schädelbasis. Deutsche med. Wochenschr. Nr. 16. — 32) Finsterer, Chirurgische Behandlung der traumatischen Epilepsie. Ebenda. S. 1216. — 33) Franke, F., Stillung der Blutung bei Sinusverletzungen. Zentralbl. f. Chir. Nr. 6. — 34) Fröschels, Die Kopfverletzungen im Kriege. Wien. — 35) Frühwald, V., Über zwei interessante Fälle von Schußverletzungen. Mil.-Arzt. Nr. 1. — 36) Fuchs, A., Neurologische Abteilung für Kopfverletzungen. Wiener med. Wochenschr. Nr. 28. — 37) Fraenkel, A., Operative Behandlung der Epilepsie nach Schädelschüssen. Wiener klin. Wochenschr. Nr. 21. — 38) Goldschmied, K., Operation und Behandlung der Schädelschüsse. Wiener med. Wochenschrift. Nr. 1. — 38a) Gutmann, A., Querschläger bei Augenhöhlen-Gesichtshöhlenschüssen. Deutsche med. Wochenschr. Nr. 34. — 39) Goldstein, K., Lokali-

sation der Sensibilität und Motilität in der Hirnrinde. Neurol. Zentralbl. Nr. 12. — 39a) Derselbe, Übungsschule für Hirnverletzte. Zentralbl. f. chir. Orthop. (1916.) Bd. 10. — 40) Graf, Plötzlich einsetzende schwere Epilepsie nach frischer Schußverletzung des Gehirns; Trepanation, Heilung. Münchner med. Wochenschr. Nr. 28. — 41) de Groot, H., Kugelmantel in der Kieferhöhle. Arch. f. Laryngol. Bd. 31. H. 1. — 42) Guleke, N., Schädelplastik nach Kopfschüssen. Samml. klin. Vortr. Nr. 740. — 43) Derselbe, Das Schicksal bei Schädelplastiken verpflanzter Gewebe. Beitr. z. klin. Chir. Bd. 107. H. 4. — 44) Grune, Behandlung der Hirn- und Bauchschüsse. Deutsche med. Wochenschr. Nr. 3. — 45) v. Haberer, H., Die flächenhafte Unterschneidung motorischer Gehirnzentren zur Bekämpfung der traumatischen Rindenepilepsie. Zentralbl. f. Chir. Nr. 19. — 46) Hans, H., Schädeleröffnung der Gegenseite bei Gehirnvorfall. Ebenda. Nr. 2. — 47) Graf Haller, Gehirnventrikeleiterung und ihre Behandlung. Deutsche med. Wochenschr. Nr. 51. — 48) Hofmann, A., Zur Technik der Schädelplastik. Zentralbl. f. Chir. Nr. 2. — 49) Hofer, J., Kriegsverletzungen des Gehörorgans. Wiener med. Wochenschrift. Nr. 37—39. — 50) Hische, Fr., 100 auf dem Hauptverbandplatz operierte Schädelverletzungen. Beitr. z. klin. Chir. Bd. 106. H. 5. — 51) Hahn, O., Lumbalpunktion bei Kopfschüssen. Ebenda. Bd. 108. H. 3. — 52) v. Hansemann. D., Eitrige Meningitis nach Kopfverletzungen. Berliner klin. Wochenschr. Nr. 31. — 53) Heidenhain, Kopfverletzungen durch stumpfe Gewalt. Münchner med. Wochenschr. Nr. 18. — 54) Hufschmid, Operative Wundversorgung selbst kleinster Kopfwunden. Ebenda. Nr. 6. — 55) Hulles, E., Indikationen zur operativen Behandlung der Kopfschüsse. Wiener med. Wochenschr. Nr. 46. — 56) Jerusalem, M., Schicksal der Kopfverletzten im Kriege. Ebenda. Nr. 34. — 57) Isserlin, Hirninvalidenfürsorge. Deutsche med. Wochenschr. S. 992. — 58) Joseph, E., Frische Schädelschüsse. Beitr. z. klin. Chir. Bd. 105. H. 4. — 59) Kalb, Zur operativen Behandlung der Epilepsie. Deutsche med. Wochenschr. Nr. 5. — 60) Kirschner, M., Die flächenhafte Unterschneidung motorischer Gehirnrindenzentren zur Bekämpfung der traumatischen Rindenepilepsie. Zentralbl. f. Chir. Nr. 8. — 61) Klapp, R. und K. Schröder, Die Unterkieferschußbrüche und ihre Behandlung. Berlin. — 62) Krause, Schußverletzungen des Gehirns. Med. Klinik. Nr. 9—16. — 64) Kropac, R., Totale Entfernung des Felsenbeins. Münchner med. Wochenschr. Nr. 41. — 65) Derselbe, Stirnhirnzertrümmerung. Wiener med. Wochenschr. Nr. 50. — 66) Kümmell, Anwendung des Riesenmagneten zur Entfernung von Granatsplittern aus dem Gehirn. Deutsche med. Wochenschr. S. 669. — 66a) Derselbe, Knochenplastik. Ebenda. Nr. 30. Vereinsber. — 67) Lagrange, Les fractures de l'orbite par projectiles de guerre. Paris. — 68) Lanz, O., Temporäre Abtragung des ganzen Schädeldaches. Zentralbl. f. Chir. Nr. 51. — 69) Lexer, Selbstvernarbung eines breit offenen Ventrikels nach Schädelschuß. Deutsche med. Wochenschr. S. 1023. — 70) Derselbe, Ersatz von Unterkieferschußdefekten und Stimmaufbau. Ebenda. — 71) Linnartz, M., Autoplastische Deckung von Schädeldefekten. Zentralbl. f. Chir. Nr. 4. — 72) Linck, Beiträge zur Schädelkriegschirurgie. Beitr. z. klin. Chir. Bd. 108. H. 3. — 73) Marburg, Ein Fall von Reflexlähmung. Deutsche med. Wochenschr. Nr. 19. Vereinsber. — 74) Marburg, O. und E. Ranzi, Operative Behandlung der Epilepsie nach Schädelschüssen. Wiener klin. Wochenschr. Nr. 21. — 75) Marburg, O., Herdgleichseitige Erscheinungen bei Schädelschüssen. Neurol. Zentralbl. Nr. 2. — 76) Melchior, E. und A. Tietze, Verletzungen der Gefäße und Nerven der Schädelhöhle. Neue deutsche Chir. (1916.) Bd. 18. — 77) Mertens, Zur Erklärung der Krönleinschen Schädelhirnschüsse. Beitr. z. klin. Chir. Bd. 108. H. 3. — 78) Michelitsch, H., Motorische Aphasie; Trepanation, Heilung. Zentralbl. f. Chir. Nr. 37. — 79) Moll, K., Über Schädelplastik bei Kopfverletzungen. Diss. Freiburg i. B. — 80) Müller, G., Epilepsie nach Schädelschüssen und ihre Behandlung. Diss. Berlin. — 81) Nauwerck, Über den chronischen traumatischen Hirnabszeß. Münchner med. Wochenschr. Nr. 4. — 82) Neuhäuser, Schädelplastik. Deutsche med. Wochenschr. S. 608. — 83) Nieny, K., Zur Frage der Schädel- und Duraplastik. Zentralbl. f. Chir. Nr. 6. — 84) Oehlecker, F., Okzipitalneuralgien als Spätfolge von Schädelverletzungen und ihre Behandlung (Exstirpation des II. Spinalganglions). Deutsche med. Wochenschr. S. 329. — 85) Payr, Holundermarkröhren zur Drainage von Hirnabszessen. Ebenda. Nr. 16. — 86) Perthes, G., Zur operativen Behandlung der Parotisfisteln nach Schußverletzungen. Zentralbl. f. Chir. Nr. 13. — 87) Perls, W., Schädelschüsse. Beitr. z. klin. Chir. Bd. 105. H. 4. — 88) Pichler, H., Knochenplastik am Unterkiefer. Arch. f. klin. Chir. Bd. 108. H. 4 und Wiener klin. Wochenschr. Nr. 50. — 89) Poppelreuter, W., Die psychischen Schädigungen durch Kopfschuß im Kriege 1914/16. 2 Bde. Leipzig. — 90) Reichmann, Frida, Kleinhirnverletzungen. Arch. f. Psych. Bd. 57. H. 1. — 91) Redlich, E. u. J. P. Karplus, Pathogenese der Epilepsie bei Schädelschüssen. Wiener klin. Wochenschr. Nr. 21. — 92) Reich, Militärärztliche Begutachtung Schädelverletzter. Württemb. Korr.-Bl. Nr. 18 u. 19. — 93) Röper und Binswanger, Prognose der Hirnschüsse. Münchner med. Wochenschr. Nr. 4. (S. auch Deutsche med. Wochenschr. S. 224.) — 94) Rosenfeld, Psychische Störungen bei Schußverletzung beider Frontallappen. Arch. f. Psych. Bd. 57. H. 1. — 95) Rost, Spätabszesse nach Kopfschüssen. Münchner med. Wochenschr. Nr. 33. — 95a) Roubier, Schädelplastik durch Rippenknorpel. Presse méd. No. 71. — 96) Rychlik, E., Trophische Störungen nach Schädelschüssen. Wiener klin. Wochenschr. Nr. 6. — 97) Seubert, Deckung von Schädelknochenlücken nach Schußverletzung. Münchner med. Wochenschr. Nr. 8. — 98) Simon, H., Grundsätzliches in der Behandlung der Schädelschüsse. Med. Klinik. Nr. 2. — 99) Schrottenbach, H., Studien über den Hirnprolaps, mit besonderer Berücksichtigung der lokalen posttraumatischen Hirnschwellung nach Schädelverletzungen. Monographie a. d. Gebiete d. Neurologie. H. 14. Heidelberg. — 100) Scheuer, H., Heilung einer traumatischen eitrigen Meningitis durch Trepanation. Beitr. z. klin. Chir. Bd. 105. H. 4. — 101) Schmolze, W., Behandlung der Pseudarthrose und Defekte nach Schußbrüchen des Unterkiefers. Ebenda. Bd. 106. H. 1. — 102) Schultze, Ein Fall von Meningitis serosa circumscripta traumatica. Deutsche med. Wochenschr. S. 1072. — 103) Schulemann, W., Seltenere Folgezustände nach Schädelschüssen und ihre Behandlung. Beitr. z. klin. Chir. Bd. 106. H. 3. — 104) Stein, Einiges über Tangentialschüsse. Deutsche med. Wochenschr. S. 1133. — 105) Derselbe, Schußverletzung der Kinngegend. Ebenda. S. 1246. — 106) Stock, Kriegsverletzungen an den Augen. Ebenda. S. 510. — 107) Tilmann, Die chirurgische Behandlung der Epilepsie. Verhandl. in Cöln vom 22. Aug. 1916. — 108) Derselbe, Vorstellung eines Falles von Epilepsie nach Schädelschuß. Zentralbl. f. Chir. Nr. 14. — 109) Troell, A., Behandlung traumatischer Schädeldefekte und der traumatischen Epilepsie. Upsala förhandl. Bd. 22. H. 3. — 109a) Tromp, F., Behandlung von Parotisfisteln durch Entnerven der Drüse. Zentralbl. f. Chir. Nr. 48. — 110) Uthy, L., Frühoperation von Kopfschüssen mit Gehirnverletzung. Wiener med. Wochenschr. Nr. 13 u. 14. — 111) Velter, E., Plaies pénétrantes du crâne par projectiles de guerre. Paris. — 112) Voss, Nervenärztliche Erfahrungen an 100 Schädelverletzten. Münchner med. Wochenschr. Nr. 27. — 113) Witzel, Behandlung des Gehirnschusses mit Hinsicht auf die Arbeitsfähigkeit. Ebenda. Nr. 17. — 114) Wolf, Behandlung der Schädelschüsse im Feldlazarett. Ebenda. Nr. 14. — 115) Williams, E. M., Lesions of the frontal lobes. Med. record. 28. Oct. 1916. — 116) v. Wunschheim, G., Erfahrungen über Kieferschüsse. Berlin-Wien 1916. — 117) Weisenberg, W., Zur Therapie und Prognose der Schädelschüsse im Feldlazarett. Diss. Berlin. — 118) Wassermann-Schmidgall, Die Knochenplastik zum Ersatz von knöchernen Defekten bei den kriegschirurgischen Verletzungen des Schädels. Münchner med. Wochenschr. Nr. 34. — 119) Weigelin, S., Enukleation oder Exenteration, mit besonderer Stumpfbildung bei Kriegsverletzten Klin. Monatsbl. f. Augenheilk. Bd. 59.

Auch in diesem Berichte, für den die Einleitung zu dem vorigen (S. 399) noch heute gilt, muß der Übersichtlichkeit wegen das große Material in einzelne Gruppen geteilt werden. Zuerst werden die allgemein gehaltenen Arbeiten, dann die über die Behandlung namentlich der frischen Kopfschüsse besprochen werden; dann diejenigen, die sich mit besonderen Symptomen und Komplikationen, Entzündungen, Prolaps, Epilepsie, Ausfallserscheinungen beschäftigen, ferner die kasuistischen Mitteilungen und die über Schädelplastik und über

Späterscheinungen und Folgezustände nach Schädelschüssen. Die Augen-, Ohren- und Kieferverletzungen können wieder nur kurz erwähnt werden.

Allgemeines. Capelle (19) berichtet über Erfahrungen im Heimlazarett (Klinik Garrè), wo naturgemäß recht oft die Folgen unzureichender, aber auch durch ungünstige äußere Verhältnisse bedingter Mängel der ersten Behandlung sich zeigen. So waren die infektiösen Hirnhaut- und Hirnentzündungen dadurch bedingt, daß man bei der ersten Wundrevision nicht energisch genug vorgegangen war. Von den 60 beobachteten Fällen starben an dieser Infektion 18; 17, bei denen die Dura nicht eröffnet war, heilten ohne Störung; von 38 Fällen, bei denen auch das Gehirn verletzt war, wurden 15 geheilt, 4 blieben noch in Behandlung. Unter den 60 waren 55 Tangentialschüsse. Der vollständige Wundverschluß bei Schädelschüssen ist nur ganz ausnahmsweise erlaubt. — Transport jedenfalls erst, wenn keine Drainage (Guttaperchastreifen!) mehr nötig ist.

Auf die Notwendigkeit einer vorsichtigen, schonenden, lange Zeit durchgeführten ärztlichen Beobachtung und Behandlung macht auch Colmers (21) aufmerksam. Auch nach voller chirurgischer Heilung kann es nach Schädelschüssen immer noch zu ernsten Komplikationen kommen. Treten später unklare Beschwerden ein, dann soll man eine Lumbalpunktion machen und den Liquor auf Veränderungen untersuchen, aus denen man auf entzündliche Komplikationen schließen kann. — In seiner zweiten Mitteilung bespricht C. (22) die Symptome der Schädel- und Schädelbasisfraktur, den Hirndruck und die Hirnkontusion, die Blutungen aus der Art. meningea med. und die entzündlichen Komplikationen unter Beifügung entsprechender Fälle und ihrer Behandlung. Auch die traumatische Spätapoplexie wird berücksichtigt.

Depenthal (24) bestätigt auf Grund seiner Beobachtungen an einer Beratungsstelle für Kriegsbeschädigte die alte Erfahrung, daß Kopfverletzte nur selten ihre alte Erwerbsfähigkeit wieder bekommen; 37 pCt. mußten ihren Beruf aufgeben, 21 pCt. sogar von neuem einem Lazarett zugewiesen werden. Diese Verletzten müssen deshalb sehr lange kontrolliert werden und sind bei schwereren Erscheinungen in besonderen Anstalten zu behandeln.

In dem „Lehrbuch der Kriegschirurgie“ von Borchard und Schmieden (s. Abschn. I) sind auf etwa 100 Seiten die Kriegsschußverletzungen des Hirnschädels von Axhausen und Cramer (4), einem Chirurgen und einem Neurologen, bearbeitet. Die Einteilung der Schädelschüsse, ihre Mechanik, die klinischen Erscheinungen, die chirurgische und neurologische Diagnostik, der Verlauf, Infektion, Prolaps und besonders eingehend die Behandlung der einzelnen Formen im Frühstadium und im späteren Verlaufe, einschließlich der Folgezustände bilden den reichen, durch eine große Zahl guter Bilder erläuterten Inhalt der Arbeit.

In ähnlicher Weise behandelt Krause (62) die Schußverletzungen des Gehirns, die man wohl als sein Spezialgebiet bezeichnen kann. Er bespricht die oberflächlichen Schädelschüsse, die traumatische Enzephalitis, den Transport, den K. bei fester Ruhigstellung des Kopfes (mit Cramerschienen) für unbedenklich hält, die Wundversorgung, Blutstillung, den Prolaps, den Hirnabszeß, Behandlung der Fremdkörper, ferner Sprach- und Sehstörungen, Epilepsie und Schädelplastik. Wir müssen auch diese Arbeit, wie die von Axhausen und Cramer, dringend zum Studium empfehlen.

Auch die „Beiträge" Lincks (72) zur allgemeinen und speziellen Schädelkriegschirurgie, mit besonderer Berücksichtigung der Chirurgie an der Schädelbasis enthalten eine umfassende Darstellung des ganzen Gebietes, wobei die verschiedenen Arten der Schädelbasisschüsse mit ihren Symptomen und ihrer Behandlung besprochen werden. Man soll auch bei ihnen früh operieren, wenn es angezeigt ist und wenn die äußeren Verhältnisse es gestatten, auch eine längere ruhige Nachbehandlung möglich ist. Dasselbe gilt natürlich für die Schüsse an der Schädelwölbung; der primäre Nahtverschluß ist dabei nicht zu empfehlen; auch nach energischer Wundreinigung im weitesten Sinne zuerst Jodoformmulltamponade und nachher offene Behandlung. 78 Fälle dieser Art wurden behandelt und 160 Basisschüsse, bei denen je nach dem Sitze Ohren-, Nasen- und Augenchirurgie in Betracht kamen. Eingehende Besprechung der Transportfrage.

Die „indirekten Basisbrüche" besprechen auch Brandes (13) und Faschingbauer und Böhler (31). Der erstere beobachtete den Basisbruch, den er auf hydrodynamische Sprengwirkung zurückführt, bei einem Schrapnellsteckschuß und zwei Tangentialschüssen der Konvexität. Die letzteren halten diese indirekt entstehenden Basisbrüche, die sehr häufig vorkommen, ebenfalls für hydrodynamische Wirkung bei Nahschüssen, die zu ausgedehnten Sprengungen führen kann. In 8 Fällen, die mitgeteilt werden, hatten ganz verschiedene Schüsse des Gewölbes diese Folgen. Protrusion des Bulbus und Lidsugillationen wurden mehrfach dabei beobachtet.

Eine merkwürdige, schon oft besprochene Art der Schüsse an oder in der Nähe der Schädelbasis, die sogen. Krönleinschen Schädelschüsse, werden von Mertens (77) in ihrer Entstehung ausführlich erörtert. Sie sind nur möglich bei Nahschüssen aus einem modernen Infanteriegewehr; mit einem Gewehr, das keine Züge im Laufe hat, ist diese Wirkung nicht zu erzeugen. M. hält deshalb die drehenden Bewegungen des Geschosses beim Eindringen für eine wesentliche Bedingung der Wirkung.

Die Arbeit von Melchior und Tietze (76) wurde im vorigen Bericht besprochen.

Eine größere Zahl von Arbeiten beschäftigt sich hauptsächlich mit der Behandlung der Schädelschüsse, wobei die primäre Behandlung besondere Berücksichtigung findet. So weist Simon (98) darauf hin, daß die Störung des Wundverlaufs bei Schädelschüssen hauptsächlich durch Infektion erfolgt und daß es deshalb die vornehmste Aufgabe der Therapie ist, diese Infektion zu verhüten. Das geschieht durch die frühzeitige operative Wundrevision, die bei gewissen Schädelschüssen, bei Tangential- und Prellschüssen immer angezeigt ist, aber auch bei anderen Schußformen durch die Art der Verletzung nötig werden kann. Nach der Revision legt S. einen lockeren Tampon ein, der an dem einen Ende der sonst vernähten (vorher angefrischten) Hautwunde herausgeleitet wird.

Der Streit um den primären Wundverschluß bei Schädelschüssen, wie ihn Barany (5) wieder empfiehlt, ist noch immer nicht entschieden. Muß eine andere, primär vernähte Wunde wieder geöffnet werden, weil Entzündungs- oder Verhaltungssymptome auftreten, dann ist der Nachteil gewöhnlich nicht sehr groß; beim Schädelschuß können aber inzwischen Schädigungen eingetreten sein, die nicht wieder gut zu machen sind. Die Mehrzahl der Chirurgen führt deshalb den primären Nahtverschluß nur dann aus, wenn die Wunde in allen ihren Teilen, auch in der Tiefe, ganz sicher frei und offen und sicher vollständig von allen Fremdkörpern gereinigt ist. So lautet ungefähr das Urteil Albrechts und Feuchtingers (1). — Demmer (23) scheint etwas weiter zu gehen, indem er bei Hirnverletzungen ohne Hirnvorfall und bei Depressionsfrakturen mit Splitterung der Intima, bei denen ein „Kontakt der Infektionskeime mit dem Gehirn" ausgeschlossen ist, primär vernäht.

Wir haben im Vorstehenden schon mehrere Autoren angeführt, welche die primäre Naht ablehnen; im vorigen Bericht (S. 400) wurden Clairmont und Al. Fränkel genannt, von denen der erstere unter den oben genannten Bedingungen, der letztere auch dann nicht, die Naht vornahm. In den früheren Berichten (1915) sind auch die Vorschläge Baranys schon besprochen. Jetzt hielt B. wieder einen Vortrag über denselben Gegenstand (5), in dem er auseinandersetzt,

wie er zu der geschlossenen Behandlung der Schußverletzung des
Gehirns gekommen sei und welche Erfolge er damit erreicht habe.
Er beschreibt das Verfahren, das in allen Fällen mit Exzision des
Ein- und Ausschusses, bei Tangentialschüssen auch mit gründlicher
chirurgischer Säuberung beginnt und mit vollständiger Wundnaht ohne
Drainage endigt. In der Besprechung bezeichnet Klapp das Verfahren
Baranys als physiologisch und deshalb als erfolgversprechend. —
Goldschmied (38) empfiehlt die Frühoperation, wendet aber den
primären Nahtverschluß nur bei unverletzter Dura an. Sonst energische Freilegung, gründliche Säuberung, Entfernung der Knochensplitter und aller Fremdkörper, Jodoformmullstreifen, aseptischer Verband. G. operierte an der Isonzofront 145 von 200 Kopfschüssen;
bei 127 Schädelknochenschüssen war in 96 Fällen die Dura verletzt. Hirn- und Durawunde wurde mit Jodtinktur bestrichen, ebenso
der Hirnprolaps (46 Fälle). Bei Hirnabszeß (6 mit 4 †) frühzeitige
Öffnung.

Joseph (58) hält (im Gegensatz zu anderen) die Bedeutung der
Röntgenuntersuchung für die operative Behandlung der Schädelver-
letzungen für sehr groß, oft kann nur sie entscheiden, ob tiefere
Läsionen vorhanden sind, weil die übrigen örtlichen und allgemeinen
Symptome dazu nicht ausreichen. J. berichtet ausführlich über 49 Fälle,
bei denen er 9 mal Ausfluß von Hirnsubstanz, 3 mal Depression, 3 mal
epileptische Anfälle, 16 mal Bewußtseinstörungen, 4 mal psychische
Störungen, 2 mal zentral bedingte Sehstörungen, 1 mal Taubheit, 2 mal
Sprachstörungen beobachtete. 3 mal war die Dura unverletzt, 8 mal
war sie durchbohrt und Knochensplitter oder Geschoßstücke ins Gehirn
eingedrungen. Diese Fälle sind möglichst früh zu operieren. J. bespricht dann weiter die Anzeigen für die Operation und ihre Technik.
— 28 Kranke wurden aus dem Feldlazarett zurückgeschickt, von denen
27 nachuntersucht werden konnten. 3 waren später noch gestorben,
12 waren aber wieder so weit hergestellt, daß sie eine zivile oder
militärische Tätigkeit ausüben konnten.

Da man sich bei kleineren Kopfschüssen oft über die tieferen
Verletzungen täuscht, empfiehlt Hufschmid (54) auch bei diesen die
Wunden auszuschneiden, um festzustellen, ob eine Knochenverletzung
vorliegt oder nicht. Wird sie nicht gefunden, dann wird die Wunde
vernäht. — Zu ähnlichen Schlüssen, d. h. zu frühzeitiger genauer Revision und Operation bei jedem Schädelschuß kommt Hulles (55).

Uthy (110) beobachtete auf dem Hauptverbandplatze (der Divi-
sionssanitätsanstalt) eine Reihe sehr schwerer Kopfschüsse und schildert
die dabei vorkommenden oft kolossalen Zerstörungen. In 55 pCt.

handelte es sich um Tangential-, in 15 pCt. um Segment-, in 5 pCt. um Diagonal- und in 25 pCt. um Prellschüsse. Primäre Naht nur bei unverletzter Dura. U. operierte in 1 Jahre 708 Schädelschüsse, von denen 422 in der ersten Woche zurücktransportiert wurden; über den weiteren Verlauf in diesen Fällen wird nichts mitgeteilt. U. ist übrigens der Meinung, daß eine sehr große Zahl der Schädelschüsse (er spricht von 80 pCt.) durch den Stahlhelm hätten vermieden werden können.

Mehr kasuistischer Art sind folgende Arbeiten: Franke (33) empfiehlt auf Grund eines selbst beobachteten Falles bei Sinusblutungen die Bedeckung der blutenden Stelle mit einem Stückchen Muskel. (Siehe Brandes, Ritter u. a. im vorigen Bericht, S. 402.)

Boit (6) beobachtete im Feldlazarett 140 perforierende Schädelschüsse, von denen 62,1 pCt., 54 im Lazarett, 33 später starben; von den 51 Entlassenen waren 2 k.v., 4 g.v., 6 a.v., 39 d.u. und von diesen 10 vollständig erwerbsunfähig. Stets möglichst frühzeitige Wundrevision, keine primäre Naht. Häufig wurde die Lumbalpunktion bei Drucksteigerung ausgeführt.

Frühwald (35) teilt einen Fall mit, bei dem ein Granatsplitter vom linken Nasenbein schräg nach innen und rechts bis zur rechten Tonsille vongedrungen war und Störungen im Gebiete des II. Trigeminusastes hervorgerufen hatte. Anscheinend ohne weitere Gehirnstörungen, bis auf Vagusreizung und Sehstörung, verlief der zweite Fall, bei dem ein Gewehrgeschoß vom linken Stirnbein nach unten bis zur linken Seite des Halses vorgedrungen war, wo es herausgeschnitten wurde.

Hische (50) berichtet, daß auf einem Hauptverbandplatz von 100 Schädelverletzungen 35, bei denen nur die Weichteile verletzt waren, mit Exzision der Wundränder, Entfernung der Fremdkörper, Ausgießen mit Perubalsam offen gelassen oder vernäht wurden. In 10 Fällen, bei denen der Knochen, aber nicht die Dura verletzt war, wurden die Knochenlücken gesäubert. War die Dura zerrissen, dann sah H. bessere Resultate (in 14 Fällen) von der Naht der angefrischten Dura, eventuell mit Faszienplastik; er führt das, ähnlich wie Barany, auf die Verhütung der sekundären Infektion zurück.

Der erste Fall von Kropac (64) ist dadurch besonders merkwürdig, daß die Entfernung des ganzen Felsenbeins (Trümmerschuß mit Infanteriegeschoß und Osteomyelitis) gelang, ohne die Carotis interna zu verletzen. Es blieb natürlich Fazialis- und Akustikuslähmung und Vestibularstörung zurück. In dem zweiten Falle (65) handelte es sich um eine schwere Granatverletzung des Stirnhirns, die nach Drainage und Hautmuskelbedeckung zur Heilung kam.

Lexer (69) berichtet über einen sehr merkwürdigen Fall: Schädelschuß, Lähmung, Epilepsie, Heilung der Wunde, dann Hirnabszeß mit Knochennekrose. Bei der Sequestrotomie breite Öffnung des Seitenventrikels, starke Eiterung (Seitenlage!). Trotzalledem Vernarbung. Nachoperationen vorbehalten.

Perls (87) beobachtete 42 Schädelschüsse in einem Heimatlazarett und bespricht an der Hand dieser Fälle die Symptome (nur 1 mal ausgesprochene Psychose, fast immer Kopfschmerz, Schlaflosigkeit, Schwindelgefühl, Epilepsie [in 12 pCt.], Schädigung der Hirnnerven) und die Behandlung (Schädelplastik mit guten Erfolgen, Empfehlung einer Übungstherapie).

Über Verletzung bestimmter Hirnteile berichten u. a. Frida Reichmann (90), Williams (115) und Rosenfeld (94). Die erstere beschreibt ausführlich die Symptome bei 2 Fällen von Verletzungen des Kleinhirns, die beiden anderen bei Verletzungen und Erkrankungen des Stirnhirns; bei Williams 1 traumatisches extradurales Hämatom und 2 Fälle von Stirnhirntumor (Ataxie, psychische Alteration) und bei Rosenfeld eine ausgedehnte Schußverletzung des Stirnhirns, die glatt und ohne Spur von Infektion verheilte, aber eine Art Stupor und Ungeschicklichkeit bei Bewegungen, beim Stehen und Gehen hinterließ.

Wie Grune (44) bemerkt, ist bei Schädel- und Bauchschüssen der frühzeitige operative Eingriff angezeigt, aber man kann bei jenen immerhin etwas länger damit warten, als bei diesen, bei denen unbedingt in den ersten Stunden operiert werden muß. G. bespricht dann die Anzeigen im Einzelnen, die Technik, die Wundversorgung und empfiehlt besondere Einrichtungen, um beide Arten von Verletzungen dicht hinter der Front in den ersten 6 Stunden operieren zu können.

Stein (104) schildert an der Hand mehrerer selbst beobachteter Fälle die großen Schwierigkeiten, die sich (ohne Röntgenuntersuchung) oft der richtigen Diagnose bei Tangentialschüssen entgegenstellen, die doch für den rechtzeitigen Eingriff von der größten Wichtigkeit ist. Man soll deshalb (s. Hufschmid) auch anscheinend leichte Kopfschüsse, ehe man sie zurücktransportieren läßt, einer genauen und sorgfältigen Untersuchung unterziehen. Die Art dieser Untersuchung wird von St. genau beschrieben.

Wolf (114) berichtet über seine Erfahrungen im Feldlazarett an 286 Schädelschüssen, von denen 60 pCt. starben; er beschreibt die

Wundversorgung bei den verschiedenen Arten und Graden, die im allgemeinen der auch sonst empfohlenen frühzeitigen operativen Behandlung entspricht, und bringt auch die recht günstigen Ergebnisse der Nachforschungen nach dem späteren Befinden der Operierten.

Weissenberg (117) bringt nach einer Darstellung der früheren Ansichten über die Behandlung der Schädelschüsse im Kriege einen ausführlichen Bericht über die in einem Feldlazarett darüber gemachten Erfahrungen. Die Infektion, ihre Verhütung und Behandlung in 250 Fällen (nach Tabellen geordnet), die Weichteilschüsse, die Furchenschüsse am Knochen, die Durchschüsse, die Steckschüsse, Schrapnellprellschüsse, Granaten- und Minenverletzungen. Die Prognose quoad vitam ist ungünstig, die quoad functionem schlecht.

Über Entzündungen, Abszesse und Prolaps sind folgende Mitteilungen erschienen: Lexer (s. o.) berichtete über Ventrikeleiterung; Graf Haller (47) empfiehlt dafür die Okzipitalinzision (Westenhöfer-Mühsam) und teilt einen Fall mit, bei dem es seiner Meinung nach gelungen wäre, die Meningitis zu vermeiden, wenn dieser Eingriff rechtzeitig vorgenommen wäre (1 Abbildung). — Nauwerk (81) spricht über den chronischen, traumatischen Hirnabszeß (Spätabszeß) und beschreibt einen Fall, bei dem zwischen Trauma (Revolverschuß) und dem tödlichen Schlußakt 38 Jahre lagen. Der Kranke starb in 5 Tagen; die Kugel wurde in dem Abszeß gefunden, der Eiter enthielt Staphylokokken und wenige Pneumokokken. — Nach Payr (85) eignen sich zur Drainage bei Hirneiterungen am besten Röhren aus Hollundermark, weil sie sehr leicht und hygroskopisch, gut antiseptisch zu imprägnieren sind. In 6 Fällen guter Erfolg. — Bei dem von Schultze (102) operierten Kranken waren bei einem anfangs für leicht gehaltenen Schädelschuß ganz allmählich Erscheinungen aufgetreten, die an Erysipel denken ließen, später aber doch zur Trepanation führten. Diese zeigte unter dem gesunden Knochen und der intakten Dura eine sulzige Durchtränkung der Pia, nach deren Entleerung die Beschwerden, hauptsächlich heftige Kopfschmerzen, vollständig zurückgingen; es blieb nur eine leichte Schwäche des rechten Beins zurück. — Der von Scheuer (100) mitgeteilte, von F. Krause operierte Fall ist eine der seltenen operativen Heilungen einer eitrigen Meningitis nach Schußverletzung. Die Heilung konnte bei der Entlassung nach 85 Tagen und später durch briefliche Mitteilungen festgestellt werden. — v. Hansemann (52) bespricht unter Beifügung der Sektionsprotokolle die verschiedenen Arten und Wege, auf denen es bei Schädelschüssen zu eitriger Meningitis kommen kann. — Derganz (25) empfiehlt für

infizierte Hirnwunden breite Freilegung und feuchte lockere Streifendrainage, die durch einen feuchten Verband, aber ohne jeden Druck,
feucht erhalten wird und 4—7 Tage liegen bleibt. In seiner zweiten
Mitteilung (im Zentralbl. f. Chir.) empfiehlt D. auf Grund eines weiteren
günstigen Erfolges das Verfahren von Neuem. Einen großen Prolaps
sah er nach zweimaliger Bestrahlung und zweimaliger Lumbalpunktion
zurückgehen. D. gehört übrigens zu den zahlreichen Chirurgen, die
den Finger für die beste Sonde bei Gehirnwunden halten. — Nach
Eschweiler (30) entsteht der Hirnprolaps infolge der Raumbeengung
durch Enzephalitis. Um die Ursachen der großen Verschiedenheit im
Verlaufe zu finden, wurden (im Kriegslazarett) sehr sorgfältige Untersuchungen bei den Sektionen vorgenommen und die Befunde (mit Abbildungen) in 14 Fällen mitgeteilt. In 11 Fällen bestand gleichzeitig
ein Hirnabszeß; in 5 Fällen davon sogar 5 Abszesse. Es ist für die
Behandlung wichtig, daß in allen Fällen in der Tiefe Veränderungen
gefunden wurden, die einen operativen Eingriff als aussichtslos erscheinen ließen. Zur Verhütung: Entfernung aller Fremdkörper. Erweiterung der Knochenlücke, Abtragen des Prolapses hatten keinen
Erfolg. Ablösung und Unterpolsterung der Haut begünstigt das Zurückgehen. Wo das nicht gelingt, ist die Prognose schlecht. — Auch
Schrottenbach (99) erklärt die Entstehung des sekundären Prolapses
durch Enzephalitis, während der primäre sofort oder kurze Zeit nach
der Verletzung nur auftritt, wenn schon vorher eine intrakranielle
Drucksteigerung bestand. — Hans (46) empfiehlt zur Druckentlastung
bei Hirnprolaps eine Trepanation an der gegenüberliegenden Seite des
Schädels: Weichteillappen, Entfernung der Galea und des Periosts
darin, kleine Trepanationsöffnung, Spaltung der Dura, Naht der Hautwunde. H. zählt die Gründe auf, welche dieses Verfahren als wir-
kungsvoll erscheinen lassen.

Über traumatische Epilepsie nach Schädelschüssen erschienen
folgende Arbeiten: Nach Finsterer (32) kann der Hirndruck nicht
die Ursache der Epilepsie sein. Gewöhnlich handelt es sich um
Narben zwischen Dura und Hirnrinde; die Behandlung besteht dann
in Enzephalolyse. Man kann auch prophylaktisch operieren, wenn nach
Verheilung der Wunde Kopfschmerzen auftreten. Allerdings besteht
die Gefahr des Wiederaufflackerns der Infektion. — A. Fraenkel (37)
betont die Seltenheit der Epilepsie in unmittelbarem Anschluß an die
Kopfverletzung; sie ist in der Regel ein später Folgezustand, bedingt
durch Knochensplitter, Verdickungen, Zysten, Narbengewebe. Zuweilen
sind makroskopisch keine Veränderungen aufzufinden. Schädellücken
müssen verschlossen werden, weil sie wechselnde intrakranielle

Spannung und dadurch Krampfzustände begünstigen. F. ist der Zelluloidplastik treu geblieben; diese soll auch am besten die Verwachsungen zwischen Dura und Schädel verhindern. — In dem Falle von Graf (40) traten die ersten Anfälle 8 Tage nach der Verletzung auf und gingen erst nach mehreren operativen Eingriffen (Entfernung eines Geschoß- und mehrerer Knochensplitter und gründliche Freilegung des Herdes) zurück. — Kirschner (60) erinnert daran, daß man bei traumatischer Epilepsie zuweilen in dem freigelegten erkrankten Rindenzentrum keine Veränderungen findet, oder daß man die gefundenen Veränderungen operativ nicht beseitigen kann; auch daran, daß nach Exzision (Horsley u. a.) sich wieder Narben bilden, was auch durch Implantation von Fett usw. nicht immer verhindert wird, und empfiehlt auf Grund von 6 mit Frfolg so behandelten Fällen die flächenhafte Unterschneidung (nach W. Trendelenburg) und beschreibt die Technik des Verfahrens.

v. Haberer (45) weist darauf hin, daß er dasselbe Verfahren schon im Jahre 1914 ausgeführt und beim Chirurgenkongress desselben Jahres darüber berichtet hat. Er teilt jetzt mit, daß die zuerst eingetretene Besserung nicht standgehalten hat; der Kranke ist 1 Jahr später im Stat. epilept. gestorben. — Kalb (59) fand in einem Falle von Rindenepilepsie (Trauma nicht nachzuweisen) mehrere kleine z. T. bläschenförmige Stellen an der Oberfläche des Hirns, nach deren inselförmiger Exzision die Krämpfe verschwanden (Beobachtungszeit $1^1/_2$ Jahr). — Redlich und Karplus (91) weisen darauf hin, daß Deckung von Schädeldefekten die Epilepsie nicht immer heilt, daß diese sogar zuweilen erst nach der Plastik auftritt. Es handelt sich immer um einen Reizzustand der Rinde, der auch einmal durch einen subkortikalen Abszeß (oder Trauma) ausgelöst werden kann, oder durch Ablassen zu großer Mengen Liquor. — Tilmann (107) bespricht im allgemeinen die Ursachen der traumatischen Epilepsie und die ihr zu Grunde liegenden Veränderungen von Knochen, an den Hirnhäuten und dem Gehirn selbst. Er beobachtete unter 220 Schädelschüssen im Kriege 42 mal Epilepsie, durchschnittlich $^1/_2$ Jahr nach der Verwundung. Die Schädelplastik soll erst bei normalem Druck (Lumbalpunktion!) gemacht werden. Die abwartende Therapie ist aussichtslos. — In der Vereinigung nieder-rheinischwestfälischer Chirurgen stellte T. (108) einen Fall von Epilepsie nach Schädelschuß vor, bei dem die Anfälle $1^1/_2$ Jahre nach der Verletzung aufgetreten waren; vorher andauernde Kopfschmerzen. Bei der Freilegung fand sich eine Zyste mit trübem Inhalt; Exstirpation, Duranaht, Streifendrainage. Danach ganz allmähliches Nachlassen der

Krämpfe. Zur Zeit der Vorstellung ($2^1/_2$ Monate nach der Operation) vollständiges Wohlbefinden. — Brandes (12) beobachtete 2 neue Fälle von Schußverletzung der einen Hemisphäre, bei denen vorübergehend hyperalgetische Zonen am Halse nachzuweisen waren.

Marburg und Ranzi (74) berichten über 11 Operationen wegen Epilepsie nach Schädelverletzungen im Kriege, 1 mit osteoplastischer Aufklappung, 5 mit Narbenexzision ohne Deckung, 5 mit Deckung. Die Erfolge sind unsicher; auch bei den vorläufig geheilten Fällen sind Rezidive zu befürchten. Aus diesem Grunde ist die innere Behandlung — Alkoholabstinenz, salzfreie Kost, Brom — von großer Bedeutung. Schädelplastik erst nach vielen Monaten. Die Krämpfe können gleich nach der Verletzung oder, als Spätepilepsie, nach langer Zeit auftreten. Schwere Fälle müssen operiert werden, damit es nicht zum Stat. epilept. kommt.

Müller (80) berichtet über 4 Fälle von Epilepsie nach Kopfschuß aus der Bierschen Klinik und über 3 Fälle aus der Literatur und betont auf Grund dieses Materials die Wichtigkeit gründlicher, aber schonender Revision der frischen Verletzungen (nach Röntgenaufnahme) und die operative Behandlung der Narben und Verwachsungen, die Duraplastik, die Schädelplastik. Auch der Riesenmagnet bei steckengebliebenen Metallteilen wird erwähnt.

Über Ausfallserscheinungen nach Schädelschüssen berichten Andernach (2) und Michelitsch (78). Der erste heilte 3 Fälle von psychogen bedingten Störungen durch Suggestion. In dem von Michelitsch mit Erfolg operierten Falle handelt es sich um ein subdurales Hämatom bei Zerreißung der Art. cerebri med. in der Gegend der Brocaschen Windung; die Sprachstörung war mit allgemeinen Krämpfen verbunden. Duranaht nach 2 Tagen; der Schädeldefekt blieb offen. Vollständige Heilung (Beobachtungszeit $2^1/_2$ Monate).

Auf Literaturstudien und zahlreiche eigene Experimente gestützt bespricht Breslauer (14) in eingehender Weise die Frage des Hirndrucks nach Schädelverletzungen. Lokale Kompressionsversuche durch Injektion oder Fingerdruck waren ohne Wirkung. Bewußtlosigkeit bis zum Koma entstand nur bei Kompression oder Drucksteigerung in der hinteren Schädelgrube (Medulla oblongata!). Seine Versuche widersprechen der Anschauung, daß der akute Hirndruck eine plötzliche reflektorische Rindenanämie zur Folge hat und daß man in dieser die Ursache der Bewußtseinsstörung sieht. Es handelt sich immer um eine, vielleicht makroskopisch nicht zu erkennende Läsion des Hirnstammes. Apoplexie wirkt wie akute Hirnpressung; bei

Schädelschüssen die örtliche Zerstörung und die Einwirkung auf den ganzen Schädelinhalt.

Die in vielen der im vorstehenden besprochenen Arbeiten erwähnte Lumbalpunktion bei Kopfschüssen bespricht Hahn (51) auf Grund von 50 Fällen. Er erinnert mit Recht an die von Schönbeck (s. diesen Bericht für 1916, S. 407) empfohlenen Vorsichtsmaßregeln und wendet sich gegen eine Überschätzung des Wertes der Lumbalpunktion, die nur in zweifelhaften Fällen zur Sicherung der Diagnose verwendet werden sollte.

Kümmell (66) erinnert daran, daß die schweren Krankheitserscheinungen nach scheinbar vollständig geheilten Schädelschüssen sehr häufig und meistens durch steckengebliebene Granatsplitter verursacht sind. Diese müssen deshalb stets so früh wie möglich entfernt werden, während man bei Infanteriegeschossen dazu nur gezwungen ist, wenn sie lästige Störungen veranlassen. Da die kleinen Splitter trotz Röntgenbild sehr schwer zu finden sind, benutzt K. zu ihrer Entfernung Magnete mit bedeutender Zugkraft und zeigt eine ganze Reihe von Granatsplittern, die er auf diese Weise aus dem Gehirn entfernt hat (Demonstration des Verfahrens).

Witzel (13) bespricht die Behandlung frischer und älterer Schußverletzungen des Gehirns, ihrer Komplikationen und Folgezustände. Verletzte dieser Art dürfen nicht wieder als k. v. in irgend einer Art bezeichnet werden. Denselben Standpunkt vertritt Jerusalem (56): „kein Kopfverletzter gehört mehr ins Feld". (Das ist doch wohl etwas zu radikal, Ref.) J. geht nach einigen statistischen Bemerkungen auf die übliche Einteilung der Kopfschüsse und auf die Grundsätze ihrer Behandlung ein. Operierte Kranke dürfen in den ersten 4—5 Tagen überhaupt nicht transportiert werden; man soll Kopfschüsse lieber sofort, aber unoperiert, zurückschicken. J. vertritt bei manchen Schädelschüssen einen „konservativen" Standpunkt; das subdurale Hämatom öffnet er nur, wenn Hirnsymptome dazu zwingen; Durchschüsse operiert er nur bei voller Asepsis und nach Röntgenuntersuchung; Steckschüsse soll man in der Regel erst im Heimatlazarett operieren, wo große Sammelstellen für die längere Beobachtung eingerichtet sind. J.'s Erfahrungen stammen z. B. aus einer dieser, 800 Betten enthaltenden Anstalten.

Über die Schädelplastik ist eine ganze Reihe von Mitteilungen erschienen. Fast alle Autoren betonen, daß man kleinere Defekte, wenn keine besonderen Gründe vorliegen, überhaupt nicht zu operieren braucht; bei größeren soll man 6 Monate nach vollendeter Wundheilung abwarten und vorher nur dann operieren, wenn schwere

Störungen dazu zwingen. Ob man dann die Plastik anschließt, hängt vom Befunde ab. Das ist u. a. der Standpunkt Borchards (9), der auch die Technik genau beschreibt und das Hauptgewicht dabei auf die vollständige Lösung der Dura vom äußeren Periost legt. Duranarben sind nur auszuschneiden, wenn Fremdkörper, Granulationen, Zysten vorhanden sind, Hirnnarben nur, wenn sie als Ursache schwerer Störungen anzusehen sind. Mulden werden mit Fett ausgefüllt. Größere Defekte werden, um längeres Meißeln am Knochen zu vermeiden, am besten durch freie Autoplastik von entfernten Körperstellen gedeckt. — In einer 2. Mitteilung (8) weist B. auf die Gefahren hin, die eine Schädelplastik mit sich bringen kann, nicht nur wegen der ruhenden Infektion, sondern auch wegen der Gefahr der Gehirnblutungen, die in letzter Linie auf den durch die Verwundung bedingten Organveränderungen beruhen. Deshalb: möglichst lange warten, nicht meißeln, wenigstens nicht an der Stelle der alten Verletzung und (s. o.) freie Knochentransplantation. B. verweist auf den von Nieny (83) mitgeteilten Fall, bei dem 6 Monate nach einem Schädelschuß (ohne Verletzung der Dura!), einige Monate nach Vernarbung der Wunde, die Plastik mit Enzephalolyse vorgenommen war, und der infolge einer Blutung in die Ventrikel nach 13 Tagen starb. N. faßt den Fall auf als Spätapoplexie im Sinne Bollingers und Borchard stimmt ihm darin bei, teilt auch selbst eine ähnliche Beobachtung mit. — Bosse (11) versuchte bei 2 geheilten Schädelschußwunden mit größeren Defekten zuerst die subkutane Einspritzung von Periostaufschwemmung zwischen Haut und Dura und als das nicht half, Krämpfe und Lähmungen ungebessert blieben, pflanzte er freie, der Tibia entnommene Periostlappen auf die bloßgelegte (also wohl unverletzte) Dura mit dem Erfolge, daß in beiden Fällen die Krämpfe aufhörten und die Lähmungen deutlich zurückgingen. Ob der Erfolg dauernd ist, muß allerdings abgewartet werden. — Eden (26) empfiehlt die Ausfüllung von Mulden am Gehirn durch die freie Fettplastik nach Lexer. Bei größeren Defekten soll man mit der eigentlichen Schädelplastik warten bis der Fettlappen eingeheilt ist. Bei der nötigen Vorsicht, Schutz vor Druck, guter Blutstillung vor der Einpflanzung, soll sich das Fettgewebe nicht in Narbengewebe verwandeln, sondern als solches erhalten bleiben. — Esser (27) zieht die Bedeckung aus der Nachbarschaft vor und zwar nahm er einen Periostlappen bei einer handtellergroßen Schädelwunde mit Gehirnprolaps (! Ref.), legte ihn mit der Außenseite nach innen und bedeckte ihn mit einem zweiten aus Haut, Galea und Periost bestehenden Lappen. Glatte Heilung mit guter Knochenbildung.

Guleke (42) bespricht die durch die Schädelplastik zu erfüllenden Bedingungen und beschreibt die dazu geeignete Technik. Schmale derbe Weichteilnarben werden nur abgelöst, größere, dünne Narben werden exzidiert; ebenso die Hirnnarben. Die entstehende Lücke wird mit Fett ausgefüllt. Zur Deckung der Knochenlücke nimmt G. ein entsprechendes Stück von der Vorderfläche der Tibia mit Unterhautfettgewebe und Periost und legt es so ein, daß dieses nach innen zu liegen kommt. Kranke, bei denen diese Plastik ausgeführt ist, sind nicht mehr als k. v. zu betrachten. In der zweiten Mitteilung berichtet G. (43) über den Befund bei einem Kranken, der 10 Monate nach der oben beschriebenen Schädelplastik im Stat. epilept. gestorben war. Der eingepflanzte Fettlappen war in der Mitte nekrotisch, in seiner Form gut erhalten, das implantierte Knochenstück zeigte nur geringe Knochenneubildung und war mit den Defekträndern nur da gut verwachsen, wo es ganz genau dem Defekt anlag. Darum: ganz genaues Einpassen des Transplantates und Deckung seiner Außenfläche mit einem Schädelperiostlappen.

Hofmann (48) bildet den Periostlappen zur Deckung mit einer „Schürze“, einem zungenförmigen Fortsatz, der nach Ablösung des Lappens um die deckende Knochenscheibe herumgeschlagen wird (s. Abbildung). — Auch Linnartz (71) beschreibt sein Verfahren der autoplastischen Deckung mit einem Periostknochenlappen aus der Nachbarschaft. In 2 Fällen gute Einheilung. Beobachtungszeit: $^3/_4$ Jahre.

Seubert (97) deckt jede Schädellücke von 1-Markstückgröße an, oder bei Pulsation und besonderen Beschwerden. In 36 Fällen (die Beobachtungszeit bis zu $^3/_4$ Jahren) gute Einheilung ohne Zwischenfälle. Methode: Autoplastik von Schädel oder Tibia, Periost nach innen, darunter Faszien- oder Fettfüllung. Nicht zu früh operieren und die geheilten Kranken nach genügend langer Beobachtung als d. u. entlassen.

Kümmell (66a) bespricht in einem Vortrag über Knochenplastik speziell die Deckung von Schädeldefekten, die verschiedenen hetero-, homo- und autoplastischen Verfahren; er gibt dem letzteren den Vorzug, besonders der Autoplastik aus der Nachbarschaft, betont aber, daß er infolge schlechter Resultate mit der Autoplastik trotz Fett- und Faszienpolsterung bei Epilepsie doch zur Heteroplastik mit dünner Zelluloidplatte zurückgekehrt sei, weil dabei keine Verwachsungen stattfinden, die für die Rezidive bei Epilepsie verantwortlich zu machen sind. Spätere Fistelbildungen hat K. nie gesehen.

Wassermann-Schmidgall (118) zieht die Autoplastik aus der Tibia dem Müller-Königschen Verfahren vor, operiert unter lokaler Anästhesie; sonst nichts Besonderes.

Auf die zahlreichen Arbeiten über Schußverletzungen im Gesichte, die das Ohr, die Augen oder die Kiefer getroffen haben, kann hier nicht näher eingegangen werden. Ich verweise auf Beck (7) und Hofer (49), die über Ohrverletzungen; auf Erkes (29), Legrange (67), Gutmann (38a) und Weigelin (119), die über die Verletzungen der Augen; auf Bruhn (15), Esser (28), Groot (41), Lexer (70), Pichler (88), Schmolze (101), Wunschheim (116) und Stein (105), die über Schußverletzungen der Kiefer berichtet haben. Der Soldat, über den Groot berichtet, wurde ihm erst $^1/_2$ Jahr nach der Verwundung (Gewehrschuß auf 50—100 m) mit großer Narbe an der rechten Gesichtsseite zugeführt. Röntgenbild zeigte Geschoßmantel in der Highmorshöhle. Entfernung nach breiter Eröffnung an der Fazialwand des Oberkieferkörpers, Naht dieser Wunde, Durchspülung durch eine Öffnung im unteren Nasengange.

Die beiden von Weigelin (119) mitgeteilten Fälle ermahnen zur Vorsicht bei den Bestrebungen, nach der Enucleatio oder Exenteratio bulbi durch Einpflanzen von knöchernen und anderen Kugeln etwa einen besseren Stumpf zu erzielen. In beiden Fällen mußten die Fremdkörper, das eine Mal mit dem entzündeten, sympathicfähigen Bulbusrest entfernt werden. W. erklärt mit Recht die Enukleation des kriegsverletzten Auges, das nicht erhalten werden kann, für die allerzweckmäßigste Operation.

Pichler (88) verneint die in der Überschrift gestellte Frage. Nur fest verwachsene kurze Gelenkfortsätze und falsch verheilte Knochenstücke, die für einen Ersatz nicht in Frage kommen, dürfen entfernt und durch ein Transplantat ersetzt werden.

Perthes (86) operierte eine nach Schußverletzung zurückgebliebene Parotisspeichelfistel durch Umschneiden der Fistel mit der den Gangrest enthaltenden Narbe und Einstülpung in die Mundhöhle; in einem 2. Falle bildete er ein Stück des Ganges neu aus einer Epidermisröhre und in einem 3. Falle beseitigte er eine durch Narbenzug in die geöffnete Oberkieferhöhle verzogene Fistel, bei welcher der Speichel aus dem einen Nasenloche herausgeflossen war.

Tromp (109a) empfiehlt auf Grund 3 eigener Fälle die „Entnervung" der Drüse durch Resektion des Auriculotemporalis (Leriche).

Bucky (17) zeigte eine große Zahl von Röntgenbildern, an denen man erkennen könnte, daß die Schwere und Ausdehnung der

Verletzungen am Schädelknochen keinen sicheren Schluß auf die Prognose, d. h. auf die Verletzung des Schädelinhaltes, zuläßt.

Rychlik (96) beschreibt einen Fall, bei dem sich an den Schädelschuß bei Hemiplegie links trophische Störungen an den Fingernägeln links zeigten, die mit der Lähmung wieder zurückgingen, und in dem 2. Fall, bei dem 1 Jahr nach einem Stirnhirnschuß Vitiligo und fleckige Kanities auf der gegenüberliegenden Kopfseite und eine Reihe anderer nervöser Störungen auftraten, die auf Schädigung des intrakraniellen Sympathikus deuten.

Goldstein (39) berichtet über einen Schädelschuß, der für die Frage der Lokalisation in der Hirnrinde von Interesse ist. G. schließt aus den Symptomen auf eine Verletzung der vorderen und hinteren Zentralwindung in ihren unteren Abschnitten. Motorische und sensible Störungen waren gleichmäßig verteilt.

Fuchs (36) berichtet ausführlich über seine Beobachtungen auf der in Wien gegründeten Zentrale für Kopfverletzungen. Er unterscheidet 4 Gruppen, von den heilbaren bis zu den hoffnungslos psychisch Erkrankten und der Krankenhauspflege bedürftigen Kranken und gibt Ratschläge für Behandlung und Beurteilung der einzelnen Gruppen. Alle Kranken mit penetrierenden Schädelschüssen sind Invalide. In ungefähr 7 pCt. tritt Epilepsie ein, die auch später behandelt werden muß. An eine Plastik kann erst nach längerer Zeit gedacht werden. Der Bericht enthält viele praktisch wichtige Tatsachen und Ratschläge.

Voss (112) schließt wieder aus der geringen Wirksamkeit der inneren Behandlung auf die Notwendigkeit der operativen Eingriffe bei Schädelverletzungen mit nervösen Störungen. Eine rechtzeitige Operation kann bei andauernden Kopfschmerzen, Schwindel und leichten Krampferscheinungen den Ausbruch der Epilepsie verhüten. Wenn die Operation bei bestehender Epilepsie auch keine volle Heilung bringt, so kann sie doch die subjektiven Beschwerden mildern.

Interessant ist auch in vieler Beziehung die Mitteilung von Marburg (75) über homolaterale Symptome bei Schädelschüssen.

Über psychische Störungen nach Kopfschuß berichten Poppelreuter (89) und Rosenfeld (94). Der Erstere erinnert daran, daß mit der Heilung der Wunde die Behandlung der Kopfverletzten nicht abgeschlossen sei; daß gerade bei ihnen eine längere Beobachtungszeit mit der nötigen Lern- und Übungstätigkeit erforderlich ist. Der Verf. schildert in dem ersten Bande des groß angelegten Werkes die Störungen der niederen und höheren Sehleistungen durch Verletzungen des Okzipitalhirns. Da er im ganzen über 700 im

Festungslazarett I zu Köln beobachtete Kopf- bzw. Hirnverletzungen verfügt, deren Nachbehandlung er zu leiten hatte, so sind seine Bemerkungen und Ratschläge für die Beschäftigung der Hirnverletzten in verschiedenen Klassen und für die Minderung der gewerblichen und sozialen Schädigungen bei den Verletzten von großem Interesse. — Über Rosenfelds Mitteilung eines Falles psychischer Störung nach Verletzung des Stirnhirns wurde schon bei der Besprechung der Arbeiten über die Verletzung bestimmter Hirnteile (s. o.) berichtet.

Je länger der Krieg dauerte, desto größer wurde natürlich die Zahl der Mitteilungen über Spätfolgen nach Kopfschüssen.

Über die Warnung Borchards (8) vor den Spätapoplexien nach Schädelplastik ist schon oben gesprochen.

Bungart (18) erinnert an die Friedenserfahrungen und daran, daß er bei 87 pCt. der nach Schädelverletzungen später Erkrankten Veränderungen in den Knochen, den Hirnhäuten oder der Hirnrinde, bei den übrigen Zysten, Erweichungsherde u. a. m. im Hirn selbst fand. Bei den Kriegsverletzten liegen gewöhnlich größere und infizierte Defekte vor. Spätfolgen können neurologische oder psychiatrische Störungen verursachen. Treten Reizungs- oder Ausfallserscheinungen auf, dann soll man sich nicht mit Brom aufhalten, sondern operieren. Plastik nur bei sicherem Ablauf aller Erscheinungen.

Rost (95) beobachtete 2 Fälle, bei denen $1/_2$ und 1 Jahr nach der Vernarbung die knöcherne Schädelplastik mit bestem Erfolge gemacht war; nach mehreren Monaten entwickelte sich ein Abszeß an der Operationsstelle und nach Öffnung desselben Krampfanfälle, die erst nach Entfernung des teilweise nekrotischen Knochens schwanden.

Brüning (16) berichtet über einen ohne Störung geheilten Längsdurchschuß durch Stirn- und Schläfenbein; nach fast 2 Monaten Kopfschmerzen, Schwindelgefühl und Ausfluß aus der Nase, der sich als Liquor erkennen ließ. Im Röntgenbilde deutliche große Aufhellung unter dem Stirnbein. Die temporäre Resektion legte einen großen lufthaltigen Raum im Stirnhirn frei. Naht nach Entfernung des Knochens aus dem Wagnerschen Lappen, allmähliches Zurückgehen der Störungen unter verschiedenen Symptomen der Druckschwankung in der ersten Zeit.

Nach Röper und Binswanger (93) starben 70 pCt. der Hirnschüsse, 50 pCt. in den Feld- und 20 pCt. in den Heimatlazaretten. Die übrigen 30 pCt. sind noch lange Zeit von den Spätfolgen, die R. einzeln aufzählt, bedroht. Psychische Störungen fand R. bei 23 von 167 Fällen, Spätabszeß in 7 Fällen (alle tödlich), in 16 Fällen

Epilepsie. Beim Auftreten von Demenz war nicht immer, aber doch in den meisten Fällen, das Stirnhirn verletzt. R. hält es für viele Verletzte mit Schädelschuß für günstig, wenn eine Schädellücke bestehen bleibt. Er machte auch die Erfahrung, daß Lähmungen und psychische Störungen in einem gewissen Verhältnis zu einander standen; je schwerer die Lähmung, desto seltener trat die psychische Veränderung auf. Auch sonst enthält die Arbeit viel Wichtiges über die Hirnstörungen.

Isserlin (57) berichtet über die Erfahrungen an der Münchner Nervenkrankenzentralstelle, in der für die verschiedenen Formen psychischer und nervöser Störungen nach Sehädelverletzungen bestimmte Abteilungen eingerichtet sind. Die Kranken werden einer eingehenden Untersuchung unterzogen und dann in psychologischen Schul-, Arbeits- und Handfertigkeitskursen, soweit es möglich ist, gebessert. Sie werden zum Teil wohl wieder arbeits- aber nicht konkurrenzfähig. Man hat zu Anfang des Krieges die Prognose dieser Verletzungen zu günstig gestellt.

Schulemann (103) teilt aus einem Reservelazarett eine Reihe seltener und interessanter Folgezustände nach Schädelschüssen mit, so einen Fall von Epilepsie, Hemichorea und Hemiathetosis, der durch Trepanation und Entleerung einer Zyste mit Knochensplittern geheilt wurde; andere Fälle wurden durch methodische Übungen oder durch Nerven- oder Sehnenoperationen gebessert. Auch 2 Kranke mit Sinusverletzung und Thrombophlebitis wurden durch Tamponade oder doppelte Umstechung des Sinus geheilt.

Oehlecker (84) macht darauf aufmerksam, daß man bei hartnäckigen Kopfschmerzen nach Schädelschüssen auch die Nerven selbst untersuchen, besonders auf Okzipitalneuralgien achten muß. Er hat 2 Fälle dieser Art beobachtet und nach vergeblicher Anwendung palliativer Mittel durch die Resektion des Nerven mit dem zweiten zervikalen Ganglion geheilt, ohne daß nachteilige Folgen aufgetreten wären. Beschreibung des Verfahrens (2 Abbildungen).

Reich (92) bespricht die Schädelverletzungen nach Abschluß der Wundvernarbung, um festzustellen, wie weit der Mann militärisch verwendbar ist, wie sein Schaden für das bürgerliche Leben zu werten und zuletzt, ob er überhaupt schon entlassungsfähig und nicht mehr behandlungsbedürftig ist. R. bespricht dann die Narbenbeschwerden, die hysterischen und neurasthenischen Kopfbeschwerden, die Fremdkörper in der Kopfschwarte und besonders ausführlich die von der Verletzung des Schädelinhaltes bedingten Störungen und Folgezustände. Er zeigt wie alle diese Zustände tief in die mili-

tärische und bürgerliche Brauchbarkeit des Verletzten eingreifen.
Fälle mit geringeren Störungen sind Ausnahmen. R. bespricht dann
die Anzeigen für operative Eingriffe bei fistelnden Schädelnarben, bei
Fremdkörpern, bei traumatischer Epilepsie und die noch umstrittene
Frage der Deckung von Schädeldefekten. Der reiche Inhalt des interessanten Vortrags konnte hier nur kurz beschrieben werden.

2. Hals und Wirbelsäule.

1) Ascher, F. und E. Licen, Schußverletzungen des Rückenmarks. Beitr.
z. klin. Chir. Bd. 105. H. 4. — 2) Bär, C., Akuter Morbus Basedowii. Klin.
Monatsbl. f. Augenheilk. Bd. 59. — 3) Beitzke, Rückenmarkserschütterung
durch Schußverletzung. Berliner klin. Wochenschr. Nr. 3. — 4) Bleyl, Zwei
weitere Kehlkopfschußverletzungen. Zeitschr. f. Ohrenheilk. Bd. 74. H. 2. —
5) Brix, Zur Tracheotomie im Felde. Zeitschr. f. ärztl. Fortbild. Nr. 18. —
6) v. Eiselsberg, Gehapparate für Patienten, die infolge von Wirbelschüssen gelähmt sind. Arch. f. klin. Chir. Bd. 108. H. 4. — 7) Engelhardt, Brown-
Séquardsche Lähmung des Halsmarks durch Artillerieverletzung. Münchner med.
Wochenschr. Nr. 26. — 8) Esser, J. F. S., Verschließung von Larynx- und
Trachealfisteln oder Defekten durch plastische Operation. Arch. f. klin. Chir.
Bd. 109. H. 2. — 9) Glas, R., Operierter intraduraler Steckschuß ohne neurologische Symptome. Mil.-Arzt. Nr. 1. — 10) Gross, Lähmung des rechten
Halssympathikus nach Schußverletzung. Münchner med. Wochenschr. Nr. 33. —
11) Heddaeus, Manuelle Expressio vesicac bei Detrusorlähmung durch Rücken-
marksverletzung. Ebenda. Nr. 13. — 12) Hinterstoisser, H., Querer Luft-
röhrenschnitt. Wiener klin. Wochenschr. Nr. 50. — 13) Keppler, W., Klinik
und Pathologie der Rückenmarkschußverletzungen. Beitr. z. klin. Chir. Bd. 106.
H. 3. — 14) Koerner, O., Schußverletzungen und andere Kriegsschädigungen des
Kehlkopfs. 6. Reihe. Zeitschr. f. Ohrenheilk. Bd. 74. H. 4. — 15) Kreuzfuchs, S., Über Spondylitis deformans und Spondylarthritis chronica ankylopoetica
bei Soldaten. Wiener klin. Wochenschr. Nr. 28. — 16) Kröncke, G., Über die
Behandlung der Schußverletzungen der Wirbelsäule. Inaug.-Diss. Berlin. —
17) Lutz, Ein Aneurysma der Arteria vertebralis. Berliner klin. Wochenschr.
Nr. 19. — 18) v. Meurers, Kriegschädigungen des Kehlkopfs. Zeitschr. f. Ohrenheilk. Bd. 74. H. 4. — 19) Nemai, J., Über Verletzungen des Kehlkopfs.
Deutsche med. Wochenschr. S. 1477. — 20) v. Ortenberg, H., Aneurysma
arter. ven. zwischen Carotis int., Vertebr. sin. und Sinus transversus. Münchner
med. Wochenschr. Nr. 7. — 21) Pels-Leusden, Wirbelsäulensteckschüsse.
Deutsche med. Wochenschr. Nr. 12. S. 382. Vereinsber. — 22) Selberg, F.,
Schrapnellkugel in der Cauda equina. Wandern der Kugel im Duralsack. Zentralbl.
f. Chir. Nr. 8. — 23) Sharpe, N., Tne treatment of fractures of the spine.
Amer. journ. of med. sc. Dec. 1916. — 24) Scheer, K., Lebensrettende Unterbindung der Carotis ext. auf dem Truppenverbandplatze. Münchner med. Wochen-
schrift. Nr. 17. — 25) Sterz und Dreyer, Steckschuß im Körper des XI. Brust-
wirbels. Berliner klin. Wochenschr. S. 1002. — 26) Stiefler, G. u. Br. Sabat,
Rumpfhabitus bei Rückenmarkschußverletzungen. Wiener med. Wochenschr. 1916.
Nr. 52. — 27) Wertheimer, H., Hyperthyreoidismus nach Schußverletzung der
Schilddrüse. Ebenda. Nr. 16. — 28) Wetzell, Brown-Séquardsche Lähmung
des Halsmarks infolge von Artillerieverletzungen. Münchner med. Wochenschr.
Nr. 22. — 29) Wohlgemuth, H., Wirbelsäulenschußfraktur oder Spina bifida
occulta. Deutsche med. Wochenschr. S. 797 und Arch. f. klin. Chir. Bd. 108. H. 4.

A. Halsorgane.

Schilddrüse. Bei einem 18 Jahre alten, bisher gesunden Manne,
der einen Durchschuß durch den unteren Teil des Halses bekommen
hatte und seitdem an Herzklopfen litt, beobachtete Wertheimer (27)

eine deutliche Vergrößerung der Schilddrüse, Exophthalmus und einen Puls von 96. W. nimmt eine Funktionssteigerung der Drüse durch die Verletzung an. — Bär (2) beobachtete das plötzliche Entstehen der Basedowschen Krankheit bei 3 Soldaten nach schweren Anstrengungen im Hochgebirgskrieg infolge heftigen Schrecks. B. glaubt, daß Stauungen in den Halsgefäßen dabei mitgewirkt haben.

Kehlkopf und Luftröhre. In dem ersten der beiden Bleylschen (4) Fälle mußte bei Schuß durch den Kehlkopf die Tracheotomie gemacht und später der Kehlkopf gespalten, die Narben entfernt und das fast ganz geschwundene Lumen durch Bolzung wieder hergestellt, die zurückbleibende Fistel geschlossen werden; im zweiten Falle war ein Granatsplitter von rechts in den Kehlkopf eingedrungen und im linken Stimmbande stecken geblieben, von wo er durch den Schußkanal herausgezogen werden konnte. Tracheotomie nicht nötig. Der erste Kranke blieb stimmlos, der zweite stark heiser (schon im vorigen Bericht erwähnt). — Koerner (14), der schon eine ganze Reihe von Kriegsverletzungen des Kehlkopfes seit 1914 (s. diese Berichte) mitgeteilt hat, beschreibt hier als 6. Reihe wieder 9 Fälle dieser Art und tritt dafür ein, daß diese Verletzungen mit genauer Beschreibung, Diagnose und Behandlung zahlreicher veröffentlicht werden.

Némai (19) berichtet über 2 Fälle von Schußverletzung des Kehlkopfes; bei dem einen handelte es sich um einen glatten Querschuß ohne weitere Störung, auch ohne Heiserkeit; in dem anderen Falle, wo der Schuß durch den hinteren Abschnitt des Kehlkopfes hindurchgegangen war, bestand blutiger Auswurf und Aphonie; beide Male handelte es sich um Infanteriegeschosse. N. beschreibt auch einige Fälle, bei denen entfernt vom Kehlkopf die zugehörigen Nerven verletzt und dadurch Stimmbandstörungen aufgetreten waren. — Diesen indirekten Schädigungen des Kehlkopfes durch Zerrung oder Quetschung des N. recurrens oder durch Schwellung der Kehlkopfschleimhaut schreibt v. Meurers (18) eine wichtige Rolle für die Prognose zu. Die Therapie besteht zuerst in der Beseitigung der Erstickungsgefahr und später in der Beseitigung der Stenose.

Esser (8) operierte 25 Kehlkopf- und Trachealfisteln, indem er sie durch einen gestielten, ein Stück Sternum, Muskel (vom Kopfnicker) und Hautstiel enthaltenden Lappen verschloß. 4 Kranke starben an Pneumonie.

Brix (5) spricht über die Anzeige der Tracheotomie im Felde: bei Erstickungsgefahr sofort; sonst, wenn ein längerer Transport bevorsteht (wenn also die nötige Aufsicht und schnelle Bereitschaft fehlt). Er teilt einen Fall von schwerer und langwieriger Granat-

splitterverletzung des Kehlkopfes mit, bei dem es schließlich doch
zu weitem Lumen und guter Stimme kam.

Hinterstoisser (12) empfiehlt auf Grund von 61 Fällen für
die Tracheotomie den queren Schnitt, sowohl für die obere (15 Fälle
bei Erwachsenen), als für die untere Tracheotomie (46 Fälle bei
Kindern).

Nerven. Gross (10) beobachtete bei einem Halsschuß starke
Erweiterung der Gefäße an Gesicht, Hals und Brust, Schwitzen an
diesen Stellen und Reizung der Geschmacksnerven und schließt daraus
auf eine Verletzung des Grenzstranges vom Sympathikus.

Gefäße. Zwei Monate nach einem glatt geheilten Gewehrschuß,
der am hinteren Rande des linken Sternokleidomastoideus ein- und
am rechten inneren Augenwinkel ausgetreten war, entwickelten sich,
wie Lutz (17) berichtet, die Symptome eines Aneurysmas, das
bei der Operation als Aneurysma der Art. vertebralis erkannt
und nach Unterbindung der Arterie exstirpiert wurde. Heilung. —
Auch in dem von Ortenberg (20) berichteten Falle war die Arteria
vertebralis beteiligt, allerdings bestanden auch Verbindungen des
doppelfaustgroßen Sackes mit der Carotis communis und dem durch
den Granatsplitter ebenfalls verletzten Sinus transversus. Unterbindung
der Art. vertebralis, der Carotis int. und der Carotis comm., Ausräumung des Sackes mit Entfernung des Geschosses. Feste Tamponade. Heilung nach verschiedenen Zwischenfällen.

Bei den großen Schwierigkeiten der Operation im Unterstand ist
der Erfolg Scheers (24), der bei einer schweren Blutung aus einer
Granatsplitterverletzung an Gesicht und Hals die Carotis externa mit
Erfolg unterband, sehr anzuerkennen.

B. Wirbelsäule.

Bei den Kriegsverletzungen der Wirbelsäule und des Rückenmarks sind zuerst einige Mitteilungen über Steckschüsse zu erwähnen.

In dem von Glas (9) berichteten Falle stak das Infanteriegeschoß in der Höhe des I. Halswirbels und wurde hier nach 5 Tagen
aus dem Duralsacke entfernt. Rückenmarksymptome fehlten (wie
auch oft bei Brüchen der oberen Halswirbel, Ref.); als sich aber
nach 3 Wochen die Liquorfistel schloß, trat eine Reihe von Reiz-
symptomen auf (Meningitis serosa).

Pels-Leusden (21) stellt eine Reihe von mit Erfolg operierten
Wirbelsäulensteckschüssen vor und bespricht ausführlich an der Hand
schematischer Abbildungen den Gang der Operation an den ver-

schiedenen Teilen der Wirbel und an den einzelnen Abschnitten der Wirbelsäule. Die Wirbelkörper werden am Halse durch einen Schnitt, wie zur Ösophagotomie, die an den Brustwirbeln durch die Kostotransversektomie, an den Lendenwirbeln durch Transversektomie nach Schnitt seitlich von den langen Rückenstreckern, an den unteren Lenden- und oberen Kreuzbeinwirbeln von vorn nach Laparotomie freigelegt.

Sterz und Dreyer (25) berichten über die mit großen Schwierigkeiten verbundene Entfernung eines Infanteriegeschosses, das im 11. Brustwirbel stak und, mit der Spitze nach vorn, aus der Mitte des Wirbelkörpers 3 mm hervorsah. Ein erster Versuch mißlang; erst nach dem Einlegen von Drähten in die breite Wunde gab die erneute Röntgenaufnahme eine genauere Lokalisation und jetzt gelang es, das Geschoß zu finden und zu entfernen.

Selbergs (22) Kranker: Mitte Juni 1916 durch Schrapnellkugel verwundet (Steckschuß, linke Leiste), Ende August 1916 zum ersten Male operiert. Nach dem Röntgenbilde mußte die Kugel im Rückenwirbelkanal in der Höhe des 5. Lendenwirbels liegen, wurde aber hier nicht gefunden. Nach einem zweiten Röntgenbilde (s. Figur) lag sie jetzt in der Höhe des 3. Lendenwirbels, wurde aber bei der zweiten Operation auch hier nicht gefunden, sondern wieder an der ersten Stelle, wo sie gefühlt und leicht entfernt werden konnte. Auch die wechselnden nervösen Symptome hatten darauf hingedeutet, daß die Kugel im Duralsacke hin und her „wanderte".

Auch unter den 35 von Ascher und Licen (1) mitgeteilten Schußverletzungen des Rückenmarks befanden sich 15 Steckschüsse; nur bei einem davon stak das Geschoß im Wirbelkanal; ein Steckschuß hatte eine vollständige Querläsion des Rückenmarks bewirkt, einer nur eine Kompression; unvollständige Querläsion bei 5 Steckschüssen und 4 Durchschüssen. Die Fälle sind nach der Schwere der Verletzung in einzelnen Gruppen angeordnet. Wichtig ist die richtige Lokalisation durch neurologische Untersuchung; die übrigen Hilfsmittel, auch das Röntgenbild, ergaben keine sicheren Resultate. Die Prognose ist erst nach Ablauf von Wochen zu stellen. — Steckschüsse im Wirbelkanal, Schüsse mit Kompressionserscheinungen und Fälle, bei denen eine plötzliche Verschlimmerung eintritt, sollen möglichst bald operiert werden. Von 12 Operationen wurden 11 in paravertebraler Anästhesie ausgeführt. 3 starben, 4 blieben ungebessert, 3 zeigten später Besserung, 1 vollständige, 1 fast vollständige Heilung.

Keppler (13) empfiehlt die örtliche Anästhesie für die Laminektomie. Die Frühoperation beschränkt er auf Fälle, bei denen durch das Röntgenbild Veränderungen gezeigt werden, die auf einen schädlichen Druck deuten und beseitigt werden müssen. Ist das nicht der Fall, dann soll man warten und exstirpieren, wenn nach wochenlanger Beobachtung sich keine Besserung zeigt. Schwere Nebenverletzungen und Komplikationen (Eiterung in der Nachbarschaft, Sepsis, Pneumonie u. a. m.) sind Gegenanzeigen. Später kann es durch Narben- und Schwielenbildung, Zysten und andere Veränderungen zu Reiz- und Druckerscheinungen kommen, die nur operativ zu beseitigen sind.

Kröncke (16) bespricht in seiner Inauguraldissertation hauptsächlich die Anzeigen für die Laminektomie bei der Schußverletzung der Wirbelsäule und kommt zu dem Schlusse, daß „jede Verwundung, die einen begründeten Verdacht auf eine Wirbelsäulenverletzung aufkommen läßt, frühzeitig und so radikal wie möglich zu operieren sei". Er teilt einen Fall aus der Hildebrandschen Klinik mit, bei dem man Kompression durch einen extraduralen Bluterguß annehmen mußte und deshalb von einer Operation Abstand nahm. Es blieb eine Reihe nervöser Störungen zurück. Der zweite von K. mitgeteilte Fall war von ihm in Bulgarien beobachtet; es war ein Infanteriesteckschuß im 3. Lendenwirbel, mit dem der Mann später wieder Dienst tat, bis durch einen Unfall wieder eine Verschlimmerung eintrat. Die Operation wurde verweigert. Auch hier nimmt K. eine extradurale Blutung mit späteren Narben- und Schwielenbildungen an.

Wohlgemuth (29) konnte in einer Reihe von Fällen, bei denen man eine Wirbelsäulenschußfraktur angenommen hatte, nachweisen, daß diese nicht vorlag, sondern daß die Symptome bei bestehender Spina bifida occulta durch Ödem oder Hämatomyelie hervorgerufen waren.

Sharpe (23) tritt für frühzeitiges radikales Vorgehen bei Wirbel- und Rückenmarkschüssen ein; auch bei Querschnittsläsion soll man operieren und womöglich die Rückenmarksnaht versuchen. Nur ganz schwere und hoffnungslose Zerstörungen sind von der Operation auszuschließen.

Heddaeus (11) empfiehlt bei Blasenlähmung nach Rückenmarksverletzungen, wenn keine Zystitis besteht, die manuelle Expressio vesicae und beschreibt das dabei von ihm eingeschlagene Verfahren.

Stiefler und Sabat (26) beschreiben eine eigentümliche Veränderung der unteren Brusthälfte bei Rückenmarksverletzungen, die sie als „Kadaverstellung des Rumpfes" bezeichnen. Die Brust gleicht dabei einem nach unten sich stark erweiternden Kegel, der Leib ist schlaff und eingezogen. Die Höhe der Verletzung ist auf diese Erscheinung ohne wesentlichen Einfluß.

Lähmungen nach Art der Brown-Séquardschen nach Wirbelverletzung beobachteten Engelhardt (7) und Wetzell (28). In dem Engelhardtschen Falle hatte ein zwischen 1. und 2. Halswirbel im Kanal steckender Granatsplitter die Erscheinungen hervorgerufen, die nach der 8 Monate nach der Verletzung vorgenommenen Operation teilweise zurückgingen. Auch in dem von Wetzell mitgeteilten, von Coenen operierten Falle handelte es sich um eine Granatsplitterverletzung am oberen Halsmark, bei unverletzter Dura. Nach Entfernung zweier Splitter trat beträchtliche Besserung ein.

Beitzke (3) teilt Krankengeschichte und Obduktionsbefund eines Kranken mit, bei dem eine Zeitlang traumatische Hysterie angenommen war, bis nach 6 Wochen ernstere Symptome zur Entfernung des außerhalb der Wirbelsäule steckenden Geschosses führten. Die mikroskopische Untersuchung des Rückenmarks in der Höhe der Verletzung ergab schwere Veränderungen der Leitungsbahnen (Abbildungen). Ohne die Wirbel zu verletzen, muß das Geschoß doch Hämatomyelie und Erschütterung des Markes bewirkt haben.

v. Eiselsberg (6) berichtet über 90 Laminektomien, die auf seiner Klinik unter weit über 200 Wirbelsäulenschüssen vorgenommen waren. In 22 Fällen trat der Tod, in 49 Fällen bedeutende, in 15 Fällen unbedeutende oder keine Besserung ein. Für die ungeheilten oder unheilbaren Verletzten hat er Stützapparate konstruiert (8 Abbildungen), in denen sie in einer Art Gehkorb sich vorwärts bewegen können.

Kreuzfuchs (15) beschreibt die Ätiologie, die Symptome (Röntgenbefund?) und die bei den beiden sonst ähnlichen Krankheitszuständen sehr verschiedene Prognose der Spondylitis deformans und der Spondylarthritis chronica ankylopoetica und nimmt an, daß bei Soldaten durch die Kriegsstrapazen oft Gelegenheit zur Entwicklung spondylitischer Erkrankung der Wirbelsäule gegeben ist.

3. Brust- und Lungenchirurgie.

1) **Axhausen**, G., Behandlung der Kriegsverletzungen im Bereich der knorpligen Rippen. Therap. Monatsh. H. 12. — 2) **Borchard**, A., Über Lungenschüsse. Samml. klin. Vortr. Nr. 730. — 3) **Buck**, W., Die Empyemfistel und ihre Behandlung. Deutsche Zeitschr. f. Chir. Bd. 142. S. 267. — 4) **Camerer**, C. und J. **Volkmann**, Transdiaphragmaler Eingeweidevorfall nach Brustschuß. Med. Klin. Nr. 11. — 4a) **Davidsohn**, Hernia diaphragmatica vera. Berl. klin. Wochenschr. Nr. 41. — 4b) **Döderlein**, Zwerchfellhernie nach Brustschuß. Deutsche med. Wochenschr. S. 736. — 5) **Doberer**, Ein Fall von Lungenhernie und Operation

derselben. Wiener klin. Wochenschr. Nr. 33. — 6) Dreyer, L., Druckdifferenz-verfahren in der Kriegschirurgie. Berl. klin. Wochenschr. Nr. 4. — 6a) Froh-mann, Hernia diaphragmatica nach Schußverletzung. Deutsche med. Wochenschr. S. 574 u. 636. — 7) Fresacher, L., Künstlicher Pneumothorax bei Lungenver-letzungen. Med. Klin. Nr. 30. — 8) Freund, R. und R. Cayet, Der Wert der Spirometrie für die Beurteilung der Lungenschüsse. Deutsche med. Wochenschr. S. 388. — 9) Gräfenberg, E., Behandlung des offenen Pneumothorax durch Naht unter Überdruck. Med. Klin. Nr. 45. — 10) Gehrels, E., Hernia intercostalis nach Kriegsverletzung. Deutsche Zeitschr. f. Chir. Bd. 141. H. 3 u. 4. — 11) Glaessner, K., Polyzythämie nach Lungenschüssen. Wiener med. Wochenschr. Nr. 31. — 12) Guleke, Mediastinalabszeß nach Schußverletzung. Beitr. z. klin. Chir. Bd. 105. H. 3. — 13) Gütig, K., Über Brust-Bauchsteckschüsse. Wiener med. Wochenschr. 1916. Nr. 52. — 14) Groß, H., Fettplastik der Lunge. Deutsche Zeitschr. f. Chir. Bd. 141. S. 204. — 15) Hammes, Fünfmarkstück durch Ge-wehrschuß in den Thorax getrieben. Deutsche med. Wochenschr. Nr. 9. — 16) Harzer, F. A., Infektion von Lungenschüssen. Münch. med. Wochenschr. Nr. 41. — 17) Heller, J., Pleuraempyeme. Beitr. z. klin. Chir. Bd. 102. H. 3. — 18) Heß, Lungenschüsse und ihre Folgezustände. Der künstliche Pneumothorax bei ihrer Behandlung. Münch. med. Wochenschr. Nr. 32. — 19) Hirsch, Lungen-naht bei Brustschuß. Deutsche med. Wochenschr. Nr. 30. — 20) Hirschmann, E., Mehrzeitige Operation des chronischen Empyems. Med. Klin. Nr. 31. — 21) Hof-bauer, L., Behandlung von Brustschüssen mittels Atemtherapie. Deutsche med. Wochenschr. S. 861. — 22) Derselbe, Folgen der Brustschüsse. Ebenda. S. 1211 und Wiener klin. Wochenschr. Nr. 28. — 23) Howard, C. P., Symptome der Brustwunden. Amer. journ. of med. sc. Nov. 1916. — 24) Iselin, H., Methodik der Pleuraempyembehandlung. Beitr. z. klin. Chir. Bd. 102. H. 3. — 24a) Kausch, Ein durch Laparotomie geheilter Zwerchfellmagenbruch. Deutsche med. Wochenschr. S. 1519. — 25) Kaminer und Weingärtner, Lungensteckschuß und Retention eines sondenartigen Gebildes im Brustraum (mit stereoskopischen Aufnahmen). Fortschr. d. Röntgenstr. Bd. 25. H. 1. — 26) Kienböck, R., Geschosse im Brustkorb nach Selbstmordversuchen. Med. Klin. Nr. 43. — 27) Kronberger, H., Theorie und Technik der extrapleuralen Thorakoplastik. Deutsche med. Wochenschr. Nr. 10. — 28) Küttner, H., Zur Bewertung des Druckdifferenz-verfahrens in der Kriegschirurgie. Münch. med. Wochenschr. Nr. 19. — 29) Lenk, R., Röntgenbefunde bei frischen Thoraxschüssen. Wiener med. Wochenschr. Nr. 8. — 30) Philipowicz, J., Komplikationen bei Lungenschüssen. Ebenda. Nr. 19. — 31) Ranft, G., Zwerchfellhernie als Folge eines Lungenschusses. Deutsche med. Wochenschr. S. 689. — 32) Rehn, E., Experimentelles zur Behandlung des durch Schußverletzung gesetzten offenen Pneumothorax. Beitr. z. klin. Chir. Bd. 106. H. 2. — 33) Ritter, Bewertung des Symptoms der Bauchdeckenspannung für die Diagnose Brust- oder Bauchverletzung. Münch. med. Wochenschr. Nr. 11. — 34) Rochelt, E., Chirurgische Behandlung der Lungenschüsse. Wiener klin. Wochenschr. Nr. 9. — 35) Rochs, K.. Zur Kenntnis der traumatischen Zwerch-fellhernie nach Gewehrschußverletzungen. Berl. klin. Wochenschr. Nr. 4. — 36) Schmidt, J. E., Ueber einige Zwerchfellschußverletzungen. Münch. med. Wochen-schrift. Nr. 2. — 37) Schulze-Berge, Entfernung der Geschosse bei Lungen-steckschüssen. Med. Klin. Nr. 9. — 38) Wederhake, Zur Behandlung der Lungenschüsse. Ebenda. Nr. 33. — 39) Zondek, Lungenresektion und Brust-wandplastik. Deutsche med. Wochenschr. Nr. 13.

Brustwand. Axhausen (1) macht darauf aufmerksam, daß verletzte Knorpel anders behandelt werden müssen, als verletzte Knochen. Im frischen Stadium ist der freiliegende Knorpel mit lebendem Gewebe zu bedecken; im späten Stadium, bei Fistel- und Nekrosenbildung ist, wie es auch im Frieden oft erforderlich ist, alles Erkrankte, Narbe, Kapsel und Knorpel, bis auf das hintere Perichondrium zu exstirpieren.

Kronberger (27) bespricht die extrapleurale Thorakoplastik, die

neben dem künstlichen Pneumothorax für die Behandlung der Lungen-
phthise in Frage kommt, besonders wenn der erstere ausgedehnter
Adhäsionen wegen nicht möglich ist. K. empfiehlt die Thorakoplastik
mit alternierender Resektion, d. h. nach Entfernung möglichst langer
Rippenstücke bleiben zwischen zwei Resektionsstellen immer 1 oder
2 Rippen unberührt.

Dem von Hammes (15) beobachteten Manne war durch einen
Gewehrschuß ein silbernes Fünfmarkstück aus dem Brustbeutel heraus
in den Thorax getrieben, wo es durch das Röntgenbild auf dem
Zwerchfell liegend nachgewiesen und unter Lokalanästhesie entfernt
wurde. Eine Zeit lang bestand galliger Ausfluß aus der Wunde. Der
Kranke wurde wieder dienstfähig.

Die beiden Beobachtungen Ritters (33) beweisen, daß man bei
Brustschüssen, obgleich diese allein Bauchdeckenspannung bewirken
können, doch immer beim Vorhandensein dieses Zeichens an eine
gleichzeitige Verletzung des Bauches denken muß. In beiden Fällen
hatte leichte einseitige und vorübergehende Bauchdeckenspannung bei
Brustschüssen bestanden; später ergab die Autopsie, daß auch eine
Bauchverletzung vorgelegen hatte.

Howards (23) Mitteilung stützt sich auf 87 selbst beobachtete
Fälle von Brustschuß, die er eingehend nach Symptomen, Komplikationen und Verlauf unter Hervorhebung besonders interessanter Fälle
bespricht.

Brustorgane. Lenk (29) beschreibt die röntgenologischen Befunde bei frischen Brustschüssen, den Hämo- oder Pneumothorax,
Mediastinalblutung, Hämoperikardium. Seltener (12 pCt.) fanden sich
intrapulmonale Blutungen, Schatten, wie bei Infiltrationsherden, die
einen ganzen Lappen einnehmen können. Unterscheidung von dem
Bluterguß im Pleuraraum. Gewöhnlich werden die intrapulmonalen
Blutungen resorbiert; sehr selten kommt es zu Pneumonie oder Abszeß.
Blutungen im Mediastinum rühren gewöhnlich von Halsverletzungen
her. — Daß dies auch für Mediastinalabszesse gilt, beweisen die
beiden von Guleke (12) beobachteten Fälle, bei denen eine Speise-
röhrenverletzung vorgelegen hatte. Drei weitere Fälle sind Beispiele
einer direkten Infektion des Mittelfellraumes durch den Schußkanal;
bei dem einen mußte allerdings auch eine Verletzung am Halse als
Eingangspforte für den großen Abszeß im hinteren Mittelfellraum angesehen werden und bei diesem gelang es trotz schwerer pyämischer
Erscheinungen durch Öffnung und Entleerung des Eiterherdes Heilung
herbeizuführen. — Die diffuse Phlegmone im Mediastinum hat eine
schlechte Prognose; der eigentliche Abszeß dagegen kann durch früh-

zeitige Operation zur Heilung gebracht werden. Spontanheilungen sind äußerst selten. Bei Steckschüssen am Halse muß man immer an diese Möglichkeiten denken.

Borchard (2) gibt auf Grund eigener Erfahrungen in Feld und Heimat eine erschöpfende Darstellung der Symptome, der Komplikationen und pathologisch-anatomischen Befunde bei Lungenschüssen. Hauptsymptom ist Bluthusten; fehlt dieser bei zunehmendem Hämothorax, dann ist an eine andere Stelle der Blutung, z. B. aus der Art. intercostalis zu denken. Hämothorax ist sonst, um Schwartenbildung zu verhüten, in der zweiten Woche abzulassen, offener Pneumothorax zu vernähen, Emphysem, wenn es das Mediastinum ergriffen hat, durch Schnitt ins Jugulum (1 Fall mit Erfolg) zu bekämpfen. Transporte in der ersten Zeit sind immer schädlich, absolute Ruhe (Morphium!) erforderlich. Unter den Folgezuständen sind Empyeme stets mit Rippenresektion zu operieren und zu drainieren, Abszesse zu operieren, besonders wenn sie Fremdkörper enthalten; diese selbst sind stets zu entfernen, wenn sie Beschwerden machen.

Kaminer und Weingärtner (25) berichten über einen Fall von Bruststeckschuß (mit Bluthusten), bei dem im stereoskopischen Röntgenbilde die Länge und Größe mehrerer Fremdkörper, darunter ein längliches, sondenförmiges Gebilde, genau demonstriert werden konnte. Ein operativer Eingriff erscheint nicht angezeigt, solange die Fremdkörper keine Störungen verursachen.

Glaessner (11) konnte bei Lungenschüssen, bei denen durch Stauung eine Erweiterung des rechten Herzens eingetreten war, sekundäre Polyzythämien nachweisen. Fälle dieser Art sind auch nach der Heilung der Wunden nicht mehr frontdienstfähig.

Harzer (16) konnte in einem Falle von Lungenschuß eine Infektion mit Anaerobiern in dem nekrotischen Gewebe und in dem Ödem der Umgebung nachweisen. Die Infektion ist progredient, zeigt aber nicht den schnellen Fortschritt, wie bei derselben Infektion an den Gliedmaßen.

Heß (18) bespricht hauptsächlich die Behandlung des Hämothorax durch Ablassen des Blutes unter gleichzeitiger Bildung eines künstlichen Pneumothorax, Ruhigstellung und Kompression der Lunge, um Nachblutungen zu verhüten. Auch bei schmerzhafter Pleuritis ist zur Verhütung von Verwachsungen und zur Schmerzstillung dasselbe Verfahren zu empfehlen.

Gräfenberg (9) empfiehlt bei allen Brustwandwunden schon auf dem Hauptverbandplatze die Anfrischung und Naht der Wunden unter Überdruck, für den er einen feldmäßig improvisierten Apparat konstruiert hat (nach Jahn). Durch die Ausdehnung der Lunge wird auch die Gefahr einer Infektion herabgesetzt.

Wederhake (38) hatte bei 212 Lungenschüssen eine Sterblichkeit von 5 pCt. Hämothorax ist erst nach 5 Tagen zu punktieren und zuerst nur 100 ccm zu entleeren. Möglichst früh ist die Diagnose durch Röntgenuntersuchung zu sichern. In direktem Anschluß an die Verletzung starben nach W. immer noch ungefähr 40 pCt.

Kienböck (26) untersuchte 12 Fälle von Bruststeckschuß bei Selbstmordversuchen röntgenologisch. Eine Operation war in keinem Falle nötig.

Philipowicz (30) nennt unter den Komplikationen bei Lungenschuß die Adhäsionen auf der gesunden und auf der verletzten Seite mit ihren Wirkungen, den Pneumothorax, den oft in Empyem übergehenden fieberhaften Hämo- und Hämopneumothorax. Oft handelt es sich dabei um entzündliche Exsudationen von Lungenherden aus, die röntgenologisch festzustellen sind. Exsudate dieser Art können nach Art der metapneumonischen Empyeme, auch ohne Infektion von der Wunde aus, vereitern. In 12 pCt. der fieberhaften Fälle von Hämothorax fanden sich Bakterien in dem durch Punktion gewonnenen Blute.

Schulze-Berge (37) empfiehlt bei Lungensteckschüssen mit heftigen Beschwerden die Operation. Er stößt unter Leitung des Röntgenbildes eine lange Nadel bis zum Geschoß vor und benutzt sie dann bei der Aufsuchung als Leitsonde. Drei erfolgreiche Fälle.

Rochelt (34) empfiehlt, ähnlich wie Heß (s. o.), bei Brustschüssen mit starker Blutung aus der Lunge die Thorakozentese zur Bildung eines künstlichen Pneumothorax, außerdem Punktion bei Hämothorax und Naht der Lungenwunde.

Ed. Rehn (32) stellte durch Versuche an Hunden fest, daß die richtig angelegte perkutane Pneumopexie gut vertragen wurde. Zerrung des Lungenstiels durch fehlerhaft angelegte Naht führt zu schweren Störungen. R. gibt ausführliche Vorschriften für die Naht und ihre Verwendung bei Lungenschüssen; er hat sie 2 mal im Felde mit Erfolg ausgeführt.

Hofbauer (22) bespricht ausführlich eine Reihe von Komplikationen bei Lungenschüssen, ihre Symptome, ihre Wirkungen, ihre Verhütung und Behandlung. Zu einem kurzen Referat ist die interessante Mitteilung nicht geeignet; sie muß im ganzen und nicht in einem Auszug gelesen werden. — Wichtig sind auch H.'s Äußerungen über das Fehlen der Bleivergiftung bei den zahlreichen Steckschüssen.

Über die Behandlung der Lungenschüsse berichten ferner: Hirsch (19), der in einem Falle von Durchschuß durch die obere linke Brustpartie die durchschossene 2. und die 3. Rippe resezierte und einen stark blutenden Riß in der Lunge vernähte. Patient wurde geheilt, nachdem später noch ein Pyopneumotharax durch Rippenresektion geöffnet war.

Freund und Cayet (8) haben eingehende Untersuchungen angestellt über die Spirometrie bei Lungenschüssen, um die vitale Lungenkapazität festzustellen und damit den Heilungsverlauf zu verfolgen. Das Verfahren soll aber nicht vor der 3. Woche angewandt werden. Bis dahin die allgemein übliche Behandlung: Ruhe, Transport nur bei leichten Fällen ohne Bluthusten, Punktion bei Hämothorax und vorsichtige Atemgymnastik.

Groß (14) pflanzte in eine nach Brustschuß unter dem Schlüsselbein vor 8 Monaten zurückgebliebene tiefe Wundhöhle einen gestielten Fettlappen aus der Brustwand ein, stillte damit die Blutung aus der Lunge und brachte die tiefe Wunde zur Heilung. Später fand sich lufthaltiger Schall an der Stelle. In der narbigen Schrumpfung des Fettlappens liegt allerdings eine gewisse Gefahr durch Bildung von Hohlräumen in der Tiefe.

Doberer (5) berichtet über eine Lungenhernie nach Brustverletzung. Es handelte sich um eine Friedensverletzung, eine Quetschung vor 7 Jahren, nach der sich allmählich die Geschwulst im 6. Interkostalraum gebildet hatte. Freilage und Abbinden des Brucksackes. Einpflanzen zweier Periostmuskellappen in die Lücke. Heilung.

Das Druckdifferenzverfahren in der Kriegschirurgie, von dem in manchen der vorstehenden Arbeiten schon die Rede ist, wird in besonderen Mitteilungen bearbeitet von Dreyer (6) und Küttner (28). Beide empfehlen das Verfahren, das mit dem Henle-Tiegel oder Lotsch-Apparat die Operationen oder offenen Wunden am Thorax und ihre Versorgung erleichtert oder erst möglich macht, unter Anführung geeigneter Fälle. Besonders die von Küttner mitgeteilten schweren, z. T. vielfach komplizierten Verletzungen sind beweisend für den großen Wert des Verfahrens.

Die Vorschläge Fresachers (7) decken sich mit denen von Hess, Rochelt u. a. Auch er empfiehlt bei Lungenschüssen mit Hämothorax das Ablassen des Blutes und zu gleicher Zeit die Bildung eines künstlichen Pneumothorax, der täglich mindestens 3 Tage lang durch Punktion bleibend erhalten wird. Dadurch wird die Gefahr einer neuen Blutung verhütet, und erst dann ist der Kranke transportfähig.

Auf einem der kriegsärztlichen Abende in Berlin zeigte Hof-
bauer (Wien) (21) durch Bewegungsskizzen und Röntgenbilder, wie
durch Atmungsübungen im Liegen das Zwerchfell mobilisiert, Exsudate und Schwarten resorbiert werden (s. die Mitteilung über Folgen
der Brustschüsse, Nr. 22).

Zondek (39) beseitigte eine nach Brustschuß zurückgebliebene
Lungenfistel durch keilförmige Exzision des getroffenen Lungenstückes
mit nachfolgender ausgedehnter Thorakoplastik.

Die Schwierigkeiten der Behandlung von Zwerchfellschüssen
mit der gleichzeitigen Verletzung von Brust- und Bauchorganen haben
wieder zu einer Reihe von Mitteilungen Veranlassung gegeben. Zu
ihnen gehören auch die 3 Fälle von Gütig (13), Schrapnell- und
Infanteriegeschoßwunden, bei denen diagnostisch besonders die Bauchdeckenspannung in Betracht kam (s. o. Ritter). — Von den Fällen,
über die Schmidt (36) berichtet, verliefen 2, bei denen auch die
rechte Lunge verletzt war, günstig; auch ein 3., rechts Lunge,
Zwerchfell und Leber verletzender Schuß, kam nach verschiedenen
Zwischenfällen zur Heilung. Am schwierigsten war die Behandlung
in dem 4. Fall, bei dem die linke Seite getroffen war; eine ganze
Reihe von schweren Komplikationen, Hämothorax, Nephritis, Kotfistel,
Verlagerung von Magen, Netz und Dickdarm mußten beseitigt werden,
bis auch hier Heilung eintrat. Schm. hält die Prognose der Zwerch-
fellwunde auf der rechten Seite für günstiger, weil es dabei nicht so
leicht zu Zwerchfellhernien kommt. — Nach den Untersuchungen von
Rochs (35) in 7 Fällen von traumatischen Zwerchfellhernien tritt
(Witzel) gewöhnlich zuerst das Netz (bei Verletzungen an der linken
Seite) in die Brusthöhle und zieht die anderen Organe nach, und
zwar ist die Zwerchfellkuppe, die Grenze zwischen sehnigem und
Muskelteil links für den Prolaps der Eingeweide, der in der Regel
erst nach langer Zeit zu Einklemmungserscheinungen führt, besonders
geeignet. Es hat sich dann ein deutlicher Schnürring gebildet, der
die Bruchpforte verengert (Abbildung). — Ein gutes Beispiel für die
Gefährlichkeit dieser Schußwunde im unteren Brustteil ist auch der
von Ranfft (31) mitgeteilte Fall: Gewehrschuß im Juli 1915; im
September als k. v. zum Ersatztruppenteil entlassen und seitdem
mehrfach an Magenkatarrh behandelt, ging 2mal wieder ins Feld,
und wurde im November 1916 im Feldlazarett, wieder unter heftigen
Magenbeschwerden und Schmerzen in der linken Seite behandelt; nach
4 Tagen heftige Atemnot und schneller Exitus. Die Obduktion ergab
Zwerckfellücke links und prall gefüllte Darmschlinge (Querkolon) im
linken Pleuraraum mit Pleuritis und Atelektase der linken Lunge.

Das Geschoß wurde nicht gefunden. — Über eine chronische Zwerchfellhernie nach Gewehrschuß im 8. Zwischenrippenraum links berichtet aus Payrs Klinik Gehrels (10); Operation und Verschluß durch Muskelplastik. — Weitere Fälle von Zwerchfellverletzungen sind mitgeteilt von Davidsohn (4a), Döderlein (4b), Frohmann (6a) und Kausch (24a).

In dem Falle Davidsohns wurde 7 Monate nach Granatsplitterverletzung der linken Brusthälfte durch das Röntgenbild ein Zwerchfellbruch festgestellt. — Auch bei dem von Döderlein mitgeteilten Falle waren erst $^1/_2$ Jahr nach einem Brustschuß Magenbeschwerden aufgetreten; bei der Operation fand sich ein großer Zwerchfellriß und Magen·mit Querkolon in der linken Brusthöhle. Reposition, Zwerchfellnaht, Heilung. — Ebenfalls $^1/_2$ Jahr nach einer schweren, nach Rippenresektion geheilten Schußverletzung der Brust traten bei dem Patienten Frohmanns heftige Magenbeschwerden auf. Sanduhrmagen durch Einklemmung in eine Zwerchfellücke; Gastropexie und Gastroenterostomie; der Kranke starb nach 7 Tagen an Pneumonie. Die Lücke im Zwerchfell hätte in einer zweiten Sitzung geschlossen werden sollen. — Kausch (24a) operierte einen Zwerchfellmagenbruch eineinhalb Jahre nach einer Schußverletzung wegen heftiger, lange für hysterisch angesehener Magenbeschwerden. Laparotomie, Reposition, Naht der Lücke mit Deckung durch Milz und Leber. Heilung.

Es sind im ganzen 20 Fälle, bei denen z. T. die durch die Zwerchfellverletzung verursachten schweren Krankheitszustände sich ganz allmählich entwickelten; bei Schüssen in der unteren, besonders linken Brustpartie wird man immer mit dieser bedenklichen Komplikation zu rechnen haben.

Über Empyem und Empyemfisteln liegen Mitteilungen vor von Burk (3), Heller (17), Iselin (24) und Hirschmann (20).

Heller und Iselin, deren Beiträge noch dem Jahre 1916 angehören, konnten im vorigen Berichte nicht mehr erwähnt werden. Sie behandeln allerdings die Empyeme im allgemeinen, die tuberkulösen und nicht tuberkulösen Fälle und ihre Behandlung; haben also nur ein bedingtes kriegschirurgisches Interesse. Iselin verwirft die Rippenresektion und empfiehlt das Revilliodsche und Perthessche Verfahren, die ihm auch in veralteten Fällen gute Erfolge gaben, während Heller aus de Quervains Klinik dem operativen Verfahren im allgemeinen den Vorzug gibt. Nur sehr selten war der tödliche Ausgang der Operation zuzuschreiben. — Hirschmann (20) empfiehlt bei veralteten Empyemen eine Modifikation des Peuckertschen mehrzeitigen Verfahrens, um die Gefahren der Operation möglichst herabzusetzen. Zuerst Resektion mehrerer Rippen an der Fistelstelle; dann beim Totalempyem Rippendurchschneidung bis zur 2. Rippe und in einem 3. Eingriff die endgültige Versorgung der noch gebliebenen Empyemhöhle mit den üblichen operativen Mitteln. — Burk (3) empfiehlt bei alten Empyemfisteln, nötigenfalls, bei reichlicher bakterienhaltiger Sekretion nach mehrwöchiger Vorbehandlung mit Dakinlösung, die Plombierung mit Bismuthum carbonicum, das langsam resorbiert wird. Er hat damit auch bei sehr hartnäckigen Fällen Heilung in kurzer Zeit erreicht.

4. Herzchirurgie.

1) Coleman, J., Incised wound of heart, suture and recovery. Siehe Zentralbl. f. Chir. S. 785. — 2) Gaisböck, Fel., Bruststeckschüsse mit Schädigung des Herzens und deren Verlauf. Wiener klin. Wochenschr. Nr. 51. — 3) Haecker, Herznaht im Felde. Münchner med. Wochenschr. Nr. 24. — 4) Holländer, Herzsteckschuß. Deutsche med. Wochenschr. Nr. 52. Vereinsber. — 5) Jaffé, Embolische Verschleppung eines Infanteriegeschosses in die rechte Herzkammer nach Beckenschuß. Münchner med. Wochenschr. Nr. 27. — 6) Kalefeld, Schrapnellkugel im Herzmuskel. Deutsche med. Wochenschr. S. 108. — 7) Kienböck, R., Anatomische Orientierung im Röntgenbild des normalen Herzens. Herzsteckschüsse. Wiener med. Wochenschr. Nr. 9. — 8) Kukula, O., Kriegsschüsse des Herzens. Zentralbl. f. Chir. S. 775 und Med. Klin. Nr. 33. (Beitrag zur Kasuistik und operativen Behandlung der Herzsteckschüsse.) — 9) Pokorny, E., Frische Schußverletzungen des Herzens im Kriege. Wiener med. Wochenschr. Nr. 8. — 10) Rehn, Ed., Chirurgie des Herzbeutels, des Herzens und der großen Gefäßstämme im Felde. Beitr. z. klin. Chir. Bd. 106. H. 5. — 11) Specht, Granatsplitter im linken Ventrikel nach Verletzung der Vena femoralis. Münchner med. Wochenschr. Nr. 27. — 12) Thöle, Ausschneidung eines russischen Infanteriegeschosses aus der Herzspitze, das seit 15 Monaten fast symptomlos eingeheilt war. Beitr. z. klin. Chir. Bd. 107. H. 1.

Es sind 4 selbstbeobachtete Fälle, die Rehn (10) zu der vorliegenden ausführlichen Besprechung der Symptome, der operativen Anzeigen und besonders der Rolle, welche die Infektion bei den Verletzungen des Herzbeutels, des Herzens und der großen Gefäße bei der Prognose und Behandlung spielt, veranlaßt haben: 3 Herzbeutelverletzungen; die eine, nicht ganz sichere, heilte ohne Eingriff; die zweite, wegen Herzdrucks operiert, war durch eine Verletzung der Herzwand kompliziert. Schwere Perikarditis, Tod. Bei dem dritten Falle war außer dem Herzbeutel auch die Herzspitze und die Leber verletzt. Herz- und Herzbeutelnaht; Tod durch Peritonitis. Die Fälle beweisen jedenfalls, daß auch im Felde bei günstigen äußeren Verhältnissen, z. B. im Stellungskriege, die Herzchirurgie ausgeübt werden kann. Der vierte von R. mitgeteilte Fall war eine große Wunde der Vena cava. Wegen Blutergusses in die Bauchhöhle und beginnender Infektion Laparotomie, Unterbindung der Vene. Der Patient starb infolge der Infektion.

Die eine für den diesjährigen Bericht in Frage kommende

Stich- oder Schnittverletzung des Herzens, die von Coleman (1), war mir nur im Referat zugänglich: Brustwandschnitt mit Rasiermesser; dabei Öffnung des Herzbeutels, Schnittwunde am linken Ventrikel; Freilegung nach Resektion der 5. Rippe in 10 m Länge. Herznaht (Katgut), Naht des Herzbeutels und der Pleura (in beide Drains). Heilung (s. u. Gaisböck).

Pokornys (9) Erfahrungen bestätigen die schlimme Prognose der Herzschüsse im Felde, bestätigen aber auch die alte Erfahrung, daß dabei Nebenverletzungen oft für den Ausgang maßgebend sind (4 Fälle; †). Nur in 1 von 7 Fällen trat (ohne Operation) Heilung ein. 2 Fälle von Herztamponade starben; der eine mit gleichzeitiger Magenverletzung $\frac{1}{2}$ Tag nach der Operation; der zweite war bei Lebzeiten nicht diagnostiziert.

In der ersten Arbeit beschreibt Kukula (8) 7 geheilte Herzsteckschüsse (davon 1 Friedensverletzung), in der zweiten 5; es sind dieselben Fälle, bei denen die Gegenwart und die genaue Ortsbestimmung des Geschosses röntgenologisch festgestellt wurde. Sie liegen z. T. schon Jahre zurück und werden von K. auch in ihren subjektiven Beschwerden ausführlich geschildert. Bei Verletzung des Herzbeutels und der Herzwand ist die Operation angezeigt bei heftigen Herzbeschwerden. K. operiert nach Kocher und empfiehlt den vollständigen Verschluß der Herzbeutel- und Pleurawunde. Für die fernere Prognose muß immer an die Möglichkeit eines Nachgebens der Herznarbe und Aneurysma cordis gedacht werden.

Über Herzsteckschüsse liegen noch Berichte vor von Holländer, Kalefeld, Kienböck und Thöle.

Holländer (4) demonstriert 1 Fall von Steckschuß in der rechten Herzwand; nennenswerte Beschwerden nicht vorhanden. — In dem Falle Kalefelds (6) handelt es sich um eine Schrapnellkugel, die 3 Monate nach der Verletzung röntgenologisch nachgewiesen wurde und die Herzbewegungen mitmachte. Klagen über Schmerzen und Herzklopfen, Atemnot (4 Abbildungen). — Kienböck (7) gibt ausführliche Vorschriften für die Beurteilung des Röntgenbildes für die Ortsbestimmung von Fremdkörpern im Herzen und teilt 3 Fälle von Steckschuß mit. — Auch in dem von Thöle (12) ausführlich besprochenen Falle zeigte das Röntgenbild deutliche Mitbewegung des Geschosses, aber beim Fehlen aller subjektiven Beschwerden. Bei der Operation wurde es in der Herzwand gefunden. Tod 14 Tage später an eitriger Perikarditis, die vom Geschoßbette ausgegangen war. Th. würde in ähnlichen Fällen deshalb diese immer infektionsverdächtige Stelle herausschneiden oder gründlich desinfizieren und den Herzbeutel drainieren.

In dem von Haecker (3) operierten Falle handelte es sich um Armeepistolenschuß aus größter Nähe (Suizidium), schwere Herzbeutel-, Herz- und Lungenverletzung. Türflügelschnitt, Herz- und Herzbeutelnaht, Naht der Lungenwunde, Annähen der Lunge, Drain in die Pleura. Nach 2 Tage langem günstigen Verlaufe plötzlich Exitus (neue Blutung?).

Über Geschosse im Herzen, die auf embolischem Wege aus Venen in der Peripherie dorthin verschleppt waren, berichten Jaffé (5) und Specht (11). In dem Falle Jaffés war ein Infanteriegeschoß in die Vena cava eingedrungen und ins rechte Herz gelangt; Tod nach 3 Wochen an Pneumonie (1 Abbildung). In dem Falle Spechts war es ein mandelgroßer Granatsplitter, der von der Vena femoralis aus ins rechte Herz und von hier durch ein offenes Foramen ovale in die linke Herzkammer verschleppt war. Keine Herzbeschwerden; Tod 5 Tage nach Amputatio femoris an diffuser eitriger Bronchitis, 11 Tage nach der Verletzung.

Gaisböck (2) teilt u. a. einen Fall von Bajonettstichverletzung des Herzens mit, bei dem das Bajonett von der Achsel her eingedrungen war. Der Kranke wurde dem Lazarett 2 Wochen später in schwerkrankem Zustande mit Pneumoperikarditis eingeliefert und starb nach 2 Tagen. Der Stich hatte die Lunge, den Herzbeutel und den rechten Vorhof durchbohrt. Bei der Obduktion fanden sich außer eitriger Perikarditis multiple Lungenabszesse und eitrige Bronchitis. — Außerdem berichtet G. noch über 5 Brustschüsse mit anfangs sehr schweren Herzbeschwerden, Fälle, die längere Zeit (bis zu 3 Jahren) beobachtet werden konnten mit genauen Untersuchungsbefunden, schematischen Abbildungen mit der durch Skiagramm festgestellten Lage und Art der Geschosse und ausführlichen Krankengeschichten.

5. Bauch.

A. Harn- und Geschlechtsorgane.

1) Böhm, Erfrierungen und Verbrennungen des männlichen Gliedes und des Hodensacks. Münchner med. Wochenschr. Nr. 13. — 2) Danziger, Fel., Harnröhrenverletzung infolge Verschüttung ohne Beckenbruch. Beitr. z. klin. Chir. Bd. 107. H. 4. — 3) Esser, J. F. S., Penisplastik bei einem Kriegsverletzten. Wiener med. Wochenschr. Nr. 9. — 4) Franz, Zwei typische Operationen bei extraperitonealen Schußverletzungen der Blase und des Mastdarms. Deutsche med. Wochenschr. S. 1262. — 5) Geiges, F., Schußverletzungen der Harnblase. Beitr. z. klin. Chir. Bd. 105. H. 3. — 6) Hofmann, Karl Ritter v., Schußverletzungen der Harnröhre. Wiener med. Wochenschr. Nr. 1. — 7) Klose, Erfahrungen über

isolierte Nierenschußverletzungen. Med. Klin. Nr. 21. — 8) Küttner, H., Blut-
stillung bei Nierenwunden. Zentralbl. f. Chir. Nr. 6. — 9) Derselbe, Spontane
Genitalgangrän bei Kriegsteilnehmern. Berliner klin. Wochenschr. Nr. 10. —
10) Nordmann, W., Beitrag zur Kasuistik der Blasensteckschüsse. Diss. Göttingen 1916. — 10a) Oehlecker, Kriegsverletzungen der Niere. Deutsche med.
Wochenschr. S. 990. — 11) Pegger, H., Beitrag zu den Schußverletzungen der
Harnblase. Med. Klin. Nr. 32. — 12) Praetorius, Lithotripsien Kriegsverletzter.
Münchner med. Wochenschr. Nr. 33. — 13) Rost, Fr., Woran sterben die Pa-
tienten bei intraperitonealer Blasenruptur? Ebenda. Nr. 1. — 14) Stavianick,
Nierenschüsse. Zeitschr. f. Urol. Bd. 11. H. 9. — 15) Stutzin, J. J., Zur Klinik
der Schußverletzungen der Harnblase. Beitr. z. klin. Chir. Bd. 107. H. 1. —
17) Wietrzynski, F., Schußverletzung der Niere und ihre Behandlung. Diss.
Berlin.

Isolierte Schußverletzungen der Niere sind selten; wie Klose (7)
feststellte, finden sie sich fast nur an der rechten Seite, weil links
in der Regel auch die Brusthöhle geöffnet wird. Am häufigsten sind
Granatsplittersteckschüsse, oft mit ausgedehnter Zerreißung, zuweilen
mit Abreißung der ganzen Niere, während Infanteriegeschosse häufiger
Stücke aus der Niere herausreißen. Das schwere Krankheitsbild wird
wahrscheinlich auch durch eine Erschütterung der Nebennieren bedingt. Kl. fand unter 21000 Verwundeten 18 isolierte Nierenschußverletzungen. Ein Transport ist in der ersten Zeit ausgeschlossen.
Eine Hauptaufgabe ist die Stillung der Blutung. Über diese selbst
und ihre oft unüberwindlichen Schwierigkeiten spricht Küttner (8).
Er schlägt vor, bei Blutungen aus dem Nierenpol die zertrümmerte
Partie mit einem sehr dicken Faden abzubinden (Abbildung), den man
langsam und schonend anzieht, bis die Blutung steht; dann ist eine
Nekrose nicht zu fürchten. — Unter den 9 Fällen von Nierenschuß,
die Stavianick (14) mitteilt, befanden sich 2 isolierte Verletzungen;
1 Steckschuß, Entfernung des Geschosses aus dem unteren Nierenpol,
Heilung und 1 Fall, bei dem Hämaturie nach einem Lendenschuß
auftrat und spontan zurückging. Die übrigen 7 Fälle waren durch
andere Verletzungen kompliziert; bei zweien wurde durch die Nephrektomie Heilung erreicht; ein Brustschuß mit Hämaturie heilte
ebenfalls aus; die übrigen 4 Verletzten starben an Peritonitis.

Nordmann (10) beschreibt in seiner Dissertation einen Fall von
Blasenschuß aus der Göttinger Klinik und fügt noch 12 Fälle aus
der Literatur hinzu (eigentlich nur 11; der letzte ist „nicht näher
beschrieben") und bespricht daraufhin die Symptome, die Prognose,
die Komplikationen und die Behandlung der Blasensteckschüsse. Es
ist ein Irrtum, wenn N. unter „Steinschnitt" nur den Dammschnitt
versteht; die Sectio alta ist ebensogut ein Steinschnitt.

Oehlecker (10a) machte die Nephrektomie bei einem Manne,
der vor $^1/_2$ Jahr einen Granatsplittersteckschuß in die Lendengegend
bekommen hatte, ohne daß bis in die letzte Zeit irgendwelche Sym-

ptome einer Nierenverletzung aufgetreten wären. Plötzliches Fieber und schmerzhafte Schwellung nötigte zur Operation, die eine mit Eiter und Urin umgebene Niere mit 2 tiefen Rissen freilegte.

Wietrzynski (16) bringt eine übersichtliche Darstellung der früheren Erfahrungen an Nierenschüssen und bespricht den Mechanismus, die pathologisch-anatomischen Befunde, die Diagnose, die wichtigsten Komplikationen, die Prognose und die Behandlung. Zum Schlusse seiner unter eingehender Berücksichtigung der Literatur (Liste von 95 Arbeiten) verfertigten Arbeit teilt er 7 Fälle von Schußverletzungen der Niere mit, die er im Felde (unter 5054 Verwundungen) bei einem Infanterieregiment beobachtete, darunter 6 Heilungen (1 Nephrektomie, 1 Tamponade) und 1 Todesfall mit schweren Komplikationen und Gasphlegmone.

Über Schußverletzungen der Blase liegen 8 Mitteilungen vor.

Der Fall von Praetorius (12) zeigt, wie wichtig bei diesen Zuständen das Röntgenbild ist. Nach einer Schußverletzung (Minenexplosion) am Rücken stellten sich Blasenbeschwerden ein. Ein kystoskopisch festgestellter Stein wurde zertrümmert, das Instrument konnte aber nicht herausgezogen werden. In Narkose wurde durch die Urethrotomie ein zackiges Stück Metall entfernt. — Franz (4) rät, bei extraperitonealen Blasenschüssen das Cavum Retzii freizulegen und hier die Blase zu öffnen und zu drainieren; nur wenn das lockere Bindegewebe in dem Kavum ganz gesund aussieht und auch eine Blasenfüllung mit Kochsalzlösung nichts austreten läßt, kann man abwarten, ohne zu operieren. Bei extraperitonealen Mastdarmschüssen entfernt Fr. stets das Steißbein und nötigenfalls die untersten Kreuzbeinwirbel, um günstige Abflußbedingungen herzustellen. — Geiges (5) stellte aus der Literatur 107 Fälle von extraperitonealer Schußverletzung der Blase zusammen und fügt 6 eigene Beobachtungen hinzu. Er empfiehlt abwartendes Verhalten und nur dann energisches Eingreifen, wenn Urinphlegmone oder Abszeßbildung eingetreten ist. Wird spontan Urin entleert, dann ist der Dauerkatheter zu verwerfen. Intraperitoneale Blasenschüsse kommen selten zur Beobachtung, weil sie infolge schwerer Nebenverletzungen gewöhnlich schnell tödlich verlaufen. — Pegger (11) berichtet über 6 Blasenschüsse; 1 extra- und 5 intraperitoneal; von den letzteren starben 3; 3 Fälle wurden operiert mit 1 Todesfall. — Stutzin (15) gibt ausführliche Vorschriften für die operative Behandlung frischer Blasenschüsse. Bei Verdacht auf intraperitoneale Verletzung empfiehlt er eine „kleine Laparotomie", die wieder geschlossen wird, wenn das Bauchfell intakt ist. Nélaton durch die Harnröhre, dicker Schlauch in die Blase; bei tiefen Blutungen Tamponade. Bei Urinphlegmone oder Abszeß erfolgt die Ableitung des Urins auch am besten durch eine Blasenfistel nach Sectio alta. — Nach Rost (13) ist es falsch mit der Laparotomie zu warten, sobald auch nur der Verdacht einer intraperitonealen Verletzung der Blase besteht, weil der Tod in diesen Fällen nicht durch Peritonitis, sondern durch Urinresorption an Urämie erfolgt.

Die Verletzungen der Harnröhre bei Verschütteten (im Unterstand) sind gewöhnlich nicht bedenklich; in einem von Danziger (2) beobachteten Falle trat Heilung nach Kathetereinführung ein. Der 2. Fall endete tödlich; bei ihm mußte die Blase punktiert werden. Wahrscheinlich kommt es bei schweren Beckenverletzungen durch Verschüttung auch zu Quetschungen des Penis, ohne Verletzung am Perineum. — v. Hofmann (6) beobachtete 7 Schußverletzungen des Penis und der Harnröhre (1 †) und bespricht die dabei vorkommenden Komplikationen und ihre Behandlung; Dauerkatheter, Harnröhrennaht, Schwierigkeiten beim Einführen des Katheters, Sphinkterlähmung, Blasenkatarrh u. a. m.

Esser (3) beschreibt die Bildung des Penisschaftes aus der Skrotalhaut, aus der ein Lappen in die Höhe und hinter der aus dem Narbengewebe gelösten Glans herumgelegt wurde. — Auch Böhler (1), der einen Fall von Erfrierung und einen Fall von Verbrennung des Penis mitteilt, deckte einen großen Defekt an der Haut des Gliedes, aber nicht aus der weiteren Umgebung, sondern nach Durchtrennung des Frenulums durch Verziehung und Umstülpung der beweglich gemachten Vorhaut. — Küttner (9) bekam Mitteilungen über mehrere Fälle von Spontangangrän der Genitalien bei Kriegsteilnehmern, nachdem er (Berliner klin. Wochenschr., 1916, Nr. 33) 2 Fälle dieser Art beschrieben hatte. Einer der neuen Fälle war nach Flecktyphus aufgetreten; 2 andere infolge von Schußverletzungen mit Gasbrand.

B. Bauchverletzungen.

(Zwerchfell s. u. Brustverletzungen.)

1) Albrecht, Behandlung der Bauchschüsse. Wiener klin. Wochenschr. Nr. 25. — 2) Biedermann, H., Zur operativen Behandlung der Bauchschüsse im Felde. Deutsche med. Wochenschr. Nr. 19. — 3) Blitz, Rich., Subkutane Milzruptur und Dienstbeschädigung. Ebenda. Nr. 5. — 4) Böhler, Darmschuß mit 6 Perforationen nach 5 Tagen operiert und geheilt. Med. Klin. Nr. 20. — 5) Busalla, Die operative Behandlung der Bauchschußverletzungen bei der Sanitätskompagnie. Ebenda. Nr. 10. — 6) Demmer, Fr., Operative Behandlung der Bauchschüsse. Wiener klin. Wochenschr. Nr. 27. — 7) Doose, Der Einfluß der Kriegskost auf Brucheinklemmung und mechanischen Ileus. Deutsche med. Wochenschr. S. 1449. — 8) Florschütz, V., Eingießen von Aether sulfur. in die Bauchhöhle bei Bauch-

schüssen. Beitr. z. klin. Chir. Bd. 106. H. 3. — 9) Franz, R., Rumpfwand-nervenanästhesie bei Bauchschußoperationen. Münchner med. Wochenschr. Nr. 44. — 10) Fromme, E., Durch Operation geheilter Infanteriesteckschuß im Ductus choledochus. Deutsche med. Wochenschr. S. 702. — 11) Gütig, C., Bauchschüsse mit Darmverletzung, die Bauchwandschüsse vortäuschen können. Münchner med. Wochenschr. Nr. 2. — 12) Derselbe, Darmbeingeller, die Bauchschüsse vor-täuschen. Wiener med. Wochenschr. Nr. 5. — 13) Derselbe, Brustbauchsteck-schuß. Ebenda. 1916. Nr. 52. — 14) Derselbe, Frühdiagnose der Darmperfo-ration bei Bauchschüssen. Med. Klin. Nr. 16. — 15) Derselbe, Zur Mechanik der Schußverletzungen des Darmes. Feldärztl. Blätter d. k. k. 2. Armee. Nr. 21. — 16) Groth, Ueber reflektorische Bauchfellsymptome bei Kriegsverletzungen. Deutsche med. Wochenschr. S. 909. — 17) Gräfenberg, E., Gibt es einen Shock bei Bauchschußverletzungen? Therap. d. Gegenw. Nr. 7. — 18) Derselbe, Über die Ursachen der hohen Sterblichkeit der Bauchschüsse. Med. Klin. Nr. 23. — 19) Hayward, Metastatischer Leberabszeß nach operiertem Bauchschuß. Deutsche med. Wochenschr. S. 989. — 20) Haim, E., Die Appendizitis in der gegenwärtigen Kriegszeit. Zentralbl. f. Chir. S. 788. — 21) Heyrovsky, Über Bauchschüsse. Deutsche med. Wochenschr. S. 1520. (K. k. Gesellsch. d. Ärzte v. 18. Mai.) — 22) Holländer, Fall von Steckschuß. Ebenda. Nr. 52. Vereinsbericht. — 23) Jacobs, C., Die Aussichten der konservativen Behandlung Bauchverletzter im Be-wegungskriege. Ebenda. S. 15. — 24) Kirchmayr, Ampullenschüsse des Rektums. Münchner med. Wochenschr. Nr. 51. — 25) Kenez, L., Röntgendiagnose einer Darmperforation. Berliner klin. Wochenschr. Nr. 47. — 26) König, Fritz, Ein-geweidebrüche und Krieg. Deutsche med. Wochenschr. S. 6. — 27) Lieblein, V., Behandlung der isolierten extraperitonealen Schußverletzungen des Mastdarms. Wiener klin. Wochenschr. Nr. 23. Feldärztl. Bl. Nr. 25. — 28) Lüken, A., Bauch-schußverletzungen. Beitr. z. klin. Chir. Bd. 106. H. 3. — 29) Merkens, W., Erfahrungen über Darmschüsse. Ebenda. Bd. 108. H. 2. — 30) Molinus, Freie Kugeln im Bauchraum. Münchner med. Wochenschr. Nr. 11. — 31) Moser, H., Atropin statt Morphin bei Bauchschüssen. Wiener med. Wochenschr. Nr. 3. — 32) Moeltgen, M. H., Die isolierte Schambeinsymphysenruptur und ihre Behand-lung. Beitr. z. klin. Chir. Bd. 106. H. 5. — 33) Neuhäuser, Milzverletzung. Deutsche med. Wochenschr. S. 639. Vereinsbeil. — 34) Obst, S. und H. Pegger, Zur Behandlung der Bauchschüsse. Med. Klin. Nr. 15. — 35) Petermann, Ueber Bauchverletzungen im Kriege. Ebenda. Nr. 11. — 36) Plenz, P. G., Zur Frage der Rezidíve von Leistenbrüchen. Zentralbl. f. Chir. Nr. 36. — 37) Pri-bram, B. O., Operative Behandlung der Bauchschüsse im Spätstadium. Wiener klin. Wochenschr. Nr. 1. — 38) Pohl, W., Zur antiseptischen Behandlung des Bauchfells. Spülung der Bauchhöhle mit Dakinlösung bei Bajonettstichverletzung. Deutsche Zeitschr. f. Chir. Bd. 142. S. 258. — 39) Reichenbach, L., Zur Bauchschußfrage. Deutsche med. Wochenschr. S. 1616. — 40) Roedelius, E., Die Nachbehandlung der diffusen Peritonitis. Ebenda. Nr. 10. — 41) Ritter, Bauchdeckenspasmus bei Brust- und Bauchverletzungen. Münchner med. Wochen-schrift. Nr. 12. — 42) Rübsamen, W., Bauchschüsse im Bewegungskriege. Deutsche med. Wochenschr. S. 1008. — 43) Rupp, K., Chirurgie der Bauch-schüsse. Wiener klin. Wochenschr. Nr. 23. — 44) Salomon, A., Zur Kritik und Technik der Leistenbruchoperationen. Deutsche med. Wochenschr. Nr. 51. — 45) Schorlemmer, R., Die Brüche der Mittellinie, des Nabels und ihrer Um-gebung als Ursache von Magen-, Darm- und Unterleibsstörungen, sowie ihre Be-deutung für die Dienstfähigkeit des Soldaten. Deutsche mil.-ärztl. Zeitschr. H. 17 u. 18. — 46) Schubert, G., Bauchschüsse im Bewegungskriege. Deutsche med. Wochenschr. S. 428. — 47) Steinmann, Neue Operationsmethoden großer Bauch-hernien. Deutsche Zeitschr. f. Chir. Bd. 14. H. 3 u. 4. — 48) Szymanowicz, J., Zur Frühoperation der Bauchschüsse. Wiener klin. Wochenschr. Nr. 16. Beil. — 49) Stolz, Schußverletzungen des Mastdarms. Beitr. z. klin. Chir. Bd. 101. H. 4. — 50) Veit, Kotfistel durch Spätnekrose der Darmwand bei Bauchstreifschuß. Berliner klin. Wochenschr. Nr. 15. — 51) Wiemann, Brucheinklemmung und Kriegsernährung. Deutsche Zeitschr. f. Chir. Bd. 140. H. 3 u. 4. — 52) Wietr-zynski, J., Schußverletzung der Niere und ihre Behandlung. Inaug.-Diss. Berlin. — 53) Derselbe, Milztumor. Berliner klin. Wochenschr. Nr. 34. (Splenektomie nach Contusio abdom., Heilung.) — 54) Winter, Leberschußverletzungen durch

Sprenggeschosse. Münchner med. Wochenschr. Nr. 17. — 55) Wolf, S., Beiträge
zur Appendizitis im Feldlazarett. Berliner klin. Wochenschr. Nr. 7. — 56) Zimmermann, E., Sprengwirkung bei Schüssen der Gegend des Beckenausgangs. Beitr.
z. klin. Chir. Bd. 101. H. 4.

Allgemeines. Albrecht (1) bestätigt die allgemeine Erfahrung,
daß man im Anfang des Krieges die Bauchschüsse fast nur abwartend
behandelt habe, daß man aber allmählich, besonders im Stellungskriege, immer radikaler vorgegangen und immer mehr die Frühoperation empfohlen habe. A. nimmt einen mittleren Standpunkt ein;
er will die Anzeige zur operativen Behandlung von Fall zu Fall entscheiden. Er hatte von 193 Fällen 123 abwartend behandelt mit
97 Heilungen, 70 im Frühstadium operiert mit 36 Heilungen.

Von Biedermanns (2) 30 operierten Bauchschüssen wurden 15
geheilt; er empfiehlt die Frühoperation unter den bekannten günstigen
„äusseren Bedingungen" und bei festgestellter Diagnose einer Darmverletzung. — Auch Jacoby (23) fand im Bewegungskriege die
Sterblichkeit der Bauchschüsse bei abwartender Behandlung so hoch
(90—95 pCt.), daß man, wenn Zeit und Ort günstig sind, die Frühoperation vornehmen soll. — Ähnlich urteilt Schubert (46), er
empfiehlt die Frühoperation auf dem Hauptverbandplatze. — Heyrovsky (21), der über ein sehr großes Material verfügte, bekam die
Verletzten meist in den ersten 8 Stunden in sein wohl eingerichtetes
Spital und war deshalb in der Lage, in allen geeigneten Fällen die
Frühoperation auszuführen. Von 211 operierten Bauchschüssen hatten
155 intraperitoneale Verletzungen; davon wurden 78 geheilt (56 Ge-
wehr-, 22 Artillerieverletzungen). Von 176 primär abwartend Behandelten, von denen 16 später noch operiert wurden, waren 94 aussichtslos; von ihnen starben 91; die übrigen 3 waren Dickdarmverletzungen. Bei Dünndarmschüssen sind Spontanheilungen sehr selten;
bei Magen- und Dickdarmverletzungen kamen sie häufiger vor. —
Rübsamen (42), der ein möglichst schonendes Verfahren bei den
Bauchschüssen im Bewegungskriege bevorzugt, beschreibt eine Art der
Operation der Bauchschüsse, die aus der Bildung eines Kunstafters
nach gründlicher Reinigung und Desinfektion der Bauchhöhle besteht,
in Fällen, bei denen der Allgemeinzustand des Verletzten und die
äußeren Verhältnisse einen größeren Eingriff nicht ratsam erscheinen
lassen. — Auch Busalla (5) war im östlichen Kampfgebiet darauf
angewiesen, Bauchschüsse womöglich schon auf dem Hauptverbandplatze zu versorgen. Puls und Bauchdeckenspannung waren für die
Anzeige der Operation maßgebend. — Bei kleinerem, frequentem
Puls sind die Aussichten für die Operation sehr ungünstig, wie auch
Petermann (35) feststellt, der auf dem Hauptverbandplatze 160 meist

sehr schwere Bauchschüsse behandelte. Je kürzer und schonender der Transport vor der Operation war und je früher diese stattfinden könnte, desto besser waren die Erfolge. Die Vorschrift, nach 12 Stunden nicht mehr zu operieren, hat ihre Berechtigung, darf aber nicht zu schematisch befolgt werden. — Demmer (6) macht besonders auf die Häufigkeit und Gefährlichkeit der Blutung bei Bauchschüssen aufmerksam, die eine Frühoperation auch im Bewegungskriege notwendig machen. 11 von seinen 21 operierten Bauchschüssen wurden geheilt. „Die Laparotomie ist auch im offensiven Bewegungskampfe mit allen Mitteln anzustreben." — Lüken (28) bekam die Verletzten spätestens nach 4—6 Stunden ins Feldlazarett. Am gefährlichsten ist nach seiner Meinung der schwere Kollaps, in dem die Mehrzahl der Bauchschüsse sich befindet, der auch eine Frühoperation wenig aussichtsvoll macht und vorher behoben sein muß. Die im Sommer Verletzten boten ein weniger schweres Krankheitsbild, als die im Winter Eingelieferten. L. berichtet über 96 Fälle; 90 sind operiert, mit 26 Heilungen; von 75 Fällen mit Darmverletzung wurden 16 geheilt. — Merkens (29) rechnet bei Darmschüssen im Bewegungskriege mit 15—20 pCt. Heilungen bei den Operierten, empfiehlt die Frühoperation, wenn die Diagnose gestellt ist, und beschreibt sein Operationsverfahren und die Versorgung der Darmwunden bis zur Bauchdeckennaht (Seidenknopfnähte durch alle Schichten bis auf die Haut). — Von 15 Bauchschüssen im Stellungskriege, die Obst und Pegger (34) in den ersten 6 Stunden operieren konnten, wurden 7 geheilt; im ganzen von 42 Operierten 14. Die Verff. operierten immer, wenn es möglich war, auch noch nach 12 Stunden und auch bei schlechtem Puls, obgleich die Beschaffenheit des Pulses für den Erfolg der Operation maßgebend ist. — Auch Szymanowicz (48), der seine Erfahrungen im Stellungskriege machte, ist bei den schlechten Erfolgen der abwartenden Behandlung der Bauchschüsse für die Frühoperation. Fälle, die nach 12 Stunden deutliche peritonitische Erscheinungen haben, sind fast immer verloren. Von 13 Dünndarmverletzten wurden 3, von 11 Dickdarmverletzten 7 geheilt. — Reichenbach (39) empfiehlt die Operation, wenn der Fall nicht schon hoffnungslos ist und wenn die Diagnose einer intraabdominellen Verletzung gestellt werden kann. Er hatte 52,4 pCt. Heilungen. — Rupp (43) teilt einen Fall mit, bei dem es nach 19 Stunden und trotz mehrfacher Darmschußwunden noch gelang, durch die Laparotomie und Versorgung der Wunden Heilung zu erreichen. R. legt allerdings großen Wert darauf, daß man bei diesen späten Operationen nicht nur die nächste Umgebung der Schußlöcher, sondern größere benachbarte Darmpartien mit entfernt; er legte zuerst einen Anus artific. an, der in einer späteren Sitzung wieder verschlossen wurde.

Die folgenden Arbeiten enthalten kasuistische Mitteilungen, auch über die Verletzung einzelner Unterleibsorgane (Niere s. o.).

Der von Böhler (4) operierte Patient hatte sich trotz unzweckmäßigen Verhaltens 5 Tage lang nach einem Bauchschuß wohlgefühlt, als plötzlich schwere peritonitische Erscheinungen auftraten. Bei der Operation fanden sich 6 Öffnungen; durch Adhäsionen war die Gegend von der übrigen Bauchhöhle abgesperrt. Heilung, obgleich die Operation erst 14 Stunden nach dem Auftreten der Perforationsperitonitis gemacht werden konnte.

Der Fall Holländers (22) ist dadurch merkwürdig, daß im Felde nach Laparotomie 3 Löcher im Dickdarm vernäht waren, daß aber später eine Reihe von Beschwerden auftraten und daß das Geschoß, das damals am Psoas röntgenologisch festgestellt war, später nicht mehr nachgewiesen werden konnte, also wahrscheinlich per rectum abgegangen war.

Molineus (30) spricht von Bauchsteckschüssen, bei denen die Geschosse unter mäßigen Reizungserscheinungen eingekapselt werden und gewöhnlich leicht zu finden sind.

In den vier Fällen von Leberschußverletzung, über die Winter (54) berichtet, genügte die Tamponade zur Blutstillung, die in 3 Fällen anfangs sehr stark war. 3 mal wurde der Splitter entfernt. Die 4 Verwundeten wurden geheilt; einer von ihnen hatte außer dem Leberschuß auch eine Darmverletzung.

Fromme (10) fand bei einem an Leibschmerzen und Ikterus leidenden Manne, der vor $1^{1}/_{2}$ Jahren einen Bauchschuß bekommen hatte, auf dem Röntgenbilde ein Geschoß in der Höhe des II. Lendenwirbels, das bei der Laparotomie nach Lösung vieler Verwachsungen im Ductus choledochus gefunden und entfernt wurde. Heilung trotz heftiger Nachblutung in der 2. Woche.

Neuhäuser (35) berichtet über zwei interessante Milzverletzungen; in dem einen Falle subkutan, durch Stoß mit dem Übungsbajonett, in dem anderen durch Schrapnellschuß. In beiden Fällen war die Milz so schwer verletzt, daß sie exstirpiert werden mußte. Die Kranken wurden geheilt. Schilderung des Blutbefundes. Bei geringeren Verletzungen ist die Naht der Milzwunde vorzuziehen.

Bei dem Kranken, über den Blitz (3) berichtet, traten 14 Tage nach einem Falle auf dem Kasernenhof Erscheinungen auf, die an eine akute Pankreasnekrose denken ließen. Bei der Laparotomie wurden mehrere Risse in der Milz gefunden. Die Blutung stand auf Tamponade. Nach anfänglichem Wohlbefinden trat Peritonitis und 40 Stunden nach der Operation der Tod ein. Eingehende Besprechung der Symptome und Behandlung der subkutanen Milzruptur.

Von 12 Ampullenschüssen des Mastdarms, die Kirchmayr (24) operierte, waren 4, bei denen auch das Sitzbein zertrümmert war; die übrigen zeigten keine Knochenverletzung. 1 Fall starb an Ruhr. Die Operation bestand in Lösung des Mastdarms, Freilegung und Naht der Schußöffnungen (Langlassen der Fäden) und lockerer Tamponade.

Über die Sprengschüsse in der Gegend des Beckenausgangs, bei denen Anus und Mastdarm unverletzt aus ihren Verbindungen abgelöst sind, berichten Lieblein (27) und Zimmermann (56). Letzterer, der 1 eigenen und 2 Fälle von Guleke mitteilt, erklärt die Abreißung durch den plötzlich stark erhöhten Druck in der Umgebung des Mastdarms. Der Wundverlauf war günstig. Lieblein bespricht die bei Mastdarmschüssen häufigen Komplikationen, die Verletzung des Knochens und der Gefäße und die oft zu Sepsis führenden Kotphlegmonen. Nur wenn in frischen Fällen die Ampulle leer gefunden wird und noch keine Infektion eingetreten ist, kann man versuchen, diese durch eine Kolostomie zu verhüten. Hauptsache bleibt immer die energische örtliche Behandlung. Die Erfahrung, daß bei schon bestehender Infektion die Kolostomie oft nicht mehr helfen kann, mußte auch Stolz an einem seiner Fälle machen; bei einem zweiten, am 13. Tage operierten Patienten trat allerdings trotzdem danach Besserung und Heilung ein, ebenso bei einem Kranken, bei dem die Inzisionen ohne Einfluß auf den Verlauf gewesen waren. Ein 4., frischer Fall, bei dem sofort der Anus praeternaturalis angelegt wurde, verlief günstig. St. bezeichnet deshalb diese Operation als das Normalverfahren bei schweren Mastdarmverletzungen und gibt einige technische Ratschläge für die Operation.

Der 27 Jahre alte Patient, über den Moeltgen (32) berichtet, hatte durch Verschüttung eine (auch röntgenologisch nachgewiesene) Ruptur der Schambeinsymphyse erlitten. Es gelang, die breite Lücke mit Hackenbruchschen Klammern so weit zu verengern, daß Heilung mit recht guter Funktion eintrat.

Eine der seltenen Stichverletzungen des Bauches mit Darmverletzung am Ileum beobachtete Pohl (38). 8 Stunden nach der Verletzung (Bajonett) fanden sich große Kotmengen im Bauchraum. Trotzdem gelang es durch sorgfältige Säuberung und Durchspülen mit 2 Litern Kochsalz- und 1 Liter Dakinlösung eine Infektion zu verhüten und den Fall zur Heilung zu bringen.

7*

Pribram (37), der über ein großes Material von Bauchschüssen verfügte, bestätigt die Erfahrung, daß die spontane Heilung der Darmschußverletzung sehr selten und daß deshalb die abwartende Behandlung nur in wenigen Fällen zu empfehlen ist. Von 231 Patienten wurden 161 im sog. Spätstadium, das Pr. von 24 Stunden ab rechnet, operiert. Wieweit sich dann Verwachsungen und Verklebungen gebildet haben, die aber auch nicht immer vor schlimmen Überraschungen schützen, das hängt von der Art der Verletzung, von dem Füllungszustande des Darms und von der ersten Versorgung (Nahrungsenthaltung, Transport u. a. m.) ab. Bei der Operation der durch Skiagramm lokalisierten Spätabszesse soll man womöglich so vorgehen, daß das übrige Peritoneum nicht infiziert werden kann; eine typische große Laparotomie hat dabei keine gute Prognose. Bei Dünndarmschüssen ist der Nahtverschluß auszuführen; bei Dickdarmschüssen genügt meistens die Freilegung und Tamponade. Bei Mastdarmschüssen breite Freilegung mit Resektion des Steißbeins nach voraufgeschickter Bildung eines Anus praeternaturalis. Von den 161 operierten Bauchschüssen im Spätstadium sind 82 geheilt und 79 gestorben.

Gräfenberg (17) behandelt in seinen beiden Mitteilungen (17 und 18) die Frage des Shock bei Darmschüssen. Er fand dabei in der Bauchhöhlenflüssigkeit stets virulente Keime und hält deshalb das schwere Krankheitsbild, unter dem die größte Zahl dieser Verwundeten rasch zugrunde geht, nicht für Shock, sondern entweder für die Folge schwerer Blutungen oder schwerer Infektion, die zur allgemeinen Sepsis führt, ehe eine Peritonitis sich entwickeln kann. Die für die Praxis wichtige Folgerung daraus ist, daß man in diesen Fällen nur durch schnelle Operation Hilfe bringen kann, während man beim wirklichen Shock davon Abstand nehmen müßte.

Florschütz (8) empfiehlt bei Bauchschüssen mit Peritonitis das Eingießen von 200 g Äther in die Bauchhöhle am Schluß der Narkose, sofortiges Auswischen des überschüssigen Äthers und Bauchnaht bis auf die Drainöffnung. Von 12 so behandelten Fällen kamen 5 zur Heilung. F. erklärt die günstige Wirkung durch den belebenden Einfluß des Äthers auf die Herztätigkeit, durch den auch die gleichzeitige Kochsalzinfusion besser zur Wirkung kommt.

Roedelius (41) bespricht ausführlich die Nachbehandlung der diffusen Peritonitis. Bei der Operation Kochsalzinfusion; Nahrungsenthaltung in den ersten 12 Stunden. Glasdrainage für die ersten 5, 6 Tage. Spülungen, dann Gummidrains. Später Höhensonne. Ausführlicher werden die Vorgänge des Frühaufstehens Laparotomierter

auseinandergesetzt. Voraussetzung ist die Beseitigung der Infektions-
quelle und genügender Abfluß des Eiters.

Der Kranke, über den Kenez (25) berichtet, ein schwerkranker
Phthisiker, hatte, wie im Röntgenbilde festgestellt wurde, Luft im
Bauchraum, ohne daß irgendwelche Zeichen einer Perforation vorhanden waren. 1 Tag nach der Röntgenuntersuchung trat der Tod
ein und die Obduktion zeigte eitrig-fibrinöse Peritonitis und ein durch-
gebrochenes Geschwür in der Spitze des Appendix.

Haywards (19) Kranker bekam 2 Monate nach einem operierten
und geheilten Bauchschuß plötzlich Schüttelfrost und Zeichen eines
Leberabszesses, nach dessen Entleerung Heilung eintrat.

Veit (50) teilt 3 Fälle von Bauchstreifschuß mit, von denen es
bei zweien unsicher war, ob eine Darmverletzung vorlag, während bei
dem dritten die Operation nachwies, daß der Darm unverletzt war.
In allen 3 Fällen bildete sich in 8—10 Tagen, ohne daß irgendwelche Krankheitserscheinungen voraufgegangen wären, eine Kotfistel;
Entlassung (aus dem Feldlazarett) nach kurzer Zeit; weiterer Verlauf
unbekannt. V. nimmt an, daß die Kotfisteln in diesen Fällen infolge
von Spätnekrose der durch Kontusion, Hämatom oder bloße Fernwirkung geschädigten Darmwand aufgetreten sind.

Gütig (11) beschreibt mehrere Bauchschüsse, bei denen man
nach Ein- und Ausschuß und der danach zu vermutenden Richtung
und Lage des Schußkanals einen einfachen Bauchwandschuß annehmen konnte, bei denen aber trotz anfänglich geringer Beschwerden
die Bauchdeckenspannung auf tiefere Verletzungen schließen ließ; die
Laparotomie legte auch Darmwunden frei, nach deren Versorgung
Heilung eintrat. — In einem anderen Falle (12) war es umgekehrt;
nach der anzunehmenden Schußrichtung und nach einigen Symptomen
konnte man an eine intraperitoneale Verletzung denken; es zeigte
sich aber, daß der Schuß das Darmbein getroffen und von hier nach
hinten abgelenkt war, ohne das Bauchfell zu verletzen. — In der
dritten Mitteilung (13) tritt G. für die Wichtigkeit der Bauchdeckenspannung (s. o.) bei der Diagnose der Brust-Bauchsteckschüsse ein
und teilt 3 Fälle dieser Art mit. — Viertens (15) berichtet G. über
einen Bauchschuß, bei dem zwei Löcher im Dünndarm und das Geschoß (Schrapnellkugel) innerhalb des zwischen beiden Löchern befindlichen Darmstückes gefunden wurde. Ein- und Ausschuß konnte
es deshalb nicht sein. G. nimmt an, daß das Geschoß in den Darm
eindrang und ihn an der zweiten Stelle durch Gegendrängen gegen
Bauchwand oder Wirbelsäule so schädigte, daß die getroffene ge-
quetschte Stelle nekrotisch wurde und als zweite Schußwunde er-

schien. Der Patient wurde geheilt. — In seiner fünften diesjährigen Mitteilung (14) über die Bauchschüsse nennt G. als die zwei Hauptsymptome der Darmverletzung die Facies abdominalis und die Bauchdeckenspannung bei Verletzten, die in den ersten 4—8 Stunden zur Aufnahme kommen. Eine Darmverletzung ist. nicht anzunehmen, wenn in dieser Zeit sich schon ein beträchtlicher Meteorismus entwickelt hat.

In den bisher besprochenen Arbeiten über die Bauchschüsse ist sehr häufig die Rede von der Bauchdeckenspannung und ihrer Bedeutung für die Anzeige zur Laparotomie, fast immer in dem Sinne, daß sie dafür entscheidend ist; es wird allerdings dabei bemerkt, daß sie auch bei reinen Brustverletzungen vorkommt. Groth (16) schreibt ihr deshalb keine entscheidende Bedeutung für die Annahme einer Mitverletzung der Bauchhöhle bei den Brustschüssen zu, während Ritter (42) mehrere Fälle beobachtete, bei denen nur leichte und vorübergehende einseitige Bauchdeckenspannung bei Brustschuß und keine Bauchsymptome sich zeigten und bei denen sich nachher doch zeigte, daß auch Bauchorgane verletzt waren, einmal sogar mit tödlichem Ausgang. An die Möglichkeit einer Bauchverletzung muß man nach R. deshalb doch immer denken, wenn die Spannung sich bei Brustschuß zeigt und danach sein Verhalten einrichten.

Franz (9) schildert die besondere Art der Leitungsanästhesie bei Bauchoperationen, die er in Verbindung mit dem Dämmerschlaf und dem Äther- oder Chloräthylrausch in 44 Fällen ohne einen Versager anwandte.

Moser (31) empfiehlt bei anämischen oder im „Shock" (s. o.) befindlichen Bauchschußverletzten statt Morphium das Atropin (0,001), höchstens zusammen mit 0,005 Morphium.

Über die Hernien im Kriege berichten König (26), Doose (7) und Wiemann (51).

König stellt fest, daß in der Kriegszeit Hernien, besonders Schenkelhernien, bei der Zivilbevölkerung (nicht beim Militär) häufiger geworden sind und eine große Neigung zur Einklemmung zeigen. Der Fettschwund an den Bauchdecken ist dafür verantwortlich zu machen. Bei gewöhnlichen Brüchen kann ein gut sitzendes Bruchband getragen werden; besser, und bei eingeklemmten Brüchen notwendig, ist die Operation, deren Erfolge in den letzten Jahren immer besser geworden sind. — Auch Doose berichtet über beträchtliche Zunahme der eingeklemmten Brüche während der Kriegszeit und betrachtet die Kriegskost als Ursache. Namentlich gilt das für den Volvulus, bei dem gewöhnlich ein langes fettarmes und dünnes

Mesenterium gefunden wurde. — Wiemann berichtet ausführlicher über das Marburger Material (s. König), bei dem die eingeklemmten Hernien in dieser Zeit um 60 pCt. zugenommen haben. Die eingeklemmten Schenkelhernien waren bei Männern häufiger und waren dreimal so häufig als früher. W. geht auf die in der Kriegsernährung liegenden Ursachen näher ein. Da besonders eingeklemmte Darmwandbrüche oft vorkamen, ist auch die Zahl der Darmresektionen bedeutend größer geworden; auch diese Tatsache wird durch die Art der Ernährung erklärt.

Plenz (36) hatte in wenigen Wochen 6 Rezidive nach Leistenbruchoperationen vorzunehmen, die alle nach Bassini operiert waren. Wenn man auch einwenden kann, dass bei den sonst guten Erfolgen dieses Verfahrens vielleicht technische Fehler bei der ersten Operation eine Rolle gespielt haben, so ist P. doch zuzugeben, daß das von Kleinschmidt angegebene Verfahren, bei dem die Aponeurose des Externus zur Bildung der hinteren Wand des neuen Leistenkanals benutzt wird, eine größere Sicherheit gegen Rückfälle bietet.

Salomon (44) unterscheidet die kleinen indirekten von den direkten und großen Leistenbrüchen; für jene hält er die hohe Abbindung und Versenkung des torquierten Bruchsackes für genügend; diese sind nach Bassini zu operieren. (Daß nach der Bassini-Operation leichter Infektionen auftreten, ist dem Verfahren nicht zur Last legen. Ref.) Mit Recht empfiehlt S. die Schonung der Nn. ileoinguinalis und spermaticus externus.

Schorlemmer (45) bespricht in ausführlicher Weise die verschiedenen, in der Mittellinie des Leibes vorkommenden Brüche, die Hernia epigastrica, umbilicalis und die Narbenhernie am Bauche. (Daß diese z. B. nach Perityphlitisoperationen „linksseitig lateral" sitzen, ist wohl ein Druckfehler. Ref.) Die Arbeit Schorlemmers ist von allgemein chirurgischem Interesse ihrer Vollständigkeit wegen; sie ist aber von ganz besonderem Wert für jeden Militärarzt, weil Sch. sehr eingehend die Folgen der verschiedenen Brüche für die Dienstfähigkeit nach den Bestimmungen unserer D.A.Mdf. und die Wirkung der Operation in dieser Beziehung, auch die Frage der Berechtigung des Kranken, die Operation zu verweigern, sehr sachgemäß und ausführlich bespricht. Eine Liste von 38 einschlägigen Arbeiten bildet den Schluß der sehr interessanten Arbeit.

Steinmann (47) empfiehlt zur Deckung großer Bauchbrüche, bei denen eine widerstandsfähige und dauernde Sicherung auf große Schwierigkeiten stößt, die Überpflanzung eines entsprechenden Stückes aus der Fascia lata im Zusammenhange mit ihrem Muskel unter sorgfältiger Schonung des von hinten herantretenden Nerven. Mitteilung dreier Fälle.

Die 26 Fälle von Appendizitis, von denen Wolf (55) im Feldlazarett 16 zu operieren hatte, zeigten verschiedene Eigentümlichkeiten, die ihn veranlaßten, eine besondere „Kriegsappendizitis" anzunehmen. Der Appendizitis vorauf. gingen immer Luftröhren- und Darmkatarrhe. Die Appendizitis war gewöhnlich eine gangränöse. Die Operationserfolge waren gut.

Wie unsicher die Schlüsse sind, die man aus einzelnen Beobachtungsreihen auf die Häufigkeit der Appendizitis ziehen kann, zeigt die Mitteilung Haims (20), der Gelinsky gegenüber darauf hinweist, daß er in der Kriegszeit nicht eine Abnahme, sondern eine beträchtliche Zunahme gerade der schweren Formen dieser Krankheit beobachtet habe, was er auf die Abnahme der Widerstandskraft zurückführt. (Im allgemeinen wird man aber doch zugeben müssen, daß die Appendizitis in den Kriegsjahren seltener geworden ist. Ref.)

6. Gliedmaßen.

A. Gelenke, Allgemeines.

1) Baum, E. W., Zur Freilegung und Eröffnung des hinteren Rezessus bei Kniegelenkeiterung. Zentralbl. f. Chir. Nr. 19. — 2) Bobkowski, St., Gelenkmäuse bei Kriegsteilnehmern. Inaug.-Diss. Berlin. — 2a) v. Eiselsberg, Steckschuß in der Hüfte. Deutsche med. Wochenschr. S. 800. Ver.-Beil. — 3) Glas, R., Entfernung von Projektilen aus dem Kniegelenk durch Arthrotomie von der Beugeseite. Münchner med. Wochenschr. Nr. 32. — 4) Gebele, Behandlung der Gelenkschüste. Ebenda. Nr. 24. — 5) Geiges, Behandlung der infizierten Schußverletzungen großer Gelenke. Ebenda. Nr. 9. — 6) Gerlach, W., Zur Frage des Gelenkschusses. Deutsche Zeitschr. f. Chir. Bd. 141. S. 216. — 7) Hahn, Gelenkschüsse. Beitr. z. klin. Chir. Bd. 105. H. 2. — 8) Hartung, H., Behandlung des Kniegelenksempyems. Zentralbl. f. Chir. Nr. 28. — 9) Hagedorn, Behandlungsziele und -ergebnisse bei Schußverletzungen der Gelenke und ihrer Umgebung. Deutsche Zeitschr. f. Chir. Bd. 138. H. 3 u. 4. — 10) Hosemann, Das Knöchelgeschwür des Schützengrabens. Deutsche med. Wochenschr. Nr. 15. — 11) Heddaeus, Prophylaxe und Therapie der Vereiterung durch Geschosse verletzter Kniegelenke. Beitr. z. klin. Chir. Bd. 105. H. 2. — 12) Hofmann, E. R. v., Gelenkschüsse. Wiener med. Wochenschr. Nr. 8. — 13) Heinemann, O., Operative Behandlung der Gefäßschüsse. Deutsche med. Wochenschr. S. 1326. — 14) Hartmann, O., Die Wundbehandlung und Verbandtechnik in einem Kriegslazarett, mit besonderer Berücksichtigung der durch Granatsplitter infizierten großen Gelenke. Beitr. zur klin. Chir. Bd. 107. H. 2. — 15) Kayser, Torsionsfraktur des Humerus beim Handgranatenwurf. Ebenda. Bd. 106. H. 2. — 15a) Köhler, A., Erkrankungen und Verletzungen der Gliedmaßen. Dienstbrauchbarkeit, Dienstbeschädigung und Erwerbsfähigkeit. Vortrag f. d. ärztl. Fortbildungswesen in Preußen. — 16) Koennecke, W., Erfahrungen über Gelenkschüsse. Beitr. z. klin. Chir. Bd. 106. H. 5. — 17) Katzenstein, Über Entfernung von Steckschüssen aus Gelenken. Deutsche med. Wochenschr. S. 669 und Berliner klin. Wochenschr. Nr. 39. — 18) Krukenberg, H., Technik der sekundären Sehnennaht. Zentralbl. f. Chir. Nr. 27. — 19) Krüger, Verhütung der Gelenkeiterung bei Kriegsverletzungen durch Frühoperation und Karbolsäurebehandlung. Münchner med. Wochenschr. Nr. 34. — 20) Lang, Extensionsschiene für Verletzungen der Finger und der Mittelhand. Deutsche med. Wochen-

schrift. S. 745. — 21) L i n s m a n n, Ergebnisse und Richtlinien bei Gelenkverletzungen im jetzigen Kriege. Beitr. z. klin. Chir. Bd. 107. H. 2. — 22) L a n g e, Behandlung der Schultergelenkschüsse. Deutsche Zeitschr. f. Chir. Bd. 138. H. 3 und 4. — 23) L e M o i n e, Fr., Lésions ostéo-articulaires causées par la pénétration de projectiles de guerre à travers le genou. Paris. — 24) M e n n e n g a, Primäre Wundbehandlung bei Kniegelenkschüssen. Münchner med. Wochenschr. Nr. 18. — 25) M e r k e n s, W., Konservative Behandlung der Extremitäten und Vereinfachung der Verbände. Beitr. z. klin. Chir. Bd. 105. H. 5. — 26) M o s s - k o w i c z, L., Arthroplastik. Ebenda. Bd. 105. H. 2. — 27) M a n a s s e, Sehnenoperationen bei Kriegsverwundeten. Berliner klin. Wochenschr. Nr. 13. — 28) M ü h l h a u s, F. R., Entstehung und Verhütung des Schlottergelenks des Knies nach Oberschenkelfraktur. Münchner med. Wochenschr. Nr. 15. — 29) P a y r, Versteifung des Kniegelenks nach langer Ruhigstellung. Ebenda. Nr. 21 u. 22 und Zentralbl. f. Chir. Nr. 36. — 30) D e r s e l b e, Eröffnung und Drainage der hinteren Kapseltasche bei Kniegelenkseiterungen. Zentralbl. f. Chir. Nr. 28. — 31) D e r s e l b e, Verlauf, Verhütung und Behandlung von Gelenkeiterungen. Jahreskurs f. ärztl. Fortbild. Dezember. — 32) D e r s e l b e, Einfaches und schonendes Verfahren zur beliebig breiten Eröffnung des Kniegelenks. Zentralbl. f. Chir. Nr. 41. — 33) P o r t, Ärztliche Verbandkunst. Beitr. z. klin. Chir. Bd. 106. H. 1. — 34) R ö p k e, W., Zur operativen Gelenkmobilisation. Deutsche med. Wochenschr. Nr. 42. — 35) R o s e n t h a l, M., Behandlung der infizierten Schußverletzungen der Gelenke im Heimatlazarett. Beitr. z. klin. Chir. Bd. 105. H. 4. — 36) R a i t h e r, Über Kriegsperiostitis. Deutsche med. Wochenschr. S. 1200. — 37) S a l i s, H. v., Universalapparat zur Mobilisierung sämtlicher Gelenke. Münchner med. Wochenschr. Nr. 40. — 38) S c h e p e l m a n n, Ziele und Wege der Arthroplastik. Ebenda. Nr. 11. — 38 a) S t ü h m e r, D., Die Heilung der Schmutzgeschwüre an den Unterschenkeln bei möglichst kurzer Behandlungsdauer. Deutsche med. Wochenschr. Nr. 27. — 38 b) S t r a u b, E., Zur Diagnose des sog. traumatischen Ödems des Handrückens. Inaug. - Diss. Berlin. 56 Ss. — 39) S c h m i d t. E., Transportschienen für Arme und Beine. Deutsche med. Wochenschr. Nr. 18. — 40) S e i d e l, Humerusfraktur durch Werfen mit Handgranaten. Münchner med. Wochenschr. Nr. 6. — 41) S t e i n d l, H., Über Hüftgelenkschüsse und Hüftgelenkseiterungen. Wiener med. Wochenschr. Nr. 8. — 42) S u r y, K. v., Chronische Folgen von Gelenktraumen. Arch. f. klin. Chir. Bd. 109. H. 2. — 43) V l i e t, J. C., Behandlung vereiterter Kniegelenke. Tijdskr. voor Geneesk. 22. Sept. — 44) W a r s t a t, Über eine typische „Sportverletzung" des rechten Humerus durch Handgranatenwurf. Münchner med. Wochenschr. Nr. 6. — 45) W e i s s, E., Einfache Apparate zur Behandlung von steifen Gelenken. Wiener med. Wochenschr. Nr. 21. — 46) W o l l e n b e r g e r, Hand- und Fingerverletzungen Kriegsverwundeter. Zeitschr. f. ärztl. Fortbild. Nr. 19.

Eine große Zahl von Autoren hat sich im Jahre 1917 mit den Kriegsverletzungen der Gelenke im allgemeinen, ihren Besonderheiten, Komplikationen und ihrer Therapie beschäftigt; auch mit Arthroplastik und mit der sonstigen Behandlung versteifter Gelenke. Die Mitteilungen über Schädigungen einzelner Gelenke beziehen sich hauptsächlich auf das Kniegelenk; für S c h u l t e r - und Hüftgelenk ist nur je 1 Arbeit erschienen.

Ports (33) „ärztliche Verbandkunst", in der auch vieles über Behandlung bzw. Nachbehandlung verletzter Gelenke zu finden ist, wurde schon im Abschnitt I (s. o.) besprochen.

G e b e l e (4) gibt eine Darstellung der jetzt ziemlich allgemein üblichen Behandlung der Gelenkschüsse; sind sie nicht infiziert, dann nach Jodierung der Wunden ein einfacher Deckverband und Ruhe; bei Verdacht auf Infektion empfiehlt G. die Stauung; bei Hydarthros

Punktion mit Spülung, bei Eiterung Karbolkampfer, nötigenfalls mit Inzision, Entfernung der Fremdkörper, auch Aufklappen, atypische Resektion und Drainage. Nach diesen eingreifenden Operationen kommt viel auf die Nachbehandlung an.

Geiges (5) empfiehlt auch bei schweren Gelenkinfektionen an Stelle der Operation ein abwartendes Verfahren mit strenger Ruhigstellung und reichlicher Drainage. Auch bei Trümmerschüssen kommt man meist mit atypischen Operationen, Fremdkörper- und Splitterextraktionen aus und behält dann Zustände, die einer späteren Mobilisation und Gelenkneubildung günstigere Aussichten bieten, als es nach typischen Resektionen möglich ist.

Gerlach (6) setzt die Bedingungen auseinander, unter denen man sich für eine einheitliche Behandlung der Gelenkschüsse verständigen kann, und die einzelnen Tatsachen, nach denen Prognose und Therapie sich zu richten haben. Das ist berechtigt, weil die Verletzungen je nach Art, Form, Durchschlagskraft, Einfallswinkel usw. zu verschieden sind, um eine allgemein übliche Vorschrift aufzustellen. G. unterscheidet 8 Gruppen und beschreibt, wie weit man im Einzelfalle mit konservierenden Maßregeln gehen kann, und wenn, wie weit man in bestimmten Fällen eingreifen muß.

Die Erfahrungen Hahns (7) aus einem Heimatlazarett beziehen sich naturgemäß fast nur auf infizierte Gelenkschüsse, und zwar auf 52 Fälle, von denen 4 (2 Hüft- und 2 Kniegelenkschüsse) tödlich endeten. In der großen Mehrzahl der Fälle genügte ausgiebige Drainage und gute Immobilisation zur Bekämpfung der Infektion. Die Resektion gibt im allgemeinen keine guten Resultate; sie ist allerdings nicht immer, z. B. nicht bei vereitertem Hüftgelenk, zu vermeiden. Die spätere operative Mobilisation hatte recht gute Erfolge.

Hagedorn (9) bespricht hauptsächlich die für die einzelnen Gelenke zu erstrebenden Resultate der üblichen und anerkannten Behandlungsmethoden. Während beim Ellenbogen- und Kniegelenk die Arthroplastik mit Faszien-, Fett- oder Muskeleinlagerung zu empfehlen ist, eignet sich z. B. das Schultergelenk nicht dafür, so daß man bei schweren Schultergelenkschüssen am besten die Ankylose in günstiger (leicht abduzierter) Stellung erstrebt.

Hartmann (14) spricht auf Grund seiner Erfahrungen im Kriegslazarett über die Behandlung oberflächlicher und tiefer Wunden, Knochenschüsse, Schußverletzungen des Knie-, Schulter-, Hüft-, Ellenbogen- und Handgelenks. Amputationen waren nur nötig bei Gasgangrän und ganz schweren Verletzungen, namentlich bei Verletzungen großer Gefäße; dann wurde stets mit regelrechter Lappenbildung operiert.

v. Hofmann (12) bespricht in einem längeren Vortrage die Behandlung der Gelenkschüsse im allgemeinen, die Transportfrage, die Immobilisation, die Symptome beginnender Infektion und im besonderen bei den einzelnen Gelenken, dem Hüft-, Knie-, Schulter-, Ellenbogengelenk und bei den kleinen Gelenken an Hand und Fuß. Bei den größeren Gelenken werden die einzelnen Maßnahmen und Eingriffe, die Punktion, die Arthrotomie, Resektion und Amputation mit ihren Anzeigen ausführlich erörtert.

136 Gelenkschüsse im Heimatlazarett (Göttingen) liegen der Arbeit von Koennecke (16) zugrunde; nur 9 waren aseptisch, 34 waren ältere, 93 akut infizierte Fälle, 68 mal am Knie-, 26 mal am Ellenbogengelenk, darunter im ganzen 30 Steckschüsse. Die 12 Todesfälle betrafen Knieverletzungen, die überhaupt die ungünstigste Prognose hatten. In einer Reihe von Fällen genügte Immobilisation (Gipsverband) in der für jedes Gelenk günstigsten Haltung, nötigenfalls mit Inzision und Drainage. In 2 Fällen mußte amputiert werden.

Krüger (19) berichtet über gute Erfolge bei frischen Gelenkschüssen durch Artilleriegeschosse durch Öffnung und Spülung mit 3 proz. Karbollösung; diese Spülung allein wurde auch prophylaktisch bei Gelenkschüssen angewendet, bei denen noch kein anderer Eingriff angezeigt war; darnach Kapselnaht.

Auch in den Fällen von Linsmann (21) waren Knie- und Ellenbogengelenk verletzt (s. o. Koennecke); Bestätigung der Erfahrung, daß Artillerieverletzungen und Steckschüsse häufiger infiziert sind, als Gewehr- und Durchschüsse. An Schulter- und Ellenbogengelenk ist die Resektion der Aufklappung vorzuziehen; ist diese am Kniegelenk ausgeführt, ohne daß in der nächsten Woche deutliche Besserung eintritt, dann muß amputiert werden. Bemerkungen über Digipuratum und Elektrargol.

Katzenstein (17) bespricht die Frage der Gelenksteckschüsse. Schon sehr kleine Fremdkörper können so große Störungen und Beschwerden verursachen, daß ihre Entfernung notwendig wird. Am häufigsten kommt dabei das Kniegelenk in Frage. K. hat 103 Kniegelenkseröffnungen ausgeführt, ohne Eiterung oder Versteifung des Gelenks. Er teilt noch 9 Geschoßentfernungen aus dem Schultergelenk, 1 aus dem Hand-, 1 aus dem Hüftgelenk, 9 aus dem Kniegelenk mit, die alle aseptisch verliefen.

Über die Operationen am Kniegelenk sind eine ganze Reihe von Mitteilungen erschienen. Vor allen Dingen ist dabei auf die vier Arbeiten Payrs (29—31) hinzuweisen, von denen 1 den Verlauf und

die Therapie der Gelenkeiterungen im allgemeinen, 3 die des Kniegelenks im besonderen behandeln. Auch dieses Mal sind es wieder
Erweiterungen früherer Forschungen, die in diesen Berichten regel-
mäßig besprochen sind. Das gilt besonders für die in dem Jahresbericht für ärztliche Fortbildung, Dezember 1917, enthaltene Arbeit,
in der P. seine Anschauungen über die Änderungen in der Behandlung
der Gelenkverletzungen gegen früher, über die besonders durch die
Kriegserfahrungen gegebenen Ursachen dieser Änderung, über die Verhütung der Infektion, die frühzeitigen Eingriffe, die konservative antiseptische Behandlung der Gelenkeiterungen (vgl. den vorigen Bericht,
S. 432). Ähnlich ist es mit den beiden Mitteilungen im Zentralbl. f.
Chir., Nr. 36 (29) und in der Münchner med. Wochenschr., Nr. 21
und 22 (29). In der letzteren hatte P. die Pathogenese und die
pathologische Anatomie der Versteifung des Kniegelenks, ihre Ursachen, die Diagnose, Verhütung und Behandlung besprochen. In der
ersten Mitteilung wird besonders auf die operative Behandlung des
Zustandes hingewiesen. P. unterscheidet 3 Grade der Versteifung; bei
allen dreien muß der muskuläre Streckapparat unversehrt bleiben;
bei den leichteren Formen genügt aber die Trennung von Verwachsungen, Entfernung von Schwielen oft ohne Eröffnung des Gelenks,
bei den schwereren Fällen übersichtliche Freilegung durch äußeren
Bogenschnitt, Lösung der Patella, Dehnung des Rektus, plastische
Verlängerung der Quadrizepssehne, Unterpolsterung der Patella mit
freien Faszienlappen, Versorgung der Wunde, Nachbehandlung (7 klare
Abbildungen). Die beiden anderen Mitteilungen Payrs beschäftigen
sich mit der Eröffnung des Kniegelenks und zwar mit der breiten
Eröffnung an einem großen Längsschnitt von der Innenseite aus
(7 Abbildungen) und mit der Eröffnung und Drainage durch einen
Schnitt an der hinteren Seite des Condylus internus (4 Abbildungen).

Harttung (8) empfiehlt für die schweren Fälle von Empyem
des Kniegelenks, bei denen man sonst die Aufklappung vorgenommen
hätte, die Abmeißelung des Condylus internus, die einen guten Über-
blick über das Gelenk ergibt.

Baum (1) macht zu demselben Zweck einen großen inneren
Längsschnitt, durchtrennt die Beugesehnen und löst den medialen
Gastroknemiuskopf vom Kondylus ab. Er erreicht so ohne Knochen-
operation eine gute Übersicht über das Gelenk.

Von der Beugeseite her, durch einen Schnitt am Condylus late-
ralis ging auch Glas (3) vor, bei zwei Steckschüssen in den hinteren
Gelenkteilen und Knochen. Nach Ablösen des lateralen Kopfes des
Gastroknemius liegt auch hier die Gelenkkapsel frei.

Vliet (43) berichtet über 6 Fälle von Kniegelenkvereiterung, bei denen er gute Erfolge erzielte durch den Resektionsschnitt, Entfernung der Kniescheibe und Gelenkknorpel, Drainage nach hinten und Querdrainage durch den Spalt.

Mennenga (24) unterschneidet die Ränder der Haut- und Kapselwunde bei frischen Kniegelenkschüssen, entfernt sorgfältig alle Fremdkörper, spült durch einen (nicht von der Wunde aus) eingestoßenen Troikar mit Kochsalzlösung, 3proz. Karbollösung, Karbolkampfer aus und schließt die angefrischten Wunden durch Naht. M. glaubt durch dieses Verfahren die sekundäre Infektion in einer Reihe von Fällen verhütet zu haden.

Auch Heddaeus (11) empfiehlt die primäre Desinfektion und gute Immobilisation bei Kniegelenkschüssen. Punktion bei einfachem Bluterguß mit Spülung (3proz. Karbollösung oder Dakinlösung); in schweren Fällen Inzisionen zu beiden Seiten der Patella, oder Öffnung des Gelenks durch Längsschnitt mit Entfernung der Kniescheibenspitze und wieder die Spülungen, welche täglich mindestens 8 mal zu wiederholen sind, bis Fieber und Eiterung nachlassen. Dabei Lagerung auf Volkmannscher Schiene oder Gipsverband; bei Transporten kommt nur der letztere in Frage. Bei dieser Behandlung brachte H. von 70 Fällen 68 zur Ausheilung, 1 mußte reseziert werden und 1 starb an Sepsis.

Von den 78 Gelenkschüssen, über die Rosenthal (35) berichtet, waren 38 infiziert; führte die einfache Spaltung nicht zur Besserung, dann baldigst Resektion, sowohl an der Hüfte wie am Schulter- und Kniegelenk; auch am Ellenbogen teilweise oder totale (nicht zu ausgedehnte) Resektion. Bei fiebernden Kranken muß sofort reseziert werden. Ein Kranker mit Schulterschuß starb an Blutung aus der Arteria axillaris.

Lange (22) hatte in 6 Fällen von Schultergelenkschüssen guten Erfolg mit Resektion und rechtwinkliger Abduktion im Verbande, den er auch für diese Verletzungen empfiehlt, wenn sie keine Operation erfordern. Kommt es zur knöchernen Ankylose oder auch nur zu straffer fibröser Vereinigung, dann pflegt beim Fehlen sonstiger Verletzung die Funktion recht gut zu sein. Bei Schlottergelenk Arthrodese.

Die Erfahrungen Steindls (41) über Hüftgelenkschüsse beruhen auf 11 schweren und 3 leichteren Fällen; von jenen starben 6, die anderen wurden nach der ausführlich geschilderten Behandlung mit guter bzw. befriedigender Funktion entlassen. Bei einfachen Steck- und Durchschüssen Gipsverband, bei Eiterung Resektion, zuerst auch Gips-, später Extensionsverband. Schwere Verletzungen waren 8 mal durch Infanteriegeschosse, 1 mal durch Granatsplitter, 2 mal durch Schrapnellkugeln, leichtere Verletzungen 3 mal nur durch Infanteriegeschosse gesetzt.

v. Eiselsberg (2a) stellte einen Offizier vor, der nach einem Hüftgelenkschuß mit Ausstoßung des Schenkelkopfes eine so gute Funktion bekommen hatte, daß er wieder ins Feld ging, lange Märsche machte und ritt. v. E. betont, wieviel zu diesem Erfolge die ungewöhnliche Energie des Patienten beigetragen hat.

Raither (36) beobachtete im Felde in den Monaten Februar und März (nicht bei strenger Kälte, sondern bei naßkaltem Wetter) 7 Fälle von Periostitis tibiae bei sonst gesunden Soldaten mit heftigen Schmerzen, Schwellung und leichtem Fieber, zum Unterschied von der Friedensperiostitis. R. nimmt eine infektiöse Ursache des Leidens an und läßt es dahingestellt, ob Durchnässung und Kältewirkung für sich allein die Ursache sein kann.

Ein anderes äußeres Kriegsübel, eine Art Wundlauf- oder Druckgeschwür am äußeren Knöchel, beobachtete Hosemann (10) bei Mannschaften, die bei Nässe und Kälte wochenlang Stiefel und Strümpfe nicht gewechselt hatten. Die zur Verhütung geeigneten Vorschriften sind selbstverständlich; bei der Behandlung ist auf die Hochlagerung der Füße zu achten.

Stühmer (38a) hat offenbar ähnliche Geschwüre bei Soldaten oft gesehen; auch er empfiehlt Ruhe, Hochlagerung, zuerst feuchte, nachher Salben- bzw. Pastenverbände. Heilung in 2 Wochen.

Die Beobachtungen v. Surys (42) über chronische traumatische Arthritis mit ihren Komplikationen und Folgezuständen und ihrem Verlaufe hat weniger Interesse für die Kriegschirurgen, als für den Versicherungsarzt.

Während Merkens (25) bei den Schußverletzungen der Gliedmaßen im allgemeinen eine einfache, abwartende, aseptische oder offene Wundbehandlung bei guter Immobilisation empfiehlt, sollen schwerere Gelenkverletzungen möglichst früh operativ behandelt werden.

Über die Behandlung versteifter Gelenke sprechen Röpke (34), v. Salis (37), Weiss (45), Moskowicz (26) und Schepelmann (38). Röpke betont die Notwendigkeit vorsichtigen, präparierenden Vorgehens bei der Operation, um möglichst viele der bei der Verletzung verschobenen und verlagerten Muskelansätze, Sehnen, Gefäße und Nerven zu schonen; deshalb auch ohne künstliche Blutleere. Als Vorbereitung dient die medikomechanische Behandlung der Muskulatur. Die Schnittführung für die einzelnen Gelenke wird ausführlich besprochen. Alles schwielig veränderte Gewebe muß entfernt werden. Zur Einlagerung in das Gelenk benutzt R. die freie Autoplastik eines Fettlappens (s. den vorigen Bericht, S. 431).

Die von v. Salis empfohlene Vorrichtung zur Mobilisierung versteifter Gelenke ist ohne die zahlreichen Abbildungen in einem kurzen Referate nicht zu beschreiben. — Dasselbe gilt von der kurzen Mitteilung, die Weiss über einige Geräte dieser Art gibt.

Moskowicz und Schepelmann besprechen ähnlich, wie Röpke (s. o.), die operative Behandlung versteifter Gelenke. Der erstere rät auch zur Schonung von Gefäßen, Nerven und Muskelansätzen und gibt eingehende Vorschriften für die Behandlung der Knochenenden zur Bildung eines neuen Gelenks, sowohl bei der Mobilisierung eines versteiften, als auch bei der Fixierung eines Schlottergelenkes. Bei den nach Gelenkeiterung entstandenen Ankylosen ist die Einlagerung freier Faszien- oder Fettlappen nicht zu empfehlen. Bei geeigneter Schnittführung oder Präparation lassen sich aus Gelenkkapsel und Periost Lappen bilden, die nach innen umgeschlagen werden und die Bildung einer neuen knöchernen Verwachsung verhindern.

Schepelmann empfiehlt, wie Röpke, als Vorbereitung zur Operation die Behandlung der Muskeln durch Massage und Elektrizität. Die Zwischenlagerung von Weichteilen hält er im allgemeinen für zweckmäßig. Die Operation soll möglichst einfache Gelenkenden bilden und alles Narbige und Geschrumpfte entfernen; dazu sind für die einzelnen Gelenke, besonders für das Kniegelenk, besondere Schnittführungen zu empfehlen. Großes Gewicht legt Sch. auf eine sorgfältige Nachbehandlung, für die er seine Nachbehandlungsschienen (Münchner med. Wochenschr., 1916, H. 43) empfiehlt.

Krukenberg (18) und Manasse (27) berichten über Sehnennähte. Der erstere empfiehlt die bei vielen Kriegsverletzungen nur mögliche sekundäre Sehnennaht und bevorzugt dabei den Schrägschnitt nach Vulpius (s. Abbildung). Manasse beseitigte Sehnendefekte durch freie Einpflanzung oder die übliche Lappenplastik. Er beschreibt hauptsächlich die Sehnen- bzw. Muskelüberpflanzungen bei inoperablen Verletzungen des Nervus radialis, die ihm in 2 Fällen gute Erfolge brachte (s. Abschn. I, Ref.).

Heinemanns (13) Vorschläge zur Behandlung der Gefäßschüsse beziehen sich auf die Entfernung der Geschosse — es waren in den von ihm beobachteten Fällen fast nur Gewehr- oder Schrapnellkugeln — und auf die Blutstillung aus der Art. glutaea. Der Schnitt geht entlang der Crista ileum, entweder vollständig oder nur in der vorderen bzw. hinteren Hälfte. Von hier aus wird subperiostal vorgegangen, bis der Schußkanal erreicht ist.

Die Bildung eines Schlottergelenks am Knie (auch wohl Wackelknie genannt) nach Oberschenkelfraktur ist, wie Mühlhaus (28) betont, bei stärkerer Verkürzung auf die Schwächung der Muskulatur und außerdem auf die Zerrung und Dehnung der Gelenkbänder bei starker, unterhalb des Knies angebrachter Extension zurückzuführen. Daraus ergibt sich Verhütung und Behandlung. Die Extension muß supra-artikulär ansetzen, und wenn das nicht geht, ist eine andere Art der Behandlung (Streckung im Planum inclin. dupl.) anzuwenden. Die gedehnte Kapsel kann gerafft, der zu sehr verkürzte Oberschenkelknochen kann operativ verlängert werden (s. Böhler im folgenden Abschnitt).

Im Abschn. I wurden Beiträge von Hülse (29) über den Oberarmbruch und Marder (55) über Zerreißung eines Rektus beim Handgranatenwerfen besprochen. Wir fügen hier noch die von Kayser, Seidel und Warstat über Oberarmbrüche derselben Entstehung hinzu; ihre Häufigkeit geht daraus hervor, daß Kayser (15) diese Torsionsfraktur 7mal in 4 Monaten beobachtete; sie saß gewöhnlich im mittleren oder unteren Drittel, nicht in der Ansatzhöhe des Deltoideus. An derselben Stelle beobachtete Seidel (40) die Fraktur in 2 Fällen; ebenso Warstat (44) in einem Falle bei der Übung im Werfen von Handgranaten; die obere Grenze des Torsionsbruches blieb eine Handbreit vom Deltoideusansatze entfernt, unten endigte er dreifingerbreit vom Ellenbogengelenk. Die Heilungstendenz wird als gut bezeichnet.

Lang (20) verwendet zur Fixation und Extension eine am Vorderarm befestigte, die Finger weit überragende, dicke Drahtschlinge, gegen die er die verletzten Finger durch angeklebte Fingerlinge oder Köperstreifen anzieht (Abbildung). Vergl. die Mitteilung Klapps in der Münchner med. Wochenschr., 1916, Nr. 32, und den vorigen Bericht, S. 427.

Wollenberger (46) beschreibt die verschiedenen operativen Eingriffe, die bei Kriegsverletzungen an Hand und Fingern nötig werden können. Nervenoperationen mit nachfolgenden Übungen, Ersetzen der Knochendefekte durch Autoplastik, Verlängerung verkürzter Sehnen, nötigenfalls mit Verkürzung der gedehnten Antagonisten, Umscheidung mit Sehnenscheidengewebe. Sachgemäße Nachbehandlung ist erforderlich.

Schmidt (39) bildete für den ersten Transport von Oberarm- und Oberschenkelschußbrüchen aus Pappe, Cramer- und Aluminiumschienen Apparate, die bei großer Festigkeit doch geringes Gewicht haben und leicht zu improvisieren sind. Die Pappe wird in erweichtem Zustande um Brust bzw. Becken herumgelegt und dann die vorher abgemessenen und zurechtgebogenen Schienen befestigt. Die Aluminiumschienen dienen zur Verstärkung (5 Abbildungen).

Köhler (15a) hat in dem Vortrage über Erkrankungen und Verletzungen der Gliedmaßen und ihre Bedeutung für den militärischen Dienst unter steter Berücksichtigung der Bestimmungen unter D. A. Mdf. eine Übersicht über die durch diese Zustände bewirkten Einflüsse auf Krbr., D.B. und Erw.F. gegeben, die auch, besonders für die Art der Untersuchung und für die Verhütung und Behandlung mancher Verletzungsfolgen verschiedene praktische Ratschläge gibt.

Straub (38b) beschreibt das in seiner Ätiologie oft rätselhafte, nicht selten willkürlich hervorgerufene traumatische Ödem des Handrückens und führt eine Reihe charakteristischer Fälle an. (Literaturliste von 49 Nummern.)

B. Schußfrakturen.

1) Alquier et Tanton, L'appareillage dans les fractures de guerre. Paris. — 2) Alter, Pseudarthrosen. Berliner klin. Wochenschr. Nr. 31. — 3) Appel, Behandlung von komplizierten Oberarmfrakturen durch Extension am flektierten Unterarm. Münchner med. Wochenschr. Nr. 3. — 4) v. Baeyer, Bewegungsbehandlung der Oberschenkelschußfraktur im Sitzbett. Beitr. z. klin. Chir. Bd. 107. H. 2. — 5) Derselbe, Bewegungsbehandlung der Oberarmschußfrakturen. Ebenda. — 6) Böhler, L., Anatomische Bemerkungen über die Versorgung der Oberarmschußbrüche. Wiener klin. Wochenschr. Nr. 4. — 7) Derselbe, Apparat für Bewegungen während der Behandlung der Oberschenkelschußbrüche. Ebenda. Nr. 23 und Zentralbl. f. Chir. Nr. 34. — 8) Derselbe, Über Schlottergelenke im Bein nach Oberschenkelschußbrüchen. Zentralbl. f Chir. Nr. 39. — 9) Derselbe, Errichtung von Spezialabteilungen für Knochenschußbrüche und Gelenkschüsse. Münchner med. Wochenschr. Nr. 51. — 10) Birt, E., Kurzer Beitrag zur Behandlung von Frakturen. Beitr. z. klin. Chir. Bd. 107. H. 1. — 11) Bielmann, Periostitis sämtlicher Extremitätenknochen bei Empyem nach Schußverletzung. Fortschr. a. d. Geb. d. Röntgenstr. Bd. 25. H. 1. — 11a) Brun, H., Die chirurgische Behandlung der Pseudarthrosen. Zentralbl. f. Chir. Nr. 44. — 12) Deus, P., Beiträge zur Pseudarthrosenbehandlung. Beitr. z. klin. Chir. Bd. 106. H. 4. — 13) v. Eiselsberg, Zur Behandlung der Schußbrüche des Oberschenkels in der stabilen Anstalt. Wiener klin. Wochenschr. Nr. 28 u. 29. — 14) Els, H., Sequesterbildung bei infizierten Schußfrakturen. Beitr. z. klin. Chir. Bd. 105. H. 5. — 15) Erlacher, Ph., Spätfolgen der Oberschenkelschußfrakturen. Ebenda. Bd. 106. H. 2. — 16) Finsterer, H., Behandlung der Knochenfisteln durch Ausfüllen der Knochenhöhle mit gestielten Muskellappen (lebende Tamponade). Wiener med. Wochenschr. Nr. 34. — 17) Derselbe, Nagelextension bei frischen und schlecht geheilten Ober- und Unterschenkelfrakturen. Ebenda. Nr. 1. — 18) Franke, Behandlung der Pseudarthrosen, Heilung fistelnder Oberarm- und Oberschenkelpseudarthrosen durch einzeitige Operation. Berliner klin. Wochenschr. Nr. 15. — 19) Derselbe, Über Oberarmschienenverbände und eine zweckmäßige Art ihrer Befestigung. Beitr. z. klin. Chir. Bd. 108. H. 1. — 20) Geiges, Pseudarthrosen der langen Röhrenknochen nach Schußfraktur. Münchner med. Wochenschrift. Nr. 17. — 21) Goebel, C., Behandlung der traumatischen Knochenfisteln. Med. Klinik. Nr. 3. — 22) Götze, O., Neuer Schienenextensionsapparat. Münchner med. Wochenschr. Nr. 35. — 23) Hagedorn, Die endgültige Brauchbarkeit der Nagel- und Drahtextensionen. Deutsche med. Wochenschr. S. 581. — 24) Hofmann, H., Zur Diagnose und Behandlung der chronischen Knocheneiterung nach

Schußfrakturen. Ebenda. Nr. 10. — 25) Herzfeld, Verbesserte Schwebeschienen. Ebenda. S. 338. — 26) Hildebrand, O., Über die Behandlung von Sequesterhöhlen. Wie bringt man sie rasch zum Schluß? Berliner klin. Wochenschr. Nr. 41. — 26a) Jones, B., The mechanical treatment of fractures under war conditions. Brit. med. journ. 16. Dec. 1916. — 27) Kader, Der infizierte Oberschenkelbruch. Deutsche med. Wochenschr. S. 447. (Vereinsbeil.) — 28) Karl, Fr., Weitere Mitteilungen über Knochenfisteln nach Schußbrüchen und deren Behandlung, mit besonderer Berücksichtigung der zurückbleibenden Knochenhöhlen. Deutsche Zeitschr. f. Chir. Bd. 142. S. 318. — 29) Kaufmann, Erfahrungen über die Behandlung der Oberschenkelbrüche mit der Extension nach Bardenheuer. Schweizer Korr.-Bl. Nr. 18. — 30) Krukenberg, H., Notschiene für den ersten Verband bei Schußfraktur. Münchner med. Wochenschr. Nr. 25. — 31) Ledergerber und Zollinger, Kriegschirurgie der Oberschenkelfrakturen. Schweizer Korr.-Bl. Nr. 1 u. 2. — 32) Linnartz, M., Oberschenkelbruchbehandlung. Beitr. z. klin. Chir. Bd. 105. H. 3. — 33) Derselbe, Ein Streckbett zur Vertikal- und Längsextension. Ebenda. Bd. 106. H. 4. — 34) Lehmann, Transportabler Extensionsgipsverband für Schußfrakturen. Münchner med. Wochenschr. Nr. 9. — 35) Martin, G., Spiralfeder-Nagel-Extensionsgipsverband bei Oberschenkelfrakturen. Deutsche med. Wochenschr. S. 946. — 36) Michelitsch, H., Behandlung der Extremitätenschußbrüche. Zentralbl. f. Chir. Nr. 31. — 37) Melz, L. M., Schußfrakturen des Oberschenkels. Tidskr. v. Geneesk. 28. Juli. — 38) Mommsen, Muskelzugfrakturen des Oberschenkelknochens bei Schußfrakturen. Münchner med. Wochenschr. Nr. 35. — 39) Mörig, H., Oberschenkelbrüche. Beitr. z. klin. Chir. Bd. 188. H. 2. — 40) Menter, Alois, Die komplizierten Schußfrakturen des Humerus und ihre Behandlungsmethoden. Diss. Erlangen. — 41) Neuhäuser, Pseudarthrose am Collum humeri. Deutsche med. Wochenschr. Nr. 3. Vereinsber. — 42) Ohlmann, J., Die Sudecksche akute Knochenatrophie. Inaug.-Diss. Straßburg i. E. 1916. 50 Ss. und Fortschr. a. d. Geb. d. Röntgenstr. Bd. 24. H. 6. — 43) Orthner, Fr., Die operative Behandlung der Knochenabszesse und Knochenfisteln. Wiener klin. Wochenschr. Nr. 32. — 44) Reh, Extensionsbehandlung der Schußbrüche der unteren Gliedmaßen. Münchner med. Wochenschr. Nr. 28. — 45) Ringel, T., Die operative Behandlung der Extremitätenfrakturen. Deutsche Zeitschr. f. Chir. Bd. 139. H. 5 u. 6. — 46) Rogge, H., Spiralgipsschienen. Beitr. z. klin. Chir. Bd. 105. H. 5. — 47) Rusca, Fr. und Fr. A. Engeloch, Oberschenkelschußfraktur. Ebenda. Bd. 106. H. 4. — 48) Sandrock, W., Zur Frage der operativen Pseudarthrosenbehandlung. Münchner med. Wochenschr. Nr. 33. — 49) Steinthal, Über hartnäckige Knochenfisteln nach Schußverletzung und ihre Behandlung. Württemb. Korr.-Bl. — 50) Sudeck, Über die chirurgische Behandlung der Pseudarthrosen. Deutsche med. Wochenschr. S. 169. — 51) Schlaaf, Behandlung der Oberschenkelschußfraktur im Sitzbett. Beitr. z. klin. Chir. Bd. 107. H. 2. — 52) Strater, P., Eine Extensionsbandage bei Knochenbrüchen. Deutsche med. Wochenschr. S. 337. — 53) Schulemann, W., Sklerosierende nicht eitrige Osteomyelitis nach Prellschuß. Beitr. z. klin. Chir. Bd. 108. H. 2. — 54) Tintner, F., Zur Behandlung von Knochenbrüchen im Felde und im Hinterlande mittels Schienen. Wiener klin. Wochenschr. 1916. Nr. 21. — 55) Uyama, S., Die Plombierung von Knochenhöhlen durch Muskeltransplantation. Beitr. z. klin. Chir. Bd. 104. H. 3. — 56) Vulpius, Zur Bewertung des Gipsverbandes im Felde. Deutsche med. Wochenschr. S. 101. — 57) Wagner, K., Der zweizeitige Gipsverband bei Oberschenkel- und Oberarmschußbrüchen. Mil.-Arzt. Nr. 9. — 58) Weissgerber, F., Extension und Mobilisierung bei der Behandlung der Schußbrüche der unteren Extremität. Zentralbl. f. Chir. Nr. 15. — 59) Witt, J., Verlängerung von Oberschenkelknochen, die nach Schußbrücken stark verkürzt sind. Med. Klinik. Nr. 45. — 60) Wodarz, Behelfsmäßiger Extensionsapparat für Oberschenkelbrüche. Münchner med. Wochenschrift. Nr. 18. — 61) Warsow, L., Nagelextension bei Oberarmschußbrüchen. Ebenda. Nr. 52. — 62) Weill, Akute Knochenatrophie nach Schußverletzung der Extremitäten. Ebenda. Nr. 26. — 63) Weinrich, Über chirurgische Pseudarthrosenbehandlung nach Schußverletzungen, unter besonderer Berücksichtigung der Oberarm- und Oberschenkelpseudarthrosen. Deutsche Zeitschr. f. Chir. Bd. 141. S. 289. — 64) Wildt, A., Extension der Beinbrüche in Beugestellung unter Vermeidung der technischen Nachteile. Deutsche med. Wochenschr. S. 1592. —

65) Derselbe, Zugverbände aus Binden. Münchner med. Wochenschr. Nr. 17. —
66) Zimmermann, A., Sequestrotomien. Beitr. z. klin. Chir. Bd. 106. H. 2.

Eine große Zahl von Chirurgen bringen Mitteilungen über die Schußfrakturen im allgemeinen und ihre Behandlung.

Böhler (9) empfiehlt auf Grund seiner Erfahrungen Spezialabteilungen für Schußbrüche; er hatte in einer solchen Anstalt 354 Knochen- und 58 Gelenkschüsse mit gutem Erfolge behandelt. Bei sorgfältiger Immobilisation und offener Wundbehandlung waren chirurgische Eingriffe nur selten nötig; nur 3 Fälle mußten amputiert werden. Bei gutem Transport waren $^2/_3$ der Fälle bei der Einlieferung frei von Infektion.

Birt (10) hat zuerst bei Oberarm-, später auch bei Beinbrüchen am Gipsverbande eine Extension angebracht und damit gute Erfolge erzielt; die Verbände können auch für den Transport angelegt werden.

Jones (26) empfiehlt die Thomas-Schienen für Arm- und Beinbrüche und beschreibt eine Anzahl von Geräten dieser Art für die verschiedenen Fälle.

Wagner (57) betont die Vorzüge des zweizeitigen Gipsverbandes und beschreibt ausführlich die Technik desselben.

Vulpius (56) warnt vor der Verwendung des Gipsverbandes im Felde, weil er nur von geübten Händen gut und richtig angelegt werden kann und weil Fehler dabei zu sehr schlimmen Folgen führen können. Kramer-Schienen mit Holzstreifen, Pappe, Aluminium, Draht lassen sich auch für Transportverbände gut verwenden. (Gehören aber nicht auch dazu geübte Hände? Ref.)

Die Schwierigkeit der Technik ist auch ein Nachteil der von Rogge (46) warm empfohlenen Spiralgipsverbände (s. auch den vorigen Bericht, S. 429). R. hebt die Vorzüge dieser Verbände hervor und erläutert ihre Anwendung und ihre Technik (20 Abbildungen). Sie leisten Fixation und Extension; Wunden können freigelassen, beginnende Entzündungen leicht erkannt, eine Einschnürung leicht vermieden werden.

Michelitsch (36) hat in einem Kriegslazarett die Schußfrakturen fast nur mit Gipsverbänden behandelt und zeigt an 12 Abbildungen die Art dieser Verbände an verschiedenen Gliedteilen. „Ihre Ausführung ist allerdings nicht leicht." M. empfiehlt deshalb (wie Böhler) gesonderte Spitäler für alle schweren Knochenbrüche.

Ringel (45) empfiehlt die operative Behandlung bei allen Knochenbrüchen, die sich auf unblutigem Wege nicht tadellos einrenken lassen, und beschreibt 13 Fälle von Verzahnung, 5 von Knochennaht und 26 von Knochenbolzung (73 Abbildungen).

Hagedorn (23) gibt ausführliche Vorschriften für die Nagel- und Drahtextension bei Knochenbrüchen am Kalkaneus, der Tibia und dem Femur mit ihren Hilfsmaßnahmen. Die Glieder müssen in starker Abduktion gelagert sein.

Herzfeld (25) beschreibt den von ihm verwendeten Schwebe-schienengipsverband und setzt seine Vorzüge auseinander. (6 Figuren.)

Der von Lehmann (34) empfohlene transportable Extensionsgipsverband ist ein geteilter Gipsverband mit Schlittenvorrichtung; er ermöglicht einen Transport bei genügender Fixation und eine gute Übersicht der Wunden.

Strater (52) beschreibt eine Extensionsbandage, die aus 2 den Unterschenkel umfassenden Manschetten besteht mit Ringen, an denen die Extension angebracht wird. Jeder Druck auf den Fuß-rücken und Zerrung am Fußgelenk muß dabei vermieden werden. Auch Tintner (54) empfiehlt die Behandlung mit Schienen und gibt ausführliche Vorschriften über die Technik der Verbände.

Krukenbergs (30) „Notschiene“ ist aus Drellstoff, in den an den Längsseiten Metallstangen durchgeführt werden. Sie wird durch Taschen und Bänder am Gliede befestigt.

Über eine sehr häufige Folge der Knochenschüsse, über die Pseudarthrosen berichten Alter (2), Brun (11), Deus (12), Franke (18), Geiges (20), Neuhäuser (41), Sandrock (48), Sudeck (50), Weinrich (63). S. auch Böhler (8).

Alter berichtet nach einer Besprechuug der verschiedenen Ursachen und Formen der Pseudarthrosen über 6 eigene Fälle, bei denen es 1 mal sich um Interposition von Muskel, 2 mal um größere Lücken handelte. In 2 Fällen Autoplastik, in 3 Anfrischung und Naht, 1 mal mit Einkeilung. — Eine ausführliche Abhandlung über die chirurgische Behandlung der Pseudarthrosen auf Grund der stattlichen Zahl von 85 Fällen bringt Brun. Er teilt sie ein in Pseudarthrosen ohne und mit Knochendefekt, und zwar bei den einknochigen und zweiknochigrn Gliedmaßen (Pseudarthrose mit Sperrknochen), beschreibt die einzelnen Formen, ihre Ätiologie, die Symptome, die Prognose und hauptsächlich die Behandlung, die mit der vollständigen Exzision im Gesunden zu beginnen hat. Die Vereinigung muß eine sehr feste sein; auch das Transplantat muß fest und solide in die Knochenenden einheilen können, so daß es auch früh genug funktionell belastet werden kann (1 Abbildung). Eine gute, gesunde Weichteilbedeckung ist Vorbedingung des Erfolges. — Deus operierte durchschnittlich 1 Jahr nach der Verletzung. 12 Pseudarthrosen am Oberarm, 1 am Oberschenkel, 8 am Vorderarm, 2 am Unterschenkel. Umschneidung der Hautnarbe bzw. der Fistel, stumpfe Freilegung der Fragmente, Entfernung der zwischen ihnen liegenden Gewebe, breite, womöglich keilförmige Anfrischung und Drahtnaht. In 6 Fällen Bolzung mit einem Tibiaspan, der aber nur 3 mal reaktionslos einheilte. Von 21 Fällen konnten 18 geheilt entlassen werden. — Franke legt großen Wert auf sichere Fixation der angefrischten Bruchenden durch Drahnaht bei aseptischen Fällen, durch eine besondere Zange (Abbildung) bei zugleich operierten Fisteln, die liegen bleibt, bis der fixierende (Gips-) Verband fertig und fest genug ist. Die Knochenenden müssen so vorbereitet sein, daß sie gut ineinander passen. — Geiges spricht von der Verhütung der Pseudarthrosen, der Vorbereitung zur Operation und ihrer Ausführung, die in 2 Zeiten erfolgen soll; man kann dann ziemlich früh operieren. Zuerst wird die Bruchstelle freigelegt, Zwischengewebe, Fremdkörper entfernt, angefrischt und wieder versenkt. Erst wenn die Operationswunde geheilt ist, geht man an den 2. Akt, die Feststellung der Bruchenden oder die Autoplastik. Unter 34 auf diese Weise Operierten hatten 29 vollen Erfolg. — Weinrich (63) rühmt die Vorzüge der Frankeschen Zange (s. o.) und legt Wert auf die Verzapfung der Bruchstücke, bei der das eine zapfen-, das andere muldenförmig gestaltet wird. 12 geheilte Fälle. — Neuhäuser (41) zeigt einen Kranken, bei dem eine Pseudarthrose des Humerus oberhalb des Coll. chirurg. durch Knochennaht fest verheilt war. N. hatte den Arm nach der Operation auf der von ihm angegebenen federnden Schiene (Berliner klin. Wochenschr., 1916, Nr. 21) in Elevation und Abduktion verbunden und führt das gute funktionelle Resultat (senkrechte Hebung) darauf zurück. — Sudeck bringt in seinem Vortrage eine übersichtliche Darstellung der Ursachen und der Behandlung der Pseudarthrose auf Grund von 19 vorgestellten Fällen. Die Hauptbedingung für die Heilung mit Konsolidation ist die Gegenwart keimfähigen Periostes. Für die sicherste Methode hält er die periostale Resektion in situ, bei der die anzufrischenden Knochenenden nicht aus der Wunde heraus luxiert werden. Die anderen Verfahren sind nicht so sicher. Die freie Knochentransplantation ist häufig wegen latenter Infektionskeime ohne Erfolg. Sudeck nimmt deshalb lieber bei radikalem Vorgehen eine größere Verkürzung in Kauf.

Der verzögerten Konsolidation bei Schußfrakturen kann auch die nach Sudeck benannte Knochenatrophie zugrunde liegen, über die Ohlmann (42) und Weill (62) berichten. Ersterer hat 6 Fälle beobachtet, die er in seinen 2 Mitteilungen nach ihrem Auftreten, ihren Symptomen und ihrer Behandlung ausführlich beschreibt. Ohlmann und Weill schildern auch den Röntgenbefund, die fleckige Aufhellung, die verschwindet, wenn das akute Stadium vorüber ist. Schmerzhaftigkeit an diesen Stellen und Behinderung der Bewegung benachbarter Gelenke sind die Hauptbeschwerden. Es handelt sich um eine „reflektorische Trophoneurose" (Cassirer), die auch zu Veränderungen trophischer Natur in den Weichteilen führt. Im akuten Stadium Ruhe, im chronischen elektrische und mediko-mechanische Behandlung.

Appel (3) hat für die ambulante Behandlung der Oberarmbrüche mit Extension am gebeugten Unterarm einen sehr brauchbaren Gipsverband mit Bandeisenverstärkung konstruiert, bei dem die Wunde frei bleibt und frühzeitige Bewegungen und Massage gestattet sind. Nachts wird durch Gewichtszug, tagsüber durch einen angehängten Sandsack extendiert.

Auch v. Baeyer (5) empfiehlt für Oberarmbrüche eine Vorrichtung, die zugleich immobilisiert und extendiert, dabei auch frühzeitige Bewegungen der benachbarten Gelenke ermöglicht. Die Stellung des Schultergelenks, gewöhnlich stark abduziert, wird täglich mehrere Male für kurze Zeit in Adduktion gebracht (28 Abbildungen). — Franke (19) stellt aus Kramer-Schienen mit Aluminiumstreifen eine durch Gurte an Schulter und Brust befestigte Abduktionsschiene für den Oberarm her, bei der die Wunde zugänglich gemacht werden kann (5 Abbildungen).

Menter (40) berichtet in seiner Dissertation über 20 Oberarmschußbrüche aus der Erlanger Klinik und bespricht auf Grund dieser Fälle und eingehender Literaturstudien die frühere und die moderne Behandlung mit ihren zahlreichen verschiedenen Vorschlägen und die Bemühungen, eine Infektion bei diesen Verletzungen zu vermeiden.

Böhler (6) macht in seinen „anatomischen Bemerkungen" darauf aufmerksam, daß eine wirksame Fixierung des Schultergelenks nur in einem Verbande möglich ist, der auch das Schulterblatt mit umfaßt. Nach der beigegebenen Abbildung wird allerdings dabei auf die im allgemeinen für notwendig gehaltene Abduktion verzichtet.

Warsow (61) berichtet über gute Erfolge mit der Nagelextension bei Oberarmbrüchen in 10 Fällen, bei denen Heftpflasterextension nicht möglich war.

Diesen 6 Arbeiten über Oberarmschußbrüche stehen mehr

als 20 über die Schußfrakturen des Oberschenkels gegenüber, ein Beweis dafür, daß diese noch immer zu den schwersten Verletzungen gehören, die im Felde und später in der Heimat zu behandeln sind.

v. Baeyer (4) behandelte schon im Frieden die Oberschenkelbrüche im Drünerschen Sitzbett, nach Art der doppelt geneigten Ebene, bei der das freiliegende Becken den Zug am Oberschenkel ausübt. Die Vorrichtung läßt sich auch im Felde gebrauchen, z. B. auf einer Trage befestigen. — Einen Extensionsapparat, der sich oben hauptsächlich gegen das Sitzbein stützt und durch 2 seitliche Schienen den Oberschenkel, an dem die Extension angebracht wird, hält, empfiehlt Götze (22); ohne die Abbildung nicht kurz zu erklären. — Böhler (7) stellt mit 2 Schraubenrollen und einer Holzlatte einen Extensionsapparat für Oberschenkelbrüche her, der bei guter Fixation der Bruchstücke Bewegungsmöglichkeit, Semiflexion und Abduktion ebenso gut gewährleistet, wie die im Felde schwer zu beschaffenden und viel komplizierteren sonst empfohlenen Apparate (8 Abbildungen). — Derselbe Autor beobachtete (8) bei Oberschenkelbrüchen, bei denen die Nagelextension am oberen Schienbeinende angebracht war, eine Lockerung, ein leichtes Schlottergelenk des Kniegelenks. Da nun auch bei fast jeder Oberschenkelfraktur ein Bluterguß im Kniegelenk sich findet, ist die Gefahr der Lockerung besonders groß und deshalb die Nagelung am Oberschenkel vorzuziehen.

v. Eiselsberg (13) stellt der Behandlung der Oberschenkelschußbrüche an der Front die in stabilen Anstalten gegenüber, wo auf Beseitigung von Ernährungsstörungen am Bein, auf Verhütung bzw. Behandlung der Infektion und auf möglichst vollkommene Reposition und Retention der Bruchenden zu achten ist. Bei Infektionen hat er mit der Chlorbehandlung gute Erfolge gehabt. So lange noch keine Konsolidation eingetreten ist, gibt v. E. dem Extensionsverband in seinen verschiedenen Formen den Vorzug; ist sie eingetreten, dann ist der Gipsverbhand geeigneter, weil der Kranke damit aufstehen kann.

Mörig (39) empfiehlt die Nagelextension am Oberschenkel und hat damit in 24 Fällen gute Erfolge gehabt (38 Abbildungen).

Finsterer (17) bringt die Nagelextension nach Steinmann bei Oberschenkelbrüchen an diesem oder am Tibiakopfe, bei Unterschenkelbrüchen am Kalkaneus oder 2 querfingerbreit oberhalb des Sprunggelenks an. Genaue Beschreibung der Technik und Bericht über 24 Fälle. Bei schlecht geheilten Brüchen zuerst Osteotomie, dann Nagelextension. Wenn bei sehr starken Verkürzungen dabei die Verlängerung nicht gelingt, ist auch an die Verkürzung des gesunden Beins zu denken.

Von 78 Oberschenkelschußbrüchen, über die Ruska und Engeloch (47) berichten, wurden 20 in Gipsverband, 16 in Extension. (Heftpflaster) und 42 mit Nagelextension behandelt; die Mehrzahl der letzteren waren schwer infizierte Fälle. Entnagelung nach 3 Wochen, bis Längenausgleich da ist, dann Heftpflasterextension. Meistens Nagelung durch den Tibiakopf. Schlottergelenk wurde nicht beobachtet; 31mal Verkürzung = 0; sonst größte Verkürzung 3 cm. Eine Infektion der Nagelungsstelle trat nicht ein.

Kaufmann (29) rühmt die Vorzüge der Bardenheuerschen Extension und gibt eine Reihe von Vorschriften für ihre Ausführung. Sehr wichtig ist ihre frühzeitige Anwendung, weil vom 2. oder 3. Tage ab eine Verkürzung eintritt, die kaum wieder auszugleichen ist.

Nach den Erfahrungen von Ledergerber und Zollinger (31), die über 500 Fälle von Schußbrüchen des Oberschenkels verfügen, ist der Gipsverband — als Brücken- oder gefensterter Verband — für den Transport vorzuziehen; Schienenverband nur für ganz kurze Transporte. Aseptisch waren nur 6 Fälle; die Bekämpfung der Infektion ist deshalb eine sehr wichtige Aufgabe, die am besten bei der Steinmannschen Nagelextension, die in 300 Fällen angewendet wurde, durchzuführen ist. Der Nagel blieb oft 10 Wochen reaktionslos liegen. 2mal Infektion der Stelle ohne weiteren Schaden. Bei Pseudarthrosen Verklammerung oder heteroplastische Bolzung (4 Abbildungen).

An dem Rahmen des von Linnartz (32 u. 33) empfohlenen Streckbettes sind Querlagen für die Vertikalextension anzubringen; diese wird noch erleichtert durch besondere Einrichtungen an den Rollen (3 Abbildungen). In einer früheren kurzen Mitteilung hatte L. diesen Apparat beschrieben und abgebildet. Die Wirkung der Nagelextension wird unterstützt durch die unblutige Extension an der Wade bei gebeugtem Knie. (Bis auf die Nagelextension besteht eine gewisse Ähnlichkeit mit dem Verfahren Moisisowicz - Middeldorpff, Ref.)

Martin (35) übt zuerst die Steinmann'sche Extension durch Gewichtszug aus; erst wenn die entzündlichen Erscheinungen abgeklungen sind, wird ein Gipsverband (mit Beckenring) und die Spiralfederextension angebracht. Damit kann der Verwundete auch transportiert werden.

Metz (37) hatte in der niederländischen Ambulanz in Gleiwitz 28 frische und 42 alte Oberschenkelbrüche zu behandeln; von den ersteren wurden 4 im Gips-, 4 im gewöhnlichen Streckverbande und 16 mit Nagelextension behandelt. Von den älteren Fällen, die z. T. eine beträchtliche Verkürzung zeigten, wurden 5 nach Osteotomie oder Osteoklasie (wie es früher hieß: Dysmorphosteopalinklasie, Ref.) auch mit Nagelextension behandelt. 40 mal war die Entfernung von Sequestern nötig. Die Erfolge waren sehr gut. M. schlägt, wie Böhler u. a. (s. o.), vor, die Oberschenkelschußbrüche in besonderen Anstalten unterzubringen (8 Röntgenbilder und 2 Abbildungen im Text).

Mommsen (38) beobachtete 3 Fälle von Lochschuß am unteren Ende des Oberschenkels und ohne Zusammenhang damit (Röntgenbild!) einen Torsionsbruch im mittleren Dritteil, den er auf Muskelzug zurückführt.

Das von Schlaaff (51) empfohlene Verfahren — Sitzbett, doppeltgeneigte Ebene bei hängendem Becken — ist dasselbe, wie das von Baeyer (s. o.) beschriebene. Auch Weissgerbers (58) Schienengestell ist nach dem Zuppingerschen Prinzip gearbeitet und gestattet bei guter Extension frühzeitige Gelenkbewegungen und Weichteilwundversorgung (1 Abbildung).

Reh (44) hat für die Nagelextension eine besondere Faßzange angegeben, die der sogen. „Taluszange" ähnlich den Knochen von beiden Seiten faßt; der Zug wird am Griffende angebracht.

Wildt (65) verwendet zur Extension statt des Heftpflasters Längsstreifen von Flanell, die, selbst angefeuchtet, durch feuchte Mullbinden befestigt werden (früher von Bardeleben und von Billroth empfohlen, Ref.). — In einer 2. Mitteilung (64) beschreibt W. verschiedene Vorrichtungen zur Verbesserung des Zuppingerschen Apparates für Oberschenkelbrüche, die zur Beseitigung einzelner Dislokationen dienen sollen (4 Abbildungen).

Witt (59) empfiehlt das Kirchnersche Verfahren zur operativen Verlängerung bei schlecht geheilten Oberschenkelbrüchen an Stelle der alten Osteotomie.

Erlacher (15) bespricht in ausführlicher Weise die durch schlecht geheilte Oberschenkelbrüche verursachten anatomischen Schädigungen und Funktionsstörungen, darunter ungenügende Konsolidation, Verkürzungen, Lähmungen, Kontrakturen, Schlottergelenke. Die letzteren fanden sich fast bei allen mit Verkürzung geheilten Brüchen, auch ohne daß das Knie direkt getroffen war. E. nimmt als Ursache Atonie des Gelenkapparates infolge Nachlassens des Muskeltonus bei langer Ruhigstellung an (vgl. Boehler, Ref.).

Zu den häufigsten und hartnäckigsten Komplikationen bei Oberschenkelschußbrüchen gehören die Entzündungen an Weichteilen und Knochen und ihre für die Funktion, nicht selten auch für das Leben, gefährlichen Folgen.

Bielmann (11) berichtet über eine sehr seltene und vorläufig ätiologisch unklare Komplikation einer infizierten Schußverletzung des Schultergelenks; eine Amputation beider Unterschenkel, und eine Rippenresektion und eine Sequestrotomie am Humerus waren erforderlich. Ödeme und Eiweißgehalt des Urins. Das Röntgenbild ergab symmetrisch deutliche periostitische Auflagerungen an allen geraden und kleinen langen Knochen, auch an den Knochen der amputierten Unterschenkel.

Hofmann (24) empfiehlt, Fisteln nach Schußverletzungen möglichst früh einer genauen röntgenologischen Untersuchung zu unterziehen und zwar mit den Zirkonoxydstäbchen (Holzknecht), mit denen man stereoskopische Aufnahmen machen und so ein gutes Bild von dem ganzen Verlauf der Fistel und ihres Ursprungs gewinnen kann.

Kader (27) demonstriert zusammenlegbare feste Schienen für die Behandlung infizierter Schußfrakturen des Oberschenkels und unter Beifügung von Röntgenbildern seine kombinierte Schienen-Extensionsbehandlung. In der Besprechung gibt auch Sauerbruch eine kurze Darstellung der von ihm durchgeführten Behandlung dieser Verletzungen. Bei Schenkelhalsbruch Resektion des Oberschenkelkopfes, bei Gefäßverletzung und Gasphlegmone frühzeitige Amputation.

Orthner (43) operierte 28 Knochenfisteln zweizeitig; zuerst Freilegung, Entfernung der Sequester, keine Abtragung der Ränder zur Muldenform. Im 2. Akt Einnähen eines gestielten Hautmuskellappens aus der Umgebung der Fistel, Naht bis auf kleine Öffnung für den nach 4 Tagen zu entfernenden Mullstreifen.

Um die Nachteile der starken Abmeißelung an den Rändern von Sequesterhöhlen zu vermeiden, hat Hildebrand (26) mit gutem Erfolge an der Hinterwand der Höhle einen Streifen herausgemeißelt, so daß die hinteren Weichteile durch die Öffnung hervorragten und sich mit Granulationen bedeckten. Es ist klar, daß dadurch der Verschluß der Sequesterhöhle beschleunigt werden muß.

Die großen nach Oberschenkelschußbrüchen entstehenden Sequester dürfen nicht zu früh operativ angegriffen werden. Els (14) (Klinik Garrè) wartet damit meistens 3 Monate. Mit Sonde, Kornzange und Röntgenbild in Lage und Größe festgestellt, werden die Sequester möglichst vorsichtig aus einer Öffnung, die gerade dazu groß genug gemacht wird, ohne Periostabschiebung, ohne Abmeißeln der Ränder, entfernt und nur die weichen Granulationen mit einem stumpfen Löffel herausgenommen. Eine Einlagerung von Weichteilen war nicht nötig, Wiederbildung von Sequestern kam nicht vor. Ob dasselbe Verfahren auch bei der Osteomyelitis zu empfehlen ist, konnte noch nicht festgestellt werden.

Schulemann (53) stellte die in dem Titel näher bezeichnete Form der Osteomyelitis zuerst an dem durch Schrapnellprellschuß ohne Weichteilverletzung getroffenen rechten, dann am linken Oberschenkel durch den Befund bei der Operation fest. Der Mann war bei der Truppe geblieben und erst nach $^5/_4$ Jahren, nachdem sich eine Fistel am rechten Oberschenkel gebildet hatte, ins Lazarett gebracht. Nie Fieber. Die entleerte Flüssigkeit war steril. Nach der Operation (Ausräumung von Granulationen, kein Sequester) glatte Heilung.

Für die „lebende Tamponade", das Einpflanzen gestielter Muskellappen treten Finsterer (16), Goebel (21) und Uyama (55) ein. Finsterer hatte gute Erfolge damit in 20 Fällen und empfiehlt das Verfahren besonders bei tiefen Höhlen am Kreuz- und Darmbein und in der Nähe des Kniegelenks. Die Höhle wird nach Einlegen des Lappens geschlossen (wo es möglich ist, Ref.) bis auf eine Drainöffnung. — Daß man bei starker Narbenbildung in der Umgebung der Fistel noch zu anderen Maßregeln genötigt sein kann, betont auch Goebel, der das Verfahren der sonst üblichen freien Fetttransplantation und der Plombierung vorzieht. — Uyama stellte durch Versuche an Hunden fest, daß sowohl gestielte, als auch freie autoplastische Muskeltransplantation zur Heilung steriler Knochenhöhlen und zur Blutstillung aus den Knochenwänden sehr gut geeignet ist. Bei größeren Knochendefekten ist aber die Gefahr des Funktionsausfalles an der Entnahmestelle und die langsamere Knochenregeneration ein Fehler des Verfahrens; hier müssen andere Maßregeln (jodierte Gewebe, Mosetig-Plombe) angewendet werden.

Karl (28) tritt wieder (s. den vorigen Bericht, S. 431) für die Behandlung der Knochenfisteln und -höhlen nach Klapp und Bier ein. Nach schonender Entfernung der Sequester ist jeder größere Eingriff unnötig; auch plastische Operationen sind überflüssig. Bei sehr hartnäckigen Fisteln kann man die Ränder umschneiden und vernähen.

Auch Steinthal (49) empfiehlt nach Entfernung der Sequester, wenn keine stärkeren Reizerscheinungen vorhanden sind, ein abwartendes Verhalten. Manche von den Leuten können sogar bei der Truppe zu leichtem Dienst herangezogen werden (? Ref.).

Zimmermann (66) empfiehlt möglichst frühzeitige chirurgische

Behandlung aller Schußfrakturen; dabei sind nur die gelösten Splitter schonend zu entfernen, bei Spätoperation muß aber radikal vorgegangen werden und bei allen Sequestrotomien an den Beinen müssen die Kranken bis zur Heilung liegen bleiben. Muskelplastik war nie notwendig. Nach diesen Grundsätzen hat Z. 120 Fälle mit gutem Erfolg behandelt; bei fast 100 Fällen genügte eine einmalige Sequestrotomie.

C. Amputationen und Prothesen.

1) v. Baracz, B., Technik der Oberschenkelamputation in der Kriegschirurgie. Zentralbl. f. Chir. Nr. 22. — 2) v. Baeyer, Exstirpation des Fibulaköpfchens bei Unterschenkelamputierten. Münchner med. Wochenschr. Nr. 24. — 3) Derselbe, Trichterlose Prothesen. Ebenda. Nr. 44. — 4) Bauer, F., Arbeitsprothese für kurze Vorderarmstümpfe. Techn. f. d. Kriegsinval. Nr. 6. (S. auch Deutsche med. Wochenschr. S. 776 und Münchner med. Wochenschr. Nr. 45.) — 5) Becker, J., Zur Unterschenkelamputation. Deutsche med. Wochenschr. S. 317. — 6) Bethe, A., Konstruktionsprinzipien willkürlich bewegter Armprothesen. Münchner med. Wochenschrift. Nr. 51. — 7) Biel, C., Befestigung künstlicher Arme. Arch. f. Orthop. Bd. 15. H. 1. — 8) Borchardt, M., Herstellung von Lazarettprothesen. Med. Klin. Nr. 14. — 9) Borchers, E., Mobilisierung der Muskelenden bei der Sauerbruch'schen Amputation. Zentralbl. f. Chir. Nr. 52. — 10) Du Bois-Raymond, Mechanischer Wert der Stumpflänge. Berliner klin. Wochenschr. Nr. 8. — 11) Braun, H., Zur Blutleere bei Operationen an der unteren Extremität. Zentralbl. f. Chir. Nr. 27. — 12) Broca, A. et J. Froment, La prothèse des amputés en chirurgie de guerre. Paris. — 13) Burk, W., Willkürlich bewegbare künstliche Hand nach Sauerbruch. Zentralbl. f. Chir. Nr. 29 und Deutsche Zeitschr. f. Chir. Bd. 142. S. 378. — 14) Cohn, M., Meine Erfahrungen mit dem Carnes-Arm. Berlin. — 15) Degenhardt, H., Heftpflasterfederzug bei Amputationsstümpfen. Münchner med. Wochenschr. Nr. 40. — 16) Dollinger, J., Über Ersatzglieder. Deutsche med. Wochenschr. S. 416 und Zentralbl. f. Chir. 1918. S. 556. — 17) Elsner, J., Behelfsprothese ohne Leder. Deutsche med. Wochenschr. S. 779. — 18) Erlacher, Ph., Entfernung des Fibularestes und hohe Resektion des N. peroneus bei kurzen Unterschenkelstümpfen. Wiener klin. Wochenschr. Nr. 1. — 19) Esser, J. F. S., Muskelplastik bei Amputationsstümpfen zwecks Steuerung und Fixierung der Prothese. Deutsche med. Wochenschr. S. 1472. — 20) Franke, F., Osteoplastische epiphysäre Amputatio tibiae sub genu. Deutsche Zeitschr. f. Chir. Bd. 138. H. 1 u. 2. — 21) Gocht, Über künstliche Beine. Berliner klin. Wochenschrift. S. 1094. — 22) Hanscher, Über septische Amputationen. Deutsche med. Wochenschr. S. 430. — 23) Hoffmann, R. St., Doppeltes Hüftscharnier für Oberschenkelprothesen. Münchner med. Wochenschr. Nr. 49. — 24) Janssen, F., Was muß der Lazarettarzt von der Prothese wissen? Ebenda. Nr. 12. — 25) Kausch, Amputationsstumpf nach Sauerbruch. Zentralbl. f. Chir. Nr. 23. — 26) Derselbe, Über konservatives Operieren. Beitr. z. klin. Chir. Bd. 147. H. 3. — 27) Klapp, R., Amputatio pedis mediotarsea. Zentralbl. f. Chir. Nr. 9. — 28) Kotzenberg, W., Ausnutzung der Muskelkraft des Amputationsstumpfes. Med. Klin. Nr. 14. — 29) Krukenberg, H., Eine neue osteoplastische Amputationsmethode des Oberschenkels. Zentralbl. f. Chir. Nr. 26. — 30) Derselbe, Über plastische Umwertung von Amputationsstümpfen. Stuttgart. — 30a) Krauss, Künstliches Bein oder Stelze? Monatsschr. f. Unfallheilk. Nr. 4. — 31) Lange, Eine neue Kunst- und Arbeitshand. Münchner med. Wochenschr. Nr. 20. — 32) Mestiz, A., Normalisierung von Behelfsprothesen. Techn. f. d. Kriegsinval. Nr. 6. — 33) Mieteno, Ein willkürlich bewegter Arbeitsarm. Münchner med. Wochenschrift. Nr. 3. — 34) Meyer, Behelfsmäßiger Weichteilschützer. Ebenda. Nr. 6. — 35) Meyburg, Über Amputationsstümpfe. Ebenda. Nr. 13 u. 36. — 36) Mommsen, Die orthopädische Versorgung unserer Beinamputierten. Zeitschr. f. Krüppelfürsorge. Nr. 12. — 37) Mosberg, Zur Armprothesenfrage. Münchner med. Wochenschr. 1916. Nr. 51. — 38) Nieny, Amputation nach Sauerbruch.

Deutsche med. Wochenschr. Nr. 39. Vereinsbeil. — 39) Derselbe, Ein Arbeitsbein statt Stelzbein. Münch. med. Wochenschr. Nr. 8. — 40) Ottmann, Zwei
Fälle von Armamputation nach Krukenberg. Deutsche med. Wochenschr. Nr. 8.
— 41) Roth, O., Beitrag zur Amputation innerhalb des erkrankten Gewebes.
Münchner med. Wochenschr. Nr. 37. — 42) Rothmann, Über neuartige Amputationsstümpfe. Zeitschr. f. ärztl. Fortbild. Nr. 15. — 43) Sauerbruch, Verwendung willkürlich bewegbarer Prothesen bei unseren Kriegsamputierten. Deutsche
med. Wochenschr. S. 447 und Münchner med. Wochenschr. Nr. 20. — 44)
Schmidt, J. E., Eine Unterarmstumpfmodifikation. Zentralbl. f. Chir. Nr. 5. —
45) Semedner, Hilfsprothese bei Amputierten der unteren Extremität. Deutsche
med. Wochenschr. S. 1510. — 46) Sonnenkalb, Zur Technik der Stumpfkorrekturen. Ebenda. Nr. 24. — 47) Spitzy, H., Zur Ausnutzung der Pro- und Supination bei langen Vorderarmstümpfen. Münchner med. Wochenschr. 1916. Nr. 50.
— 48) Stern, K., Bemerkungen über Amputationen bei Schußverletzungen der
Trochantergegend und eine empfehlenswerte Art des Verbandes. Med. Klin. Nr. 8.
— 49) Steinthal, Wege und Ziele zum Problem der künstlichen Hand. Beitr.
z. klin. Chir. Bd. 106. H. 5. — 50) Ulbrich, Tragfähige Amputationsstümpfe
an der unteren Extremität. Beitr. z. klin. Chir. Bd. 102. H. 1. — 51) Walcher,
Zur Technik der Stumpfkorrektur. Deutsche med. Wochenschr. S. 397. — 52)
Zuckerkandl, O., Amputationen im Kriege. Wiener klin. Wochenschr. Nr. 21
und Zentralbl. f. Chir. S. 556. — 53) Zondek, Lineare Amputation und Nachbehandlung. Berliner klin. Wochenschr. Nr. 8. — 54) 25 Sätze über künstliche
Glieder und andere Dinge, die unsere Amputierten wissen müssen. Vom Krieg zur
Friedensarbeit. 1917. Nr. 24. — Gesammelte Arbeiten über den Prothesenbau.
Stuttgart. (Bd. 30 der Zeitschr. f. orthop. Chir.: 40 Arbeiten.)

Es ist bekannt, daß die Technik der Amputationen in den
letzten Jahren große Fortschritte gemacht hat. In erster Linie stehen
dabei die Verfahren nach Sauerbruch und nach Krukenberg. Wenn
im vorigen Berichte von den Amputationen nach Sauerbruch noch
gesagt wurde, daß weitere Erfahrungen damit abgewartet werden
müßten, so haben diese doch fast alle ein günstiges Ergebnis gehabt.
Daß es schwierige Operationen sind, die viel Übung und genaue
Kenntnis der anatomischen Verhältnisse verlangen, ist kein Vorwurf;
das gilt von sehr vielen sehr nützlichen Eingriffen. Daß dem Stumpfe
Tastgefühl, Lagegefühl und auch wohl das Muskelgefühl fehlt, kann
mit in Kauf genommen werden. Zweifelhaft und erst nach längerer
Erfahrung zu entscheiden ist die Frage nach der „Haltbarkeit“ der
Hautkanäle, in denen schon eine leichte Entzündung den Gebrauch
unmöglich machen kann. Sauerbruch selbst (43) teilt allerdings
mit, daß er unter 143 Operierten nur 1mal ein schnell heilendes
Ekzem auftreten sah, daß vielmehr ein Hart- und Schwieligwerden
der Haut oft beobachtet werde. — Bethe (6) ist ebenfalls von den
Vorzügen des Verfahrens überzeugt und demonstriert eine von ihm
konstruierte künstliche Hand, mit der eine ganze Reihe von feineren
Bewegungen ausgeführt werden kann. — Borchers (9) beschreibt die
Mobilisierung der Muskeln am Oberarm für die Bildung des beweglichen Stumpfes, bei der in bestimmten Fällen die Interponierung
eines Fettlappens von Vorteil sein kann (3 Abbildungen). — Burk (13)
modifiziert das Verfahren, um die volle Hubhöhe der Muskeln aus-

zunutzen und sorgt dafür, daß die Muskelwülste mit normaler Haut und Faszie umkleidet werden. B. hat 3 Oberarm- und 2 Unterarmstümpfe gebildet, die vorzügliche Arbeitsleistungen darboten. — Von der Überzeugung ausgehend, daß das Sauerbruchsche Verfahren sich auch ohne Verkürzung des Knochens ausführen läßt, hat Kausch (25) eine Methode in 6 Fällen (die aber erst kurze Zeit beobachtet waren) ersonnen, bei der 2 Kanäle, 1 durch die Strecker, 1 durch die Beuger neben den Knochen angelegt und mit Thierschschen Läppchen bedeckt werden. — Auch Esser (19) ist der Meinung, der Knochenstumpf dürfe nicht verkürzt werden; er würde nie, um Haut zu gewinnen, reamputieren (9 Abbildungen). — Nieny (38) setzt die Vorzüge des Sauerbruchschen Verfahrens auseinander und stellt einen Oberschenkelamputierten vor, der mit einem Kraftkanal durch den Quadrizeps imstande ist, seinen Unterschenkel in der Behelfsprothese aktiv zu strecken. — Bei der zweiten Kriegschirurgentagung in Brüssel wurde die Frage von Sauerbruch, Krukenberg, Ludloff, Schwiening, v. Eiselsberg, Anschütz u. a. eingehend besprochen. Sauerbruch bezeichnete es als einen Nachteil des Krukenbergschen Verfahrens, daß es nur am Unterarm zu verwenden wäre; das ist nicht ganz richtig; Krukenberg selbst (30) und Ottmann (40) erwähnen, daß es unter Benutzung osteoplastischen Materials, z. B. durch implantierte Rippenstücke, auch am Oberarm mit großem Nutzen gebraucht werden kann. Daß der „Krukenberg-Arm" durch das erhaltene Tast-, Lage- und Muskelgefühl große Vorteile bietet, ist durch zahlreiche Fälle bewiesen, bei denen die Leistungen der „lebendigen Gabel" ganz hervorragend waren; auch Ref. hatte mehrfach Gelegenheit, sich davon zu überzeugen. — Die Modifikation von Schmidt (44) könnte man als Kombination von Krukenberg und Sauerbruch bezeichnen. Sie ist ohne die Abbildungen in einem kurzen Referate nicht klar darzustellen.

Du Bois-Raymond (10) betont den Wert der Stumpflänge für die Funktion durch die Länge des Hebelarms. — Die Hauptregel, die Hantscher (22) bei septischen Amputationen angibt, ist wohl die, daß man dabei mehr vom Knochen entfernen muß, als wenn man in gesundem Gewebe operiert, damit der Eiter nicht mit Knochen in Berührung kommt, denen das Periost fehlt. Der Knochen muß dabei genau quer durchsägt werden. H. gibt einen Apparat zum Zurückhalten der Weichteile (2 Abbildungen). Kausch (26) gibt eine Reihe von Vorschriften für „konservatives" Amputieren, d. h. Erhalten des Gliedes so lange es möglich ist und auch nicht immer nur im Gesunden amputieren. Auch bei der linearen Amputation, für die er

7 „Anzeigen" aufstellt, läßt sich bei lange Zeit durchgeführter Extension oft noch ein sehr guter Stumpf erzielen. Die Stumpflänge ist bei verschiedenen Gliedern von ganz verschiedenem Werte; sie kann an mancher Stelle durch osteoplastische Operationen vergrößert werden. An den unteren Gliedmaßen ist besondere Sorgfalt für gute Hautbedeckung, nötigenfalls durch Überpflanzungen zu verwenden. Die Muskulatur ist soviel wie möglich zu schonen, um sie später für willkürlich zu bewegende Prothesen verwenden zu können. — Meyburg (35) teilt seine Beobachtungen an einer sehr großen Zahl (681) Amputationsstümpfen und die aus diesem Material sich ergebenden Folgerungen für die einzelnen Methoden und Stumpfbildungen mit. Nur 14 mal war nach Gritti, 8 mal nach Pirogoff, 2 mal nach Bier amputiert. In der großen Mehrzahl der Fälle (581) war die Narbe am Knochenstumpf verwachsen; trotzdem war in 75 pCt. gute Belastungsfähigkeit vorhanden. Wenn die Stumpfläche noch granulierte, wurde Hautextension angewendet. Die Entfernung des Periostes am Knochenstumpf (Bunge) verwirft M., empfiehlt aber die Entfernung des Knochenmarks, um die medulläre Knochenneubildung zu verhüten. Mehrere Male waren Reamputationen und andere Nachoperationen, z. B. Entfernung von Sequestern, nötig. Frühe Belastung und Prothese ist zu erstreben.

Roth (41) legt besonderes Gewicht auf hinreichende Öffnung und Freilegung der Eitergänge im erkrankten Gewebe und in den weiteren Muskelinterstitien; dann ist längere Stumpfbildung und damit geringere Muskelretraktion möglich. 14 günstig verlaufene Fälle.

Auf Grund von Friedenserfahrungen kommt Ulbrich (50) zu dem Schlusse, daß man mit der Bierschen Methode tragfähige Stümpfe erzielt, daß man aber ebensogute Erfolge mit den viel einfacheren Methoden von Wilms und Bunge bekommt. Daneben ist die Stumpfbehandlung nach Hirsch sehr zu empfehlen.

Zuckerkandl (52) betont, daß sowohl die Anzeigen zur Amputation als auch die Technik im Kriege anders sind als im Frieden. Im Kriege zwingt sehr oft die Infektion zur Absetzung des Gliedes; für die Technik geht daraus hervor, daß die primäre Naht fast ausgeschlossen ist. Z. empfiehlt (s. o. Roth) die ausgiebige Freilegung der Zwischenmuskelräume und der Gefäßscheiden bei Stumpfeiterungen, Bestreichen des Knochenstumpfes mit Jodtinktur, Einlegen von in Dakinlösung getränkten Mulltupfern in alle Nischen und Taschen. Von 1000 Verwundeten mußten 5 amputiert werden; 5 pCt. aller Operationen waren Amputationen.

Für die Amputation des Oberschenkels empfiehlt Krukenberg (29) in Fällen, bei denen die Patella zertrümmert ist, an Stelle des Grittischen Verfahrens die Aufpflanzung des Condylus internus auf den Femurstumpf. — v. Baracz (1) hatte viele Fälle gesehen, bei denen nach linearer Amputation Reamputationen nötig waren und führte deshalb die Oberschenkelamputation mit der Durchstichmethode aus; zuerst wird unter starkem Zurückziehen der Haut ein vorderer und ein hinterer Hautlappen und dann durch Transfixion ein vorderer und ein hinterer Muskellappen (s. 2 Abbildungen) gebildet. Er hat diese Operation 29 mal mit gutem Erfolge ausführen lassen.

Stern (48) empfiehlt für hohe Oberschenkelamputation eine Art offener Wundbehandlung, bei welcher der Stumpf unter einem Drahtkorb freiliegt.

v. Baeyer (2) und Erlacher (18) empfehlen bei Unterschenkelamputation die Entfernung des Fibulaköpfchens; während aber Erlacher bei kurzem Stumpf den Fibularest entfernt und den N. peroneus reseziert, nimmt v. Baeyer bei langem Stumpf nur das Köpfchen fort, um eine breitere Stütze für die Prothese zu gewinnen.

Franke (20) behält, wenn Kniegelenk, Tibiakopf und entsprechende Weichteile gesund sind, im vorderen Lappen ein Stück der Tuberositas tibiae, das auf die dünne Epiphysenscheibe der Tibia aufgelegt wird. 7 glatt geheilte Fälle.

Die von Klapp (27) in einem Falle von Gangrän des Hackens und des Vorderfußes ausgeführte Operation bestand in der Fortnahme des Fersenteils des Kalkaneus, der Exartikulation im Chopartschen Gelenk mit Absägen der Knorpelfläche von Talus und Kalkaneus. Gute Heilung unter Freiluftbehandlung mit tragfähigem Stumpf (3 Abbildungen).

Spitzy (47) betont, daß man bei langen Unterarmstümpfen, um später Pro- und Supination möglich zu machen, bei der Operation darauf achten muß, daß glatte Knochenflächen ohne Periostfetzen bleiben, daß während der Heilung die Stellung in Supination streng einzuhalten und früh genug mit Bewegungen angefangen werden muß. Als Prothese wird der von Sp. konstruierte Dreharm empfohlen.

Zondek (53) ist der Meinung, daß man auch nach linearer Amputation durch Extension und eine Art unblutiger Naht die Wundbedeckung erreichen oder doch die offene Stelle so verkleinern kann, daß sie leicht plastisch zu decken ist.

Über das Verfahren bei Stumpfkorrekturen berichten Sonnenkalb (46) und Walcher (51). Der erstere umschneidet die offene Narbe und bedeckt sie mit der stark unterminierten und beweglich gemachten Haut; der letztere fügt dazu noch eine Extension der

Lappen mit Vereinigung über dem Stumpf. (Um ein starkes Ulcus prominens darf es sich dabei nicht handeln. Ref.)

Degenhardt (15) empfiehlt zum Hervorziehen der Haut die Heftpflasterextension mit einer beim Verbandwechsel leicht abzunehmenden 25—30 cm langen Spiralfeder.

Meyer (34) hat einen Weichteilschützer aus zwei gegen einander beweglichen Blechplatten herstellen lassen, der sich dem Knochen gut anlegt (Abbildung).

Zur Blutstillung bei hohen Oberschenkelamputationen treibt Braun (11) einen starken Nagel schräg in den Trochanter hinein und legt dahinter den Schlauch um.

Auch die Arbeiten über Prothesen für die unteren Gliedmaßen sind sehr zahlreich, aber ohne die Abbildungen schwer klar zu beschreiben.

v. Baeyer (3) empfiehlt statt der trichterförmigen Stumpfhülsen eine Art Schienenhülse für Arm- und Beinstümpfe, Mommsen (36) das bei Biesalski im Oskar-Helene-Heim gebräuchliche künstliche Bein für Oberschenkelamputierte, das anfangs mit einer Gips- und später mit einer Lederhülse versehen wird. Gocht (21) zeigt 12 künstliche Beine, von denen 10 mit Preisen ausgezeichnet waren, und gibt im Anschluß daran eine Darstellung der besonderen Konstruktionen, die bei der Herstellung dieser Kunstbeine maßgebend gewesen sind. Die von Hoffmann (23) empfohlene Vorrichtung soll das Abgleiten nach außen bei ·kurzen Oberschenkelstümpfen verhindern. Janssen (24) betont die Wichtigkeit eines guten Stumpfes für die Prothese und beschreibt das vorläufige Lazarettbein und das endgültige Kunstbein; in beiden muß der Stumpf sich direkt aufstützen können. Er beschreibt bestimmte Prothesen für die einzelnen Gliedabschnitte der unteren und der oberen Gliedmaßen. — Dasselbe finden wir bei Dollinger (16), der seine reichen Erfahrungen über den Prothesenbau (5500) und die Grundsätze mitteilt, die besonders für Prothesen an den unteren Gliedmaßen maßgebend waren.

Über Behelfs- oder Lazarettprothesen berichten Elsner (17), Borchardt (8), Mastiz (32) und Semedner (45). Der hohe Wert dieser Hilfsapparate ist hier und da angezweifelt; es ist aber ganz klar, daß die frühzeitige Übung im Gebrauch der Prothese, die Befreiung von der stets bedenklichen Krücke für den Stumpf und für den ganzen Menschen von großem Nutzen sind. Wo man schlechte Erfahrungen damit gemacht hat, ist sicher nicht mit der nötigen Energie und Sorgfalt, namentlich bei den ersten, für den bis dahin bettlägerigen Kranken immer etwas mühsamen Versuchen vorgegangen.

Auf die einzelnen Vorschläge kann hier nicht näher eingegangen werden. Jeder auf Krücken mühsam sich fortbewegender Verwundeter ist ein Vorwurf für den behandelnden Arzt. — Dabei sei auch auf den Ersatz des Stelzbeins durch ein Arbeitsbein hingewiesen, wie es Nieny (39) konstruiert hat (Abbildungen). — Krauss (30a) führt mehrere Fälle an, in denen von der Behörde die Verpflichtung festgestellt wurde, Amputierten nicht eine Stelze, sondern ein künstliches Bein zu gewähren.

Über Prothesen für obere und untere Gliedmaßen sind so viele Arbeiten erschienen, daß es nicht möglich ist, sie hier alle einzeln zu besprechen. Vieles ist auch schon bei dem Berichte über die Amputationen erwähnt; z. B. bei den Bestrebungen, willkürlich bewegbare Stümpfe herzustellen. Bei den Prothesen für die oberen Gliedmaßen ist über den sonst vortrefflichen Carnes-Arm [Cohn (14)] zu erwähnen, daß seine Herstellung schwierig ist, daß er namentlich bei Massenbedarf nicht geliefert werden kann, so daß die Kriegsbeschädigten schon dahin beraten sind, sich vorläufig mit einem anderen künstlichen Arm zu begnügen. — Kotzenberg (28) überträgt die Umfangsvergrößerung des Muskels bei der Kontraktion durch eine den Stumpf und seine Muskelmasse eng umschließende doppelte Metallspange auf die Prothese. — Biel (7) unterzieht die verschiedenen Befestigungsarten der Armprothesen einer eingehenden Vergleichung und Kritik. — Bauer (4) empfiehlt eine zerlegbare Arbeitsprothese für den Arm, deren einzelne Bestandteile normalisiert und deshalb fabrikmäßig herzustellen sind. In einer anderen Mitteilung beschreibt er Vorrichtungen an Prothesen bei Handverstümmelung, bei denen ein Gegenhalt geschaffen wird, so daß Greifen und Halten möglich sind. Die von B. empfohlene Arbeitsprothese für kurze Vorderarmstümpfe hat ein festzustellendes Ellenbogengelenk; für leichte Arbeiten kann die Spannung zum Teil aufgehoben werden.

Besondere Arbeitsprothesen beschreiben noch Mosberg (37), Mieteno (33), Lange (31), während Steinthal (49) darauf hinweist, daß man aus der Betrachtung kranker bzw. gelähmter Hände Schlüsse ziehen kann auf die notwendigen Eigenschaften einer Handprothese.

D. Gefäßverletzungen und Aneurysmen.

1) Boyksen, Über den Brand der Extremitäten nach Verletzung der Gefäße durch fernwirkende mechanische Gewalt. Münchner med. Wochenschr. Nr. 19. — 2) Busalla. Über die Versorgung verletzter Extremitätenschlagadern in der Nähe des Schultergürtels und Beckenrings. Med. Klin. Nr. 1. — 3) Colmers, F., Das Aneurysma der Art. obturat. nach Schußverletzung und seine Behandlung. Zentralbl. f. Chir. Nr. 13. — 4) Drüner, Freilegung der Nerven- und Gefäßstämme

von Arm und Schultern, nebst Bemerkungen über Aneurysmen. Deutsche med. Wochenschr. Nr. 5. — 5) Derselbe, Unterbindung der Art. vertebr. Zentralbl. f. Chir. Nr. 30. — 6) Franz, C., Müssen arteriovenöse Fisteln operiert werden? Ebenda. Nr. 50. — 7) Fromme, A., Aneurysma arteriovenos. der Subklavia. Deutsche med. Wochenschr. S. 702. — 8) Derselbe, Kriegsaneurysmen. Beitr. z. klin. Chir. Bd. 105. H. 3. — 9) Graf, G., Funktionsprüfung unterbundener und genähter Schlagadern. Deutsche Zeitschr. f. Chir. Bd. 140. S. 36. — 10) Gobiet, J., Kriegsaneurysmen. Wiener klin. Wochenschr. Nr. 33. — 11) Gold-ammer, F., Kriegsverletzungen der Blutgefäße und ihre operative Behandlung. Beitr. z. klin. Chir. Bd. 106. H. 5. — 12) Goebel, C., Schutz der Arterien-stümpfe durch Muskellappen. Zentralbl. f. Chir. Nr. 50. — 13) v. Haberer, Gefäßchirurgie. Wiener klin. Wochenschr. Nr. 10. S. auch Deutsche med. Wochen-schr. S. 446. (Ebenda v. Verebely und Pribram.) S. auch Arch. f. klin. Chir. Bd. 108. H. 4. — 14) Hirschmann, C., Venenimplantation zur Beseitigung der Ischämie nach Gefäßabschuß. Zentralbl. f. Chir. Nr. 12. — 15) Heinemann, O., Zur operativen Behandlung der Gefäßschüsse. Deutsche med. Wochenschr. S. 1326. — 16) Harttung, H., Zur Klärung der Frage der Pseudoaneurysmen. Med. Klin. Nr. 33. — 17) Jauregay, S. M., Beitrag zur Behandlung der Kriegsaneurysmen. Diss. Berlin. — 18) Jefferson, J. C., Arteriennaht bei traumatischem Aneurysma. Brit. m. J. 1916. Dez. 19. — 19) Justi, Histologische Untersuchungen von Kriegsaneurysmen. Frankf. Zeit. f. Path. Bd. 20. H. 2. — 20) Johannessen, Ch., Pathologie und Therapie der traumatischen Aneurysmen. Norsk Magaz. 1916. Nr. 12. — 21) Knoll, W., Arteriennaht in infiziertem Gebiet. Beitr. z. klin. Chir. Bd. 105. H. 3. — 22) Küttner, H., Blutstillung durch lebende Tamponade mit Muskelstückchen bei Aneurysmaoperationen. Zentralbl. f. Chir. Nr. 25. — 23) Der-selbe, Beiträge zur Kriegschirurgie der Blutgefäße. Beitr. z. klin. Chir. Bd. 108. H. 1. — 24) Krecke, Fehldiagnose, Spontanheilung und konservative Behandlung von Aneurysmen. Münchner med. Wochenschr. Nr. 30. — 25) Kroh, Fr., Frische Schußverletzungen des Gefäßapparates. Beitr. z. klin. Chir. Bd. 108. H. 1. — 26) Krabbel, M., Zur Pathologie und Behandlung frischer Gefäßverletzungen. Ebenda. — 27) Lexer, E., Dauererfolg eines Arterienersatzes durch Venenauto-plastik nach 5 Jahren. Zentralbl. f. Chir. Nr. 26. — 28) Derselbe, Zur Gefäß-chirurgie. Deutsche med. Wochenschr. S. 480. Vereinsbeil. — 29) Lutz, Ein Fall von Aneurysma der Art. vertebralis. Berliner klin. Wochenschr. Nr. 19. — 30) Merkens, W., Zur Technik der Arteriennaht. Zentralbl. f. Chir. Nr. 48. — 31) Martius, Zwei Fälle von Aneurysma. Deutsche med. Wochenschr. S. 607. — 32) Meyer, C., Beckenbruch mit isolierter Zerreißung der Vena iliaca. Deutsche Zeitschr. f. Chir. Bd. 138. H. 3 u. 4. — 33) Mutschenbacher, Th. v., Schuß-verletzungen der großen Gefäße. Beitr. z. klin. Chir. Bd. 105. H. 3. — 34) Marschke, Blutgefäßchirurgie im Felde. Ebenda. Bd. 106. H. 5. — 35) Ol-genick, J.. Über die Unterbindung der Art. vertebralis. Zentralbl. f. Chir. Nr. 50. — 36) v. Ortenberg, Aneurysma arterio-venosum zwischen Carotis interna, Verte-bralis sinistra und Sinus transversus. Münchner med. Wochenschr. Nr. 7. — 37) Orth, O., Arterienverletzungen, mit besonderer Berücksichtigung ihrer Spät-folgen. Beitr. z. klin. Chir. Bd. 105. H. 3. — 38) Propping, K, Ursache der Gangrän nach Unterbindung großer Arterien. Münchner med. Wochenschr. Nr. 18. — 39) Pribram, E., Aneurysma der Carotis int. Arch. f. klin. Chir. Bd. 108. H. 4. — 40) Pearson, W., Projectile injuries of blood vessels. Brit. med. J. 1916. Dez. 9. — 41) Pfanner, W., Zur Indikation der operativen Klärung der sog. Pseudoaneurysmen. Med. Klin. Nr. 45. — 42) Porzelt, W., Ein Aneurysma arterio-venosum duplex. Münchner med. Wochenschr. Nr. 45. — 43) Rydygier, L. von, Behandlung der Gefäßverletzungen und der traumatischen Aneurysmen im Kriege. Wiener klin. Wochenschr. Nr. 1. — 44) Derselbe, Zur Freilegung der Subklaviaaneurysmen. Zentralbl. f. Chir. Nr. 5. — 45) Riedel, K., Die konser-vative Therapie bei Kriegsaneurysmen und die Indikationsstellung zur operativen Behandlung. Deutsche med. Wochenschr. Nr. 8. — 46) Rehn, Gefäßschüsse. Beitr. z. klin. Chir. Bd. 106. H. 3. — 47) Rosenstein, P., Phlebektomie. Arch. f. klin. Chir. Bd. 109. H. 2. — 48) Rost, Über Blutungen und An-eurysmen bei Schußverletzungen. Med. Klin. Nr. 19. — 49) Simon, E., An-eurysmen nach Schußverletzungen, Beitrag zur Kasuistik des Aneurysma spurium traumaticum Art. tibial. post. Deutsche Zeitschr. f. Chir. Bd. 142. S. 79. —

50) Stromeyer, K., Zur Operation der Glutäalaneurysmen. Ebenda. Bd. 141. — 51) Uhlig, Aneurysma arterio-venos. der A. femoralis. Deutsche med. Wochenschr. 1918. S. 144. — 52) Ullrich, W., Achtstündige doppelte Unterbindung der Art. femoralis ohne Dauerschädigung. Zentralbl. f. Chir. Nr. 2. — 53) Walter, L. u. Sabri Bey, Zwei interessante Beobachtungen. Münchner med. Wochenschr. Nr. 14. — 54) Warthmüller, H., Die bisherigen Erfolge der Gefäßtransplantation beim Menschen. Diss. Jena. — 55) Weber, A., Beobachtungen am traumatischen Aneurysma arterio-venosum. Münchner med. Wochenschr. Nr. 13. — 56) Wilms, Aneurysma der Art. subclavia. Deutsche med. Wochenschr. S. 448. — 57) Wohlgemuth, H., Die konservative Therapie bei Kriegsaneurysmen und die Indikationsstellung zu operativer Behandlung. (Bemerkungen zu Riedel, s. o.) Ebenda. S. 397. — 58) Wynne, O. W. J., Ricardson u. Dodson, Schußverletzungen der Blutgefässe in Mesopotamien. Brit. med. J. 1916. Dez. 9.

v. Haberer (13) hatte bei der feldärztlichen Tagung der 2. Armee in Lemberg das Referat über die Gefäßchirurgie erstattet. Die vorliegende Arbeit ist eine Erweiterung dieses Vortrags und eine Fortsetzung der Arbeit „Kriegsaneurysmen" (s. den vorigen Bericht, S. 438). Auf 153 Seiten, von denen fast die Hälfte von den 172 Krankengeschichten eingenommen wird, bespricht v. H. die Verletzung großer Gefäße durch Schuß- oder Stichwaffen und die sekundären Gefäßverletzungen bzw. Gefäßschädigungen; bei den letzteren unterscheidet er die durch unzweckmäßige Wundbehandlung und die auf andere Weise mehr minder unaufhaltsam entstehenden Schädigungen. Die verschiedenen Grade und Arten der Gefäßverletzungen, die Bildung der Aneurysmen in ihren Arten und Komplikationen, ihre Behandlung, Gefäßnaht, Unterbindung werden eingehend besprochen und eine genaue Statistik über das eigene Material gebracht. Im vorigen Berichte handelte es sich um 72 Fälle; seitdem sind noch 100 hinzugekommen mit 85 Gefäßnähten und 15 Unterbindungen. Arteriovenöse Fisteln operiert er auch, weil sie gelegentlich sehr schwere Störungen hervorrufen können. Alle diese Eingriffe sind womöglich ohne Blutleere auszuführen, weil diese bei länger dauernder Operation eine für die Naht ungünstige Veränderung der Gefäßwand herbeiführen kann.

Boyksen (1) berichtet über 2 Fälle von Gangrän, 1 am Unterschenkel, 1 am Unterarm, nach Verletzungen, bei denen die Gefäße selbst gar nicht getroffen waren, bei denen also eine Thrombose durch fernwirkende mechanische Gewalt verursacht war.

Nach Propping (38) beruht die Gangrän nach Unterbindung größerer Arterien auf dem Mißverhältnis der arteriellen Zufuhr zum venösen Abfluß; es ist deshalb zu empfehlen, neben der Arterie auch die Vene zu unterbinden.

Busalla (2) schlägt vor, bei Gefäßverletzungen in der Nähe der Schulter oder des Beckenrings eine provisorische Umschlingung des

Gefäßes zentralwärts von der verletzten Stelle vorzunehmen. Nach Versorgung der Gefäßwunde wird die Schlinge wieder gelöst.

Graf (9) teilt 14 eigene Fälle mit und bespricht besonders die Frage der Zirkulationsstörungen nach Unterbindung oder Naht größerer Schlagadern. Eine Verlangsamung tritt anfangs bei beiden Verfahren ein; bei der Naht gehen die Störungen aber viel schneller zurück. Die gleichzeitige Unterbindung der begleitenden Vene (s. o. Boyksen) empfiehlt G. nicht.

Goldammer (11) bespricht auf Grund seiner Erfahrungen in Sofia, wo er 18 Fälle von Aneur. arterio-venosum und 37 Fälle von pulsierendem Hämatom, Aneur. spurium, und zwar 26 mal mit Gefäßnaht operierte, die Symptome, die Komplikationen, die Anzeige zur Operation. An Nachblutungen durch Usurierung glaubt er nicht; er nimmt an, daß dabei immer eine primäre Gefäßwunde vorhanden gewesen sei. 4 mal mußte nach der Gefäßnaht noch unterbunden werden; 5 mal wurde die Amputation notwendig. G. rät die pulsierenden Hämatome möglichst früh, die arterio-venösen Aneurysmen nach Heilung der Wunde zu operieren; er bevorzugt die Blutleere dabei. Bei der Art. cubitalis und poplitea ist die Unterbindung zu vermeiden; bei der Gefäßnaht sind Knopfnähte der fortlaufenden Naht vorzuziehen.

In dem von Porzelt (42) durch Exstirpation und Gefäßnaht operierten Aneurysma der Art. femoralis, das mit zwei Venen kommunizierte, waren die Erscheinungen erst $^5/_4$ Jahre nach einem Gewehrschuß aufgetreten.

Nach Pfanner (41) soll man bei Pseudoaneurysmen so verfahren, wie es v. Haberer für die arteriell-venösen Aneurysmen vorgeschlagen hat, d. h. operieren, sobald die Diagnose gestellt ist, da man bis jetzt beide Zustände nicht auf Grund der Symptome voneinander unterscheiden kann.

Die Verletzungen der Art. vertebralis sind mehrfach besprochen, sehr ausführlich von Küttner (23), der 3 Abschnitte für das Gefäß am Halse unterscheidet, von denen der mittlere am häufigsten getroffen wird. K. berichtet ausführlich über 7 neue Fälle. Unterbindung immer zentral und peripher von der Gefäßwunde. Für die Subokzipitalregion hatte K. schon vorher (Zentralbl. f. Chir., Nr. 15) ein besonderes Verfahren angegeben. — Drüner (5) schlägt für die zentrale Unterbindung die Stelle zwischen Atlas und Epistropheus unter dem Querfortsatz des Atlas vor, wo die Arterie leichter zugänglich ist (2 Abbildungen). Er beschreibt auch die Unterbindung am 6. Halswirbel in der Nähe des Ursprungs der Arterie. — In dem Falle v. Ortenbergs (36) handelte es sich um ein großes pulsierendes Hämatom am Halse, bei dem eine Verletzuug der linken Carotis interna, vertebralis und des Sinus transversus angenommen wurde. Nach Unterbindung der Carotis communis, interna, vertebralis und Tamponade des Sinus transversus stand die Blutung. Der Kranke wurde geheilt, obgleich eine Zeitlang Zeichen eines Erweichungsherdes in der linken Hemisphäre aufgetreten waren. — Olgenick (35) betont die Gefahren dieser Methoden, bei denen zwei Operationen notwendig sind, und empfiehlt die Aufsuchung der verletzten Stelle und die doppelte Unterbindung von einem längeren Schnitte aus nach Aufmeißeln des Canalis arteriae vertebralis. — Dasselbe geschah in dem von Lutz (29) mitgeteilten, von Adler operierten Falle; erst nach Entfernung des Proc. transv. des 3. und 4. Halswirbels gelang die Unterbindung. Exstirpation des Sackes, Tamponade, Heilung.

Aus seinen Erfahrungen und Versuchen schließt Kroh (25), daß Gefäßkontusionen oder interstitielle Blutergüsse zum Gefäßverschluß und ischämischer Kontraktur (Hildebrand) führen können und daß man deshalb den Druck durch Entspannungsschnitte beseitigen muß. Spontanverschluß der Gefäß- (sogar der Herz-) Wunde kann vorkommen. — Auch Krabbel (26) fand in 3 Fällen von Gefäßschuß Verschluß durch Thrombus und rät bei Verdacht der Verletzung einer größeren Arterie zur Freilegung und Versorgung der Gefäßwunde, weil sonst Nachblutungen oder Aneurysmabildung zu befürchten ist. — Orth (37) bespricht die Symptome bei Gefäßverletzungen und die Anzeigen für die Operation; wenn irgend möglich, frühzeitige Gefäßnaht. Nervenschmerzen durch Druck der erweiterten kleinen Gefäße, seltener durch Druck eines Aneurysma. O. verfügt über 10 operierte Fälle; 1 † durch Nachblutung, 5 wurden k.v., 3 g.v. oder a.v., 1 verweigerte die Operation.

v. Mutschenbacher (33) bringt eine ausführliche Darstellung der verschiedenen Arten der Gefäßverletzungen, ihrer Verteilung auf die Körpergegenden, ihrer Komplikationen und ihrer Behandlung auf Grund von 108 selbst beobachteten Fällen. Operation in der Regel in 4—6 Wochen. In frischen Fällen keine Esmarchsche Blutleere, sondern Abklemmen, aber ohne Ausschälen des Sackes zur Schonung der Kollateralen. Bei Verletzung größerer Arterien gleichzeitige Unterbindung der Vene. Die Blutung ist in diesen Fällen weniger zu fürchten, als die Infektion. — Marschke (34) empfiehlt wieder, auch für das Feldlazarett, die möglichst frühzeitige Freilegung der verletzten Gefäßpartie unter Blutleere und die Gefäßnaht; Schutz der

Stelle durch Muskel- oder Faszienplastik. Von 20 Fällen starben 5; 3 mußten sofort, 5 später amputiert werden. 6 mal mußte auch die Nervennaht gemacht werden. Nur bei schon stark infizierter Wunde oder bei sehr ungünstigen äußeren Verhältnissen hält M. die Unterbindung für angezeigt.

Pearson (40) operiert erst, wenn die Wunden geheilt sind. Er hat in 14 Fällen (darunter 10 Aneurysmen) gute Resultate gehabt.

Wynne (58), der über 24 Fälle berichtet, schränkt die Spätoperation auf die arteriell-venösen Aneurysmen ein; die pulsierenden Hämatome sollen dagegen möglichst früh operiert werden, und zwar durch Unterbindung in loco.

Rehn (46) empfiehlt auf Grund seiner Erfahrungen im Felde die Gefäßnaht „sowohl im primären, als auch im intermediären Wundstadium".

Goebel (12) teilt einen Fall mit, bei dem es ihm gelang, hartnäckig wiederkehrende Nachblutungen aus der Art. maxillaris externa durch Unterbindung mit Aufpflanzen eines Lappens aus dem Kopfnicker zu stillen.

Knoll (21) macht darauf aufmerksam, daß man bei Schußverletzungen der Gefäße fast nie eine aseptische Wunde vor sich hat, daß aber auch in diesen Fällen die Arteriennaht gelingt. Er übernäht die Stelle mit Muskel aus der Nachbarschaft, legt einen Gazestreifen ein und stellt das Glied ruhig. Nur bei schlechtem Allgemeinzustand und schwerer Infektion ist die Naht nicht angezeigt.

Merkens (30) hat in einem Falle, bei dem nach zirkulärer Naht die Stichkanäle noch bluteten, durch Übernähen eines vorher über die Arterie gezogenen Venenstückes (Abbildung) sofortiges Aufhören der Blutung bewirkt.

Über Gefäßplastik berichten Lexer (27 u. 28), Hirschmann (14) und Warthmüller (54). Der letztere bringt in seiner Dissertation eine gute Darstellung des ganzen Gebietes, indem er eine große Zahl von Fällen zusammenstellt und ihre Resultate (47 Fälle mit 40 günstigen Einheilungen) mitteilt. Zum Schluß Liste von 60 einschlägigen Arbeiten. — Hirschmann berichtet über den Ersatz eines 12 cm langen Stückes aus der Art. axillaris durch ein Stück der Vena saphena. Heilung per primam, auffallende Besserung (Beobachtungszeit 14 Tage, Ref.). — Lexer konnte dagegen über einen Patienten berichten, bei dem er vor 5 Jahren ein Aneurysma der Iliaca ext. und femoralis exstirpiert und den 16 mm breiten Defekt durch ein Stück der Vena saphena ersetzt hatte, und bei dem noch die volle Durchgängigkeit des Gefäßes nachzuweisen war.

Küttner (22) hat zuerst eine hartnäckige Blutung aus der z. T. resezierten Wand eines Aneurysma der Art. vertebr. durch Tamponade mit einer größeren Anzahl kleiner, kaum fingernagelgroßer Muskelstücke aus dem Kopfnicker dauernd gestillt und dieses Verfahren auch in anderen Fällen stets mit Erfolg angewendet (s. o. Goebel).

Meyer (32) hatte einen guten Erfolg mit der Naht einer Wunde der Vena iliaca bei Beckenbruch.

In dem von Ullrich (52) mitgeteilten Falle waren Arteria und Vena femoralis in der Mitte des Oberschenkels zerrissen, bluteten aber nicht. Doppelte Ligatur beider Gefäße zentralwärts, dicht unter dem Poupartischen Bande, Unterbindung an der Verletzungsstelle. 8 Stunden später Abnahme der zentralen Ligaturen; das Bein war zuerst blaß und pulslos, allmählich gingen diese Erscheinungen zurück, der Patient wurde geheilt.

Uhlig (51) stellte 2 Soldaten vor, bei denen sich eine Verbindung der Art. femoralis mit der Vene zeigte; bei dem einen hatten sich die Erscheinungen 3 Jahre nach einer Friedensschußverletzung durch die Strapazen des Krieges entwickelt; Trennung der Verbindung, seitliche Arteriennaht, zirkuläre Venennaht nach Exstirpation. Bei dem andern wurde das Aneurysma 14 Tage nach Verletzung durch Handgranatensplitter festgestellt. Hier Resektion des verletzten Arterienstücks mit Exstirpation zweier Aneurysmen und seitliche Venennaht. Beide Male ohne Blutleere. Glatter Verlauf.

Auch Rydygier (43) operiert bei Gefäßverletzungen und Aneurysmen lieber ohne Blutleere und empfiehlt bei beiden möglichst frühe Operation; Unterbindung nur, wenn starke Blutung aus dem peripherischen Abschnitt auf guten Kollateralkreislauf deutet, bei stark gequetschten Wunden, bei schwerer Infektion und bei schlechtem Allgemeinbefinden; sonst ist die Gefäßnaht vorzuziehen, oder die Gefäßtransplantation. R. verfügt über 27 Fälle.

Nach Rost (48) sind allgemein gültige Regeln, ob Naht oder Unterbindung bei Aneurysmen anzuwenden ist, nicht aufzustellen. Nach- oder Spätblutungen, am häufigsten in der 2. Woche auftretend, zeigen sich oft ohne nachweisbare Ursache, z. B. nachts im Schlafe. R. empfiehlt, außer der Unterbindung in loco, auch die an der Kontinuität auszuführen. In einem Falle trat Verblutung aus der Art. glutaea superior ohne Blutung nach außen ein.

Über die Entstehung und die histologischen Veränderungen der Gefäßwand und ihrer Umgebung bei traumatischen Aneurysmen geben die Untersuchungen von Justi (19) einige interessante Aufschlüsse. „Das vorquellende Blut schiebt die Fasern des Bindegewebes vor sich her und legt sie nebeneinander, bis sie eine zusammenhängende Membran bilden." Ein Verschlußthrombus bei kleineren Gefäßwunden kann noch spät sich wieder lösen unter dem Einfluß einer Infektion oder nach heftigen Anstrengungen. Durch Gerinnung des Blutes an der Peripherie des periarteriellen Hämatoms entsteht die Wand des Sackes, die von J. bei den verschiedenen Arten der Aneurysmen, besonders da, wo sie an der Verletzungsstelle in die Gefäßwand übergeht, genau untersucht wird. Das für die Untersuchungen verwendete Material stammt von Küttner.

Gobiet (10) berichtet über 50 operierte und geheilte Aneurysmen an den verschiedensten Arterien von der Karotis bis zur Tibialis postica; 30 mal wurde die Unterbindung, 20 mal die Gefäßnaht ausgeführt. G. kommt zu dem Schlusse, daß die Gefäßnaht die ideale Operation des traumatischen Aneurysmas ist, und daß sie möglichst früh, auch bei unsicheren Wundverhältnissen, ausgeführt werden soll.

Riedel (45) ist Gegner der grundsätzlichen Frühoperation, da in manchen Fällen eine Heilung unter Druckverband erreicht wird (R. erreichte dies 5 mal in 12 Fällen) und da man vorher nicht wissen kann, ob die Gefäßnaht möglich und nicht die oft gefährliche Unterbindung nötig ist. Geht der Tumor unter Kompression nicht zurück, ist Ruptur zu befürchten, tritt Infektion ein, bestehen Zeichen von Kompression auf Nerven oder Zirkulationsstörungen, dann muß operiert werden.

Diese Mitteilung Riedels wird von Wohlgemuth (57) einer scharfen, aber nach Ansicht des Ref. berechtigten Kritik unterzogen, indem er darauf hinweist, daß von den 5 geheilten Fällen nur 2 als solche gelten können und daß die Kompressionsbehandlung nur als vorbereitende Behandlung zur Sicherung des kollateralen Kreislaufes in manchen Fällen von Nutzen sein kann. W. hat die Gefäßnaht in 23 Fällen mit Erfolg ausgeführt.

Krecke (24) spricht bei Aneur. art.-venos. der Femoralis wieder mehr für die operationslose Behandlung; bei kleinerer Gefäßwunde kann Spontanheilung eintreten. K. konnte das mehrfach bis zum Verschwinden des Geräusches verfolgen. In einem Falle, bei dem ein Aneurysma diagnostiziert war, fand sich nur ein Sack an der Vene, bei dessen Exstirpation die Vene einen Riß bekam. Naht desselben; Heilung.

Bei einem Aneurysma der Art. ulnaris dicht am Ellenbogengelenk machte Jefferson (18) die Gefäßnaht und bedeckte die Nahtstelle mit einem Teil des exstirpierten Sackes.

Weber (55) fand beim arteriell-venösen Aneurysma deutliche

Pulsverlangsamung bei Druck auf die Geschwulst, klopfendes Gefühl im Kopfe, Blutdrucksteigerung und Veränderung der Herzfigur (orthodiagraphisch).

Rosenstein (47) empfiehlt bei Thrombophlebitis die zentrale Unterbindung des gesunden Venenstammes; er unterband in 5 Fällen von Thrombose der Schenkelvene die V. iliaca externa.

Johannesen (20) operierte nach Feststellung des Kollateralkreislaufs 14 Aneurysmen mit Exstirpation und Unterbindung; 1 Todesfall bei einem Aneurysma der Poplitea durch Gangrän; die anderen heilten ohne Zwischenfall. Gefäßnaht wurde nicht gemacht. J. empfiehlt bei größeren Gefäßen die gleichzeitige Unterbindung der Vene und führt einen Fall an, bei dem diese erst 8 Tage nach Unterbindung der Arterie ausgeführt wurde und die drohende Gangrän verhütete.

Von den beiden Fällen, über die Walter und Sabri (53) berichten, betraf der eine ein großes Aneurysma der Subklavia, das nach zentraler und peripherischer Unterbindung ausgeräumt und mit Jodoformmull tamponiert wurde. Obgleich schon Zeichen der Infektion vorhanden waren, trat doch glatte Heilung ein.

In sehr ausführlicher Weise berichtet Fromme (8) über seine Beobachtungen an 50 traumatischen Aneurysmen, ihre Symptome und Behandlung. Wenn man bei Operation trotz des Vorhandenseins schwirrender Geräusche kein Aneurysma findet, dann hat man die Nebenäste nicht genügend untersucht. Frühoperation konnte Fr. nicht machen, weil alle seine Fälle erst spät zur Behandlung kamen. Eine Spontanheilung kam nur 1 mal bei einem arteriellen Hämatom der Femoralis vor. In 3 Fällen wurde die Gefäßnaht ausgeführt (1 †
durch Infektion), bei den übrigen Unterbindung und Exstirpation (2 †,
auch an Infektion). 1 mal Venentransplantation mit Erfolg. Fr. kommt zu dem Schlusse, daß die Gefäßnaht die ideale Operation ist, daß sie aber nur in aseptischer Wunde und nur bei größeren Gefäßen berechtigt ist. Wird unter Blutleere operiert, dann kann auch die Unterbindung vom Innern des Sackes aus vorgenommen werden (nach Kikuzi, früher schon von Matas als Endo-aneurymorrhaphie empfohlen, Ref.). Wenn die Wunde aseptisch ist, dann soll man nach Versorgung der Gefäße auch die Umgebung, speziell die Nerven versorgen, aus dem Narbengewebe befreien und mit Kalbsarterien umhüllen.

In einem Vortrage berichtet Fromme (7) über einen sehr interessanten Fall von Aneur. arterio-venosum der Subklavia, das bei der ersten Operation übersehen war und, als Patient von Fr. über

1 Jahr später operiert wurde, zu einer kolossalen Schwellung des Armes geführt hatte. Es zeigten sich 2 arterio-venöse Fisteln; zentralwärts von der oberen war bei der ersten Operation die Vene zugebunden. Exstirpation derselben, Verschluß der oberen Fistel durch die Naht, der unteren durch Unterbindung der Arterie an dieser Stelle. Danach schnelle Besserung und glatte Heilung.

Über Aneurysmen der Subklavia berichten auch Wilms (56) und Rydygier (44).

In dem Falle von Wilms war zugleich der N. musculocutaneus und der Bizeps verletzt. 1. Akt Unterbindung der Subklavia mit Ausräumung des Sackes, 2. Akt Überpflanzung eines Lappens aus dem Trizeps an den Bizeps; der Nerv konnte aus dem Narbengewebe nicht isoliert werden. Gute Heilung; nach 1 Jahre noch gute Funktion. — Rydygier erinnert an die von ihm im Jahre 1906 (Wiener klin. Wochenschr., Nr. 50) empfohlene Methode der Unterbindung des Anfangsteiles der Art. subclavia, die er auch für medial gelegene Aneurysmen dieses Gefäßes empfiehlt. Die dabei nötige Entfernung des Manubr. sterni wird nicht vorgenommen, wenn das Aneurysma sich mehr nach der Achselhöhle zu entwickelt. Vergleich dieses Verfahrens mit dem von Lexer (Deutsche Zeitschr. f. Chir,, Bd. 85, H. 4 u. 5) angegebenen.

Von den beiden Fällen, über die Martius (31) berichtet, war der eine ein Halsschuß mit Schwirren und pulsierender Schwellung, der andere ein Schuß am Knie mit Schwirren ohne Schwellung. In diesem Falle legte die Operation intakte Gefäße frei; das Schwirren war als Folge der Zerrung und Dehnung durch narbige Veränderungen am Schußkanal anzusehen.

Drüner (4) beschreibt ausführlich die Freilegung der Nerven an der oberen Extremität, wobei allerdings am Schulterteil und in der Achselhöhle durch die von ihm empfohlenen Schnitte auch die großen Gefäße freigelegt werden. Bei der Operation von Aneurysmen oder Gefäßverletzungen müssen diese zuerst, aber mit Schonung der benachbarten Nerven, versorgt werden.

Franz (6) hat bei arteriell-venösen Fisteln, bei denen Schwirren, systolische Geräusche nach Verletzungen auftraten, aber keine Geschwulst und keine Zirkulationsstörungen, 9 mal das Fehlen aller Beschwerden 6—8 Wochen lang beobachten können und rät deshalb in diesen Fällen von der Operation Abstand zu nehmen. Spätere Verschlimmerung hält er für möglich, aber für unwahrscheinlich.

Der von Colmers (3) mitgeteilte Fall von arteriellem Hämatom bei Verletzung der Art. obturatoria zeigt, wie gefährlich und wie schwer zu bekämpfen die Folgen dieser Verletzung sind. Bei der Freilegung war nur das peripherische Ende zu fassen; das zentrale war zurückgeschlüpft. Deshalb wurde außerdem die Art. hypogastrica doppelt unterbunden. Digalen und mehrfache intravenöse Kochsalz- infusionen waren nötig, um den bedenklichen Kollaps zu bekämpfen, Heilung ohne weitere Zwischenfälle.

Bei einem traumatischen Aneurysma der Art. glutaea unterband Stromeyer (50) zuerst die Art. hypogastrica und legte dann das Aneurysma frei und exstirpierte es.

Simon (49) teilt einen Fall von traumatischem Aneurysma der Art. tibialis post. nach Gewehrschuß (Steckschuß) der rechten Wade mit (7 Abbildungen), der durch Spaltung, teilweise Exstirpation und Unterbindung des zentralen Endes der Arterie geheilt wurde. Im Anschlusse daran bespricht S. auf Grund eingehender Literatur- studien die Statistik, die Symptome, Diagnose, Komplikationen, Ver- lauf und Behandlung der traumatischen Aneurysmen. Literaturliste von 186 Nummern.

Pribram (39) hatte in 3 Fällen Gelegenheit, bei Verletzungen der Carotis interna oberhalb des Kieferwinkels zu operieren; 2 Fälle endeten nach der Unterbindung der Carotis communis tödlich durch Gehirnerweichung; bei dem 3. war die Carotis interna unterbunden; die einem Retropharyngealabszeß ähnliche pulsierende Schwellung ging zurück und der Kranke wurde geheilt.

In dem von Harttung (16) mitgeteilten Falle von Schußver- letzung an der rechten Schulter Lähmung des Muskulokutaneus und Medianus und deutliches Schwirren ohne Tumor. Nach der Freilegung und Lösung aus dem Narbengewebe hörte das Schwirren auf und blieb auch fort (10 Wochen Beobachtung). Bei der Operation wurden auch an den Nebenästen keine Veränderungen gefunden. Wären die Nervenverletzungen nicht gewesen, dann hätte dieser Fall keine An- zeige zur Operation geboten (s. o. Martius, Fromme und Pfanner).

E. Nervenverletzungen.

(S. auch Nachbehandlung.)

1) Ansinn, O., Faszienimplantation bei Radialis- und Peroneuslähmung. Beitr. z. klin. Chir. Bd. 105. H. 4. — 2) Benisty, A., Traitement et restauration des lésions des nerfs. Paris. — 3) Berkovits, R., Neurologische Erfahrungen bei Nervenschüssen. Pester Presse. Nr. 3. — 4) Bielschowsky, M. u. E. Unger, Die Überbrückung großer Nervenlücken. Journ. f. Psychol. u. Neurol. Bd. 22. — 5) Blencke, A., Ein weiterer Beitrag zu den Überbrückungsversuchen von Nerven- defekten mit Edinger-Röhrchen. Zentralbl. f. Chir. Nr. 12. — 6) Buck, W., Tenodese, Muskelüberpflanzung oder Nervennaht. Deutsche med. Wochenschr. Nr. 9. — 7) Derselbe, Zu den Überbrückungsversuchen von Nervendefekten. Zentralbl.

f. Chir. Nr. 12. — 8) Cahen, F., Überbrückung von Nervendefekten. Ebenda. Nr. 35. — 9) Cassirer, R., Zur Prognose der Nervennaht. Zeitschr. f. d. ges. Neurol. Bd. 37. H. 3 u. 4. — 10) Craig, B., Injuries to the peripheral nerves produced by modern warfare. Amer. Journ. of med. Sc. 1916. Nr. 3. — 11) Deutsch, Knochenneubildung in der Nervenscheide des Ischiadikus nach Schußverletzung. Münchner med. Wochenschr. Nr. 7. — 12) Deus, Frühoperation der Nervenverletzungen. Ebenda. Nr. 38. — 13) Eden, R., Sind zur Überbrückung von Nervendefekten die Verfahren der Tubulisation und der Nerventransplantation zu empfehlen? Zentralbl. f. Chir. Nr. 7. — 14) Edinger, Foerster u. A., Symptomatologie und Therapie peripherischer Lähmungen. S. Deutsche med. Wochenschr. S. 1495. — 15) Enderlen, Ein Beitrag zur Nervennaht. Ebenda. S. 1384. — 16) Enderlen u. Lobenhoffer, Zur Überbrückung von Nervendefekten. Münchner med. Wochenschr. Nr. 7. — 17) Engel, H., Eine neue Radialisschiene für mittelschwere Arbeit in der Werkstatt. Deutsche med. Wochenschr. S. 1363. — 18) Exner, A., Rasche Funktionsherstellung nach Nervenverletzungen. Wiener med. Wochenschr. Nr. 8. — 19) Fischer, Gunshot injuries of the peripheral nerves and their treatment. Ann. of surg. Nr. 1. — 20) Foerster, Schußverletzungen der peripherischen Nerven, des Rückenmarks und des Gehirns. S. Deutsche med. Wochenschr. S. 574. — 21) Forssmann, J., Nervüberbrückung zwischen den Enden abgeschnittener Nerven. Ebenda. S. 1263. — 22) Frey, M. v., Einige Beobachtungen an Nervenverletzten. Würzburger Sitzungsber. Nr. 2 u. 3. — 23) Gaupp, R., Zur Frage der Verstümmelung bei den Nervenkranken und Nervenverletzten im Kriege. Württemb. Korresp.-Bl. Nr. 17 u. 25. — 24) Gebele, Chirurgie der peripherischen Nervenverletzungen. Münchner med. Wochenschr. Nr. 29. — 25) Gessner, A. u. K. Riedel, Sehnenplastik bei Radialislähmung. Ebenda. Nr. 25. — 26) Gross, Eine Lähmung des rechten Halssympathikus durch Schußverletzung. Ebenda. Nr. 33. — 27) Hayward, E., Periphere Pfropfung des Musculo-cutaneus in den Medianus bei Plexusschußverletzung. Heilung. Zentralbl. f. Chir. Nr. 13. — 28) Heile, B., Zur operativen Freilegung verletzter peripherer Nerven. Beitr. z. klin. Chir. Bd. 108. H. 1. — 29) Herzog, Verletzungen der Nerven der oberen und unteren Extremität. Münchner med. Wochenschr. Nr. 4. — 30) Hess, Linksseitige Ulnaris-Wurzellähmung. Deutsche med. Wochenschr. S. 221. — 31) Hezel, O., H. Voigt, O. Marburg u. W. Weigandt, Die Kriegsbeschädigungen des Nervensystems. Wiesbaden. — 32) Hoffmann, Ad., Die Freilegung des N. ischiad. im subglutäalen Teil. Zentralbl. f. Chir. Nr. 8. — 33) Hohmann, G. u. W. Spielmayer, Edingersches und Bethesches Verfahren der Überbrückung größerer Nervenlücken. Münchner med. Wochenschr. Nr. 3. — 34) Iselin, H., Desinsertion der Muskeln zur Freilegung der großen Nervenstämme von Schulter und Hüfte. Beitr. z. klin. Chir. Bd. 107. H. 1. — 35) Kirschner, M., Behandlung großer Nervendefekte. Deutsche med. Wochenschr. S. 739. — 36) Kölliker, Th., Einpflanzen eines Astes des Medianus in den M. biceps. Zentralbl. f. Chir. Nr. 21. — 37) Koenen, M., Spastische Kontrakturen nach Schußverletzungen der Extremitäten. Arch. f. Orthop. Bd. 15. H. 1. — 38) König, F., Stützapparat für Radialis- und andere Lähmungen. Münchner med. Wochenschr. Nr. 47. — 39) Künzel, Jos., Prognose der Nervenschußverletzungen, Beitr. z. klin. Chir. Bd. 107. H. 5. — 40) Lanz, Nervenskarifikation oder sekundäre Nervennaht. Münchner med. Wochenschr. Nr. 17. — 41) Lehmann, W., Neurotische Knochenatrophie nach Nervenschüssen. Beitr. z. klin. Chir. Bd. 107. H. 5. — 42) Lengfellner, K., Die Behandlung der N. radialis-Lähmung. Münchner med. Wochenschr. Nr. 19. — 43) Leo, W., Kriegsneurologische Beobachtungen. (184 Ss.) Langensalza. — 44) Lorenz, A., Zur Technik der Sehnenverpflanzung. Zentralbl. f. Chir. H. 32. — 45) Maliva, E., Trophische Störungen nach Verletzung peripherischer Nerven. Med. Klin. Nr. 26. — 46) Mauss, Th. und H. Krüger, Schußverletzungen peripherer Nerven. Beitr. z. klin. Chir. Bd. 108. H. 2. — 47) Moser, E., Behandlung nervengelähmter Gliedmaßenmuskeln nach Schußverletzungen. Med. Klin. Nr. 33. — 48) Moro, N., Operative Behandlung der Verletzungen peripherischer Nerven im Kriege. Deutsche Zeitschr. f. Chir. Bd. 138. H. 3 u. 4. — 48a) Machol, Eine einfache Peroneus-Schiene. Melsunger med.-pharm. Mitt. Nr. 5. — 49) Mozskowicz, Überbrückung von Nervendefekten durch gestielte Muskellappen. Münchner med. Wochenschr. Nr. 23. — 50) Müller, E., Ausnutzung der Dehnbarkeit der Nerven durch temporäre Verkoppelung bei großen Defekten zum Zweck der Nervennaht. Beitr. z. klin. Chir. Bd. 105. H. 5. — 51) Nußbaum, Ad., Apparat für Peroneuslähmung. Münchner med. Wochenschr. Nr. 19. — 52) Oppenheim, K., Beiträge zur Kenntnis der Kriegsverletzung peripherischer Nerven. Berlin. — 53) Orth, O., Sehnenplastik bei Nervenlähmungen. Med. Klin. Nr. 49. — 54) Pfeifer, B., Schußverletzungen der peripherischen Nerven. Monatsschr. f. Psych. Bd. 42. H. 3. — 55) Panum, P., Tenodese bei der Behandlung paralytischer Deformitäten. Bibl. for Laeger. 1916. H. 1. — 56) Pelz, Kriegsverletzungen peripherischer Nerven. Arch. f. Psych. Bd. 57. H. 1. — 57) Perthes, G., Supravaginale Sehnentransplantation bei irreparabler Radialislähmung. Zentralbl. f. Chir. Nr. 32. — 58) Derselbe, Die Schußverletzungen der peripheren Nerven. Zeitschr. f. d. ges. Neurol. Bd. 36. H. 5. — 59) Porges, R. u. A. Fuchs, Chirurgisch-neurotische Grenzfälle. Beitr. z. klin. Chir. Bd. 107. H. 5. — 60) Riedel, Zur Kritik des Edingerschen Verfahrens der Überbrückung von Nervendefekten. S. Deutsche med. Wochenschr. S. 733. — 61) Ritter, C., Zur Frage der Entstehung von Nervenlähmungen bei Schußverletzungen. Med. Klin. Nr. 5. — 62) Rühe, E., Lähmungen des Plexus brachialis nach Verletzungen der Schulter. Diss. Berlin. — 63) Schanz, A., Beitrag zur Nervenverletzungschirurgie. Deutsche med. Wochenschr. Nr. 20. — 63a) Scheel, P. F., Zur Technik der Sehnenverpflanzung. Zentralbl. f. Chir. Nr. 20. — 64) Schmidt, Nervenplastik. Münchner med. Wochenschr. Nr. 1. — 65) Salomon, A., Erfahrungen und Erfolge bei operativer Behandlung von Schußverletzungen peripherer Nerven. Arch. f. klin. Chir. Bd. 109. H. 1. — 66) Schloessmann, H., Der Nervenschußschmerz. Berlin. — 67) Seyberth, Nervennaht. Deutsche med. Wochenschr. S. 725 (Ver.-Beil.). — 68) Spielmeyer, W., Die Regeneration peripherischer Nerven. Zeitschr. f. d. ges. Neurol. Bd. 36. H. 5. — 69) Spitzy, H., Zur Überbrückung von Nervendefekten. Münchner med. Wochenschr. Nr. 11. — 70) Stromeyer, K., Fernschädigung peripherer Nerven durch Schußverletzungen. Deutsche Zeitschr. f. Chir. Bd. 142. S. 279. — 71) Struck, Nervenplastik nach Edinger. Zentralbl. f. Chir. Nr. 7. — 72) Seibert, Muskelverpflanzung bei Radialislähmung. S. Deutsche med. Wochenschr. S. 285. — 73) Steinthal, C., Überbrückung größerer Nervendefekte mit Tubularnaht. Zentralbl. f. Chir. Nr. 29. — 73a) Derselbe, Scheinbare Heilung nach Nervennähten. Württemb. Korresp.-Bl. Nr. 12. — 74) Stern, K., Schußverletzungen des Nerv. radialis. Deutsche mil.-ärztl. Zeitschr. H. 15/16. — 75) Stoffel, St., Schicksale der Nervenverletzten. Münchner med. Wochenschr. Nr. 47. — 76) Stracker, O., Die histologische Struktur ausgeschnittener Narben peripherer Nerven. Grenzgeb. H. 4 u. 5. — 77) Vulpius, O., Heilerfolg bei Handlähmung. Zeitschr. f. Krüppelfürs. Bd. 10. H 4. — 78) Wetzel, E., Über die Vereinigung getrennter Nerven nach Edinger. Zentralbl. f. Chir. Nr. 26. — 79) Wollenberg, Das Edingersche Verfahren der Nervenüberbrückung. Deutsche med. Wochenschr. Nr. 21. — 80) Wohlgemuth, Frühoperation bei Nervenverletzungen. Münchner med. Wochenschr. Nr. 44.

Von den Arbeiten über die Verletzung bestimmter Nerven sind die über den N. radialis besonders zahlreich. Auch mehrere Stützschienen sind wieder empfohlen, z. B. von Moser (47), Engel (17) und König (38); sie werden ihren Zweck erfüllen, wenn sie die Überdehnung der gelähmten Strecker verhüten und zugleich eine kräftige Tätigkeit der gesunden Beuger gestatten. Dann werden sie auch die Arbeitsfähigkeit des Verletzten günstig beeinflussen. Dasselbe gilt für die Stützapparate bei Peroneus-Lähmung, wie Nußbaum (51) im Berichtsjahre einen empfohlen hat. Ref. verweist auf den vorigen Bericht, S. 436, und auf seinen eigenen Beitrag zu dieser Frage: „Radialis-Schiene und Peroneus-Schuh". — Einen einfachen „Peroneus-Schuh" mit Spannfeder für die Dorsalflexion empfiehlt Machol (48a). Kann in jedem Stiefel angebracht werden (Abbildungen). — Über die operative Behandlung der Radialislähmung sprechen Stern (74), der sie empfiehlt, weil eine Spontanheilung sehr unsicher ist, und die Neurolyse und das Vorgehen nach Bruns und Lanz beschreibt. Ist noch eine Fistel vorhanden, dann wird sie tief exzidiert oder vorher mit Höhensonne behandelt. — Ansinn (1) will die Hand- oder Fußstütze, wie E. Müller (s. die beiden vorigen Berichte), durch freie Faszienplastik bilden, wobei dann die Faszie keine andere Rolle spielt, als die gewöhnlichen Radialisstützen. An der Hand soll außerdem, um auch die Finger zu strecken, doch noch ein besonderer Stützapparat getragen werden.

Über Sehnen- oder Muskelplastik bei der Radialislähmung liegen eine Reihe von Arbeiten vor. Seibert (72) operierte nach Axhausen (s. den vorigen Bericht, S. 436); Mosenthal will die Beugesehne nicht durch das Ligam. interosseum, sondern um den Knochen herum an die gelähmten Strecker heranbringen. (S. Biesalski, K. und L. Mayer, Berlin 1916.)

Die Arbeit Panums (55) ist hier erwähnt, weil sie eine gute Übersicht über Arthrodese, passive und aktive Tenodese und das große Wirkungsgebiet dieser Eingriffe, gestützt auf die Erfahrungen von 586 Operationen in 380 Fällen gibt, die sich allerdings in der Mehrzahl auf Paresen und Paralysen oder auf paralytische Deformitäten beziehen und deshalb kein direktes kriegschirurgisches Interesse haben.

Lorenz (44) bespricht die paravaginale Sehnenverpflanzung und die Verlagerung der Achillessehne. Er betont besonders die Vorzüge der paravaginalen Sehnentransplantation vor der periostalen Verpflanzung und warnt vor weiterer Komplizierung des alten Nicoladoni-Vulpiusschen Verfahrens, wie sie, seiner Ansicht nach, z. B. in dem Vorschlage von Scheel (63a), der die Sehne mit ihrer Umgebung, soweit sie nicht für die Nachbarschaft notwendig ist, verpflanzt, um das Gleitgewebe zu erhalten. Alle diese Erwägungen — auch die Verlagerung des Ansatzes der Achillessehne nach Lorenz — beziehen sich allerdings hauptsächlich auf paralytische Deformitäten, gelten aber auch für die operative Nachbehandlung der traumatischen Lähmungen, wie namentlich aus der Mitteilung von Perthes (57) hervorgeht, der das Verfahren der supravaginalen Sehnenverpflanzung bei Radialislähmungen durch Schuß, die durch Nervenoperation nicht zur Heilung zu bringen sind, empfiehlt und über eine Reihe von guten Erfolgen berichtet. Weitere Empfehlungen stammen von Orth (53), der aus der Gefahrlosigkeit des Verfahrens auf die Operationspflicht des Verletzten schließt, und von Gessner und Riedel (25), die allerdings mit der periostalen Verpflanzung der Handgelenkbeuger auf die dorsale Seite des Handgelenks mit gleichzeitiger Verkürzung (Raffung) der Strecker die besten Erfolge hatten. — Auch Vulpius (77) teilt einen mit bestem Erfolge durch Verkürzung der Strecker und Überpflanzung der Beuger operierten Fall mit (5 Abbildungen).

Lengfellner (42) bespricht die operative Behandlung der Radialislähmung, für die eine Entartungsreaktion weniger in Betracht kommt, als die übrigen klinischen Erscheinungen. Nervennaht und Nervenpfropfung, und wenn diese ohne Erfolg bleiben, Sehnen- oder Muskelüberpflanzung. Um Verwachsungen nach der Operation zu vermeiden, empfiehlt L. statt der Faszien- oder Fettumhüllung die Einscheidung in Kalbsarterie. Ref. verweist wieder auf die immer noch nicht genügend berücksichtigte Notwendigkeit hin, dem Gliede bei Radialis- (oder Peroneus-) Lähmung durch eine federnde Dorsalschiene diejenige Stellung zu geben, die ihm die gelähmten Muskeln gegeben haben würden, sowohl bei frischen Verletzungen, als auch nach Operationen am Nerven, bis die Funktion wiederkehrt. Ob die freie Faszienplastik, die dasselbe bezweckt, der Schiene vorzuziehen ist, erscheint dem Ref. sehr zweifelhaft. Die übrigen Operationen, Sehnen- und Muskelüberpflanzungen, kommen wohl nur in Betracht, wenn es sich nach längerer Zeit herausstellt, daß die Lähmung trotz Operation bestehen bleibt.

Ansinn (s. o.) empfiehlt die Faszienimplantation auch bei Peroneuslähmung. Kehrt die Funktion wieder, dann kann der Faszienstreifen leicht wieder entfernt werden (das sind zwei, wenn auch kleine Eingriffe; ob nicht ein „Peroneusschuh“ dasselbe geleistet haben würde? Ref.).

Über Verletzungen anderer Nerven liegen nur 4 Mitteilungen vor.

Gross (26) beschreibt eine akute traumatische Lähmung des oberen rechten Halssympathikusgrenzstrangs durch Gewehrschuß, die sich hauptsächlich durch vaskuläre Erscheinungen an der rechten Gesichts-, Hals- und Brustseite zu erkennen gab.

Rühe (62) bespricht die verschiedenen Verletzungen an Schulter und Oberarm, welche direkt oder sekundär durch Zerrung eine Schädigung des Plexus brachialis herbeiführen können. Glatten Durchschüssen kann der Plexus ausweichen, gröbere Geschosse werden ihn verletzen oder ganz zerreißen. Diese „Kriegsverletzungen“ werden ausführlich erörtert, auch mit den Anzeigen und der Technik operativer Behandlung. Literaturliste von 34 Arbeiten.

Zur Freilegung des N. ischiadicus in seinem subglutäalen Abschnitt verfährt Hoffmann (32) nach Guleke und König, legt aber den Hautschnitt so, daß Muskel- und Hautnaht nicht übereinander liegen.

Iselin (34) empfiehlt ebenfalls die Freilegung der großen Nervenstämme an Schulter und Hüfte nicht durch Muskeleinschnitte, sondern durch Aufklappen großer, die bedeckenden Muskeln enthaltender Lappen nach Abtrennung ihrer Insertion, so des Pector. maj. und des Deltoideusursprungs an der Schulter, des Glutaeus maximus am Trochanter.

Hess (30) beschreibt eine Schußverletzung am Querfortsatz des 7. Halswirbels mit allgemeinen Lähmungserscheinungen, die bis auf eine Lähmung des linken Ulnaris mit partieller E.R. zurückgingen.

Deus (12) und Wohlgemuth (80) empfehlen die Frühoperation bei Nervenverletzungen; sie kann schon gleichzeitig mit der ersten Wundversorgung ausgeführt werden. Enderlen (15) dagegen betont, daß dann oft überflüssige Eingriffe ausgeführt würden, weil bei einfachen Durch- und Steckschüssen nicht selten nur eine Kommotion und keine Durchtrennung des Nerven besteht. Allerdings ist nach frühzeitigen Eingriffen die Muskelatrophie geringer, ebenso die Gelenkversteifungen und man gewinnt an Zeit. E. legt die Nervenstümpfe einfach so aneinander, wie sie am besten zusammenpassen, auch ohne weitere Umhüllung.

Exner (18) verfügt über 2 Fälle von ungewöhnlich rascher Funktionsherstellung nach Nervenverletzung; in dem einen Falle trat 3 Wochen nach einer Nervenplastik am N. medianus, ulnaris und musculocutaneus Wiederbeginn der Funktion des Bizeps ein, die Lähmung des Medianus und Ulnaris blieb bestehen, wahrscheinlich, weil auch die Art. brachialis zerrissen und die Ernährung der peripherischen Teile stark herabgesetzt war. In dem 2. Falle handelte es sich um den N. radialis; Resektion eines narbig veränderten Stückes von 2 cm Länge, Nervennaht. Hier trat die Möglichkeit, das Handgelenk zu strecken, schon nach 4 Wochen auf, volle Heilung in 11 Monaten. E. weist darauf hin, daß Erfahrungen dieser Art mit den herrschenden Anschauungen über die Nervenregeneration nicht in Einklang zu bringen sind. — In 7 Fällen, bei denen nach Nervennaht oder Neurolyse die Muskeln wieder funktionierten, bestand die E.R. weiter.

Nach den Untersuchungen Spielmeyers (68) bleiben die für eine Neubildung von Nervenfasern nach Schußverletzung der Nerven allein maßgebenden axialen Strangrohre noch lange Jahre nach der Verletzung bestehen und bilden (Bethe) mit den aus dem zentralen Ende vorsprossenden Schwannschen Elementen eine neue Nervenfaser.

Deutsch (11) beobachtete eine gut verheilte Schußwunde am Oberschenkel, die andauernd Sitz heftiger Schmerzen war; als Ursache fand sich bei der Operation eine flache Knochenspange im Epineurium des N. ischiadicus. Nach Entfernung derselben Neurolyse, Fettumhüllung, Naht. Die Schmerzen gingen schnell zurück. D. erinnert an ähnliche Fälle von Hilgenreiner und Heberling in Münchner med. Wochenschr., 1916, Nr. 23 u. 37.

Von 218 Schußverletzten, die Schloessmann (66) beobachtete, waren über die Hälfte, 129 schmerzfrei, die übrigen litten an leichten Parästhesien bis zu heftigen Neuralgien, fast immer zugleich mit motorischen oder sensiblen Lähmungserscheinungen. Tritt die Leitung wieder ein, dann schwinden die Schmerzen; oft ist aber dazu die Neurolyse oder die Nervenresektion nötig.

Die Forschungsergebnisse Strackers (76) aus den histologischen Untersuchungen resezierter Nervenstücke in 87 Fällen von Nervenverletzungen bilden eine Art Kritik über die neurologischen Befunde und die darauf begründeten operativen Anzeigen. In 30 von 74 Fällen zeigte der Befnnd, daß eine Operation besser unterblieben wäre. Vollständige Durchtrennung fehlte mehrere Male, wo sie bei der Operation angenommen war.

Schmidt (64) beschreibt nach einer Besprechung der Nervenplastik, ihrer Methoden und Resultate 7 eigene Fälle von Autoplastik nach Nervenresektion, Erfolge mäßig.

Lanz (40) hatte in mehreren Fällen von Nervennarben gute Erfolge mit der Skarifikation, d. h. der Längsspaltung des Verbindungsstückes. (Andere Chirurgen sind gegen das Verfahren, weil man dabei die in der Narbe liegenden Reste von Nervenfasern doch wieder durchschneidet, Ref.)

Über das Verfahren bei größeren Lücken zwischen beiden Nervenenden, die sogen. „Überbrückung", ist eine ganze Reihe von Arbeiten erschienen. Mit dem Edingerschen Vorschlage (s. den vorigen Bericht, S. 437, Ref.) der Tubulisation in Agar-gefüllten Röhrchen sind keine Erfolge zu verzeichnen. Eden (13), der auch bei 4 autoplastischen Überbrückungen keine funktionelle Besserung erreichte, erinnert an Tierversuche, bei denen diese eintrat, wenn das Röhrchen mit dem Eigenblute gefüllt war; auch Steinthal (73) empfiehlt die Füllung (eines Gummiröhrchens) mit Eigenserum; in einem seiner Fälle konnte Edinger 14 Tage nach der Einpflanzung „eine beginnende Regeneration" nachweisen. — Wollenberg (79) und Blencke (5) verfügen jeder über 25, Wetzel (78) über 2 Versager. Riedel (60) kommt auf Grund eines histologisch nachuntersuchten Falles zu ähnlichen Folgerungen, wie Hohmann (s. den vorigen Bericht), das Verfahren nicht nur für nutzlos, sondern für schädlich zu erklären. Er empfiehlt dagegen die Pfropfung nach Hofmeister. — In einer neueren Arbeit teilt Hohmann und Spielmeyer (33) 9 erfolglos nach Edinger operierte Fälle mit; die Untersuchung (Spielmeyer) ergab, daß die Nervenfasern direkt ausgewichen waren und daß die Agarmasse als Fremdkörper gewirkt hatte. Die Einpflanzung homoplastischen Materials nach Bethe bietet nach H. und Sp. bessere Aussichten. — Spitzy (69) verwirft Agar oder Blutserum in Röhrchen, findet die einfache Tubulisation besser, wobei aber die Größe der Lücke von Bedeutung ist. Die Erfolge der Einschaltung von Nervenstücken bei Tieren lassen sich nicht ohne weiteres auf den Menschen übertragen. — Edinger selbst (14) erwähnt in seinem Vortrage über Symptomatologie und Therapie peripherischer Lähmungen auf Grund von Kriegsbeobachtungen das Verfahren nicht; er ist der Meinung, daß alle neuen Nervenfasern aus Ganglienzellen stammen, daß sie aber zum Auswachsen auf Zellen des peripherischen Stumpfes treffen müssen; die Nervennaht schafft wieder eine neue Narbe. Als Heilungszeit werden $^3/_4$ bis 5 Jahre angegeben. Auch Foerster spricht bei derselben Gelegenheit auf Grund eines Materials von 2724 Fällen mit 523 Nervenoperationen über die Symptome und die Behandlung. F. ist Gegner der Frühoperation und schlägt vor, 3—5 Monate zu warten; größere Lücken sollen durch sensible Nerven desselben Individuums überbrückt werden. Von 207 Nervennähten heilten 79 vollkommen, 102 wurden erheblich gebessert, 12 zeigten keinen Erfolg.

Bielschowsky und Unger (4) kommen durch ihre Versuche und Erfahrungen zu dem Schluß, daß alles zwischengepflanzte Material narbig verändert wird, daß aber Nervengewebe noch am günstigsten für das Einwachsen neuer Nervenfasern ist. Sie empfehlen deshalb die Autoplastik bei Nervenlücken. Die Stoffelschen Vorschläge der genauen Anpassung der Nervenstümpfe halten sie für praktisch nicht durchführbar.

Alle diese und noch andere Bestrebungen deuten darauf hin, daß doch die Nervennaht noch die besten Aussichten bietet; um sie möglich zu machen, empfiehlt E. Müller (50) die Dehnung beider Enden nach vorläufiger Verbindung durch einen Faszienstreifen. In einer 2. Sitzung wurde das Faszienstück entfernt, der Nerv genäht und nach einigen Wochen durch Gelenkstellung weiter gedehnt. In 2 Fällen (Ulnaris) Besserung.

Kirschner (35) ging in demselben Bestreben so vor, daß er

den Knochen subperiostal schräg durchtrennt und so weit verschiebt, daß die Nervennaht möglich wird. Nach Heilung der Wunde wird dann durch Extension die Verkürzung des Knochens wieder beseitigt, der Nerv dabei gedehnt.

Cahen (8) hatte im Jahre 1914 einen Fall mitgeteilt, bei dem er einen großen Defekt im N. ulnaris durch sensible Nervenstücke überbrückt hatte mit ziemlich schneller Wiederherstellung der Funktion. Er kann jetzt über einen 2. Erfolg am N. radialis berichten, bei dem 2 Jahre 4 Monate nach der Operation eine bedeutende Besserung festgestellt wurde. 2 andere Fälle ohne Erfolg.

Forssmann (21) tritt für die Wirksamkeit des auto- oder homoplastischen Einpflanzens eines Nervenstücks in die Lücke ein und verwirft die Edingersche Methode. Das eingepflanzte Stück muß ungefähr der Stärke der Nervenstümpfe entsprechen, nötigenfalls kann man mehrere schmale Nervenstücke nebeneinander transplantieren. — Auch Struck (71) kommt auf Grund eines 8 Monate nach der Agarmethode Edingers histologisch untersuchten Falles zu dem Resultat, daß keine Durchwachsung, sondern eine Verwachsung mit der Röhrchenwand vor der Agarschicht stattgefunden hatte, trotz absolut reaktionslosen Heilverlaufes.

Moszkowicz (49) hat in 5 Fällen größere Nervendefekte dadurch überbrückt, daß er einen gestielten Muskelstreifen zwischen die Nervenenden lagerte und mit ihnen vernahte. In einem $^5/_4$ Jahre zurückliegenden Falle von Radialisdefekt war deutliche Besserung festzustellen; die anderen Fälle sind noch nicht lange genug beobachtet.

Berkovits (3) berichtet über seine Beobachtungen an 200 Schußverletzungen, besonders an den oberen Gliedmaßen. In zweifelhaften Fällen, bei denen auch die elektrische Untersuchung kein klares Resultat gibt, kommt die Behandlung mit Massage, Elektrizität, Heißluft und Bädern in Frage. Steht die Diagnose fest, dann Operation so früh wie möglich. B. bestätigt die guten Erfahrungen bei der Neurolyse; schnelle Wiederkehr der Funktion nach Nervennaht ist ihm auch bekannt. Der von B. besprochene Unterschied zwischen organischer und psychogener Lähmung wird auch von Pfeifer (54) betont und die oft schwierige Differentialdiagnose hervorgehoben. Auch er ist bei festgestellter Diagnose für die Operation, sobald die Wunde verheilt ist. Lagerung des Gliedes nach der Operation für 14 Tage so, daß die Naht möglichst entlastet ist. Nachher leichte Massage, passive Bewegungen, Elektrizität (und Stellung des Gliedes im Sinne der Funktion der gelähmten Muskeln! Ref.).

Schanz (63) beobachtete an der Verletzungsstelle des Nerven oft eine umschriebene Schwellung, ein Neurom. Die Abtragung mit Resektion des verletzten Nervenstückes und Naht ergaben keine guten Resultate; die Abtragung allein, Übernähung der Mulde mit dem Perineurium, Umscheidung mit steriler Kalbsarterie hatte viel bessere Erfolge.

Craig (10) betont die Schwierigkeit, durch funktionelle Untersuchung zu entscheiden, ob bei einem Nervenschuß eine Quetschung oder eine Zerreißung vorliegt; erst die Operation kann das entscheiden. Diese kann aber der häufigen Infektion wegen gewöhnlich erst nach längerer Zeit ausgeführt werden. Eine Heilung der Funktion konnte C. bei 16 Fällen, die 10 Monate lang beobachtet wurden, nicht feststellen.

Fischer (19) hat in 15 Fällen in diagnostischer Beziehung dieselben Erfahrungen gemacht. Bei frischen nicht infizierten Fällen gehört die Nervennaht zur ersten Wundversorgung; sonst soll man operieren, wenn nach einigen Monaten keine spontane Besserung festzustellen ist. Von seinen 15 Fällen heilten 8 ohne operativen Eingriff. Über die Erfolge in den 7 operierten Fällen kann F. nichts sagen, weil er sie nicht lange genug beobachten konnte.

Foersters (20) Anschauungen wurden oben im Anschluß an Edingers Vortrag erwähnt; in einem anderen Vortrage geht F. näher ein auf die Veränderungen an und in den verletzten peripherischen Nerven, die Symptome bei motorischen und sensiblen Nerven, die trophischen Störungen. Nach Frühoperation pflegt die Funktion sich schneller wiederherzustellen als nach späten Eingriffen. F. bespricht auch die Verletzungen des Rückenmarks und die Spätfolgen nach Hirnverletzungen.

v. Frey (22) fand bei Lähmung des Drucksinns auch die Empfindung für Lage und Bewegung des Gliedabschnittes stark herabgesetzt. Bei Regeneration stellte sich eine gesteigerte Schmerzempfindung bei tiefem Druck ein, die nach dem Verlaufe des geschädigten Nerven lokalisiert war; dabei zeigt sich auch Kribbeln in den peripherischen Gliedabschnitten.

Gebele (24), der 23 Nervennähte und 12 Neurolysen vornahm, beobachtete in 9 Fällen, ähnlich wie Schanz (s. o.), Neurome an den verletzten Nerven. Größere nach Resektion entstandene Defekte überbrückte er durch Nervenplastik und hatte dabei 23 Erfolge. Er glaubt gefunden zu haben, daß die spät ausgeführten Operationen leichter auszuführen waren und auch eine bessere Prognose boten. Unter seinen 35 Fällen war 30 mal die obere Extremität betroffen.

An den von Ilse Künzel (39) aus der Freiburger Nervenklinik mitgeteilten zahlreichen Nervenlähmungen nach Verletzung ist besonders zweierlei bemerkenswert; erstens, daß die Erfolge um so besser waren, je mehr zentralwärts die Verletzungsstelle war, und zweitens, daß die Nervennähte eine bessere Prognose hatten, als die Neurolyse (67 : 65 pCt.). Beobachtungsdauer 1 bis 1¹/₂ Jahre. Die besten Erfolge (80 pCt.) hatte die Operation am Medianus.

Heile (28) gibt ausführliche Vorschriften für die Freilegung des Plexus brachialis, des N. ischiadicus, des N. tibialis und des N. radialis. Von der Durchschneidung des Pectoralis major sah er keine Nachteile; die temporäre Ablösung des lateralen Trizepsansatzes ergibt eine gute Übersicht über den N. radialis.

Das von Hezel, Voigt, Marburg und Weygandt (31) verfaßte Werk ist in Wahrheit, wie der Titel sagt, ein „praktischer Leitfaden zur Untersuchung, Beurteilung und Behandlung“ der Kriegsbeschädigungen des Nervensystems. Hezel hat dabei die peripherischen Nerven, Marburg Gehirn und Rückenmark, Voigt die Kriegsneurosen, Weygandt die Psychosen und die Epilepsie bearbeitet — Alles in kurzer, klarer, auch dem Nichtspezialisten leicht faßbarer Darstellung.

Herzog (29) beschreibt auf Grund von 150 Beobachtungen vasomotorische, trophische und sensible Störungen und ihre Behandlung nach Nervenverletzungen und Operationen. Die Nervennaht bietet bei frühen Eingriffen bessere Erfolge; die Neurolyse auch noch bei späteren Operationen.

Nach Pelz (56) ist nicht die schwer zu entscheidende Frage, ob Quetschung oder Zerreißung eines Nerven vorliegt, für die Anzeige zur Operation maßgebend, sondern nur die Summe der funktionellen Symptome. Sind diese schwer, ist vollständige motorische oder sensible Lähmung vorhanden, oder trophische Störungen, E.R., dann muß immer operiert werden. Bei Paresen kann man einige Monate abwarten, ob nicht spontane Besserung eintritt. Die Art der Operation entscheidet erst der Befund.

Porges und Fuchs (59) verstehen unter „chirurgisch-neurologischen Grenzfällen“ z. B. Nerven-, Gehirn- und Rückenmarksverletzungen, wie sie von ihnen unter 1902 chirurgischen Kranken 269 mal beobachtet wurden. Sie betonen ganz besonders den Wert einer sachgemäßen, früh einsetzenden mediko-mechanischen Nachbehandlung.

In den Beiträgen von Mauss und Krüger (46) hat der erstere den neurologischen, der letztere den chirurgischen Teil bearbeitet.

Die Schwierigkeiten der richtigen Deutung elektrischer Untersuchung, die perkutan oft ganz andere Resultate gibt, als intra operationem, partielle Schädigungen, unklare Reizerscheinungen, Ersatzmöglichkeit der einzelnen Muskelfunktionen. Operation: bei totaler Lähmung nach Heilung der Wunde, ebenso bei älteren und bleibenden partiellen Lähmungen; in frischen Fällen letzterer Art warten, bis keine Besserung mehr erwartet werden kann. Narbenresektion nur in älteren Fällen, wenn keine elektrische Reaktion besteht, sonst Neurolyse und zwar hauptsächlich endoneural. — Krüger bespricht das vorliegende Material — 123 Operationen an 104 Verletzten — in chirurgischer Beziehung. Bei vollständiger Durchtrennung (38 Fälle) womöglich immer direkte Nervennaht. Edinger ohne Erfolg. — Die übrigen Erfolge sind gut.

Moro (48) berichtet über 39 Nervenverletzungen und ihre Behandlung. Operation erst nach Heilung der Wunde; nach Resektion Mobilisierung und Zug oder Pfropfung für die Naht. Sorgfältige Nachbehandlung. War die Operation ohne Erfolg, dann muß später noch einmal freigelegt und nachgesehen werden.

Ritter (61) teilt mehrere Fälle mit, bei denen man bei bestehender Lähmung und dem Verlauf des Schußkanals eine Nervenverletzung annehmen konnte, bei denen eine solche aber nicht vorlag, höchstens eine Kontusion, deren Wirkung nur vorübergehend war. R. hält die Nervenschußverletzungen nicht für so häufig, wie gewöhnlich angenommen wird.

Salomon (65) kann über recht günstige Resultate berichten; von 20 an 16 Patienten ausgeführten Nähten waren nach 1 Jahre 13 Erfolge zu verzeichnen; die Zeit wiederkehrender Funktion betrug zwischen 3 und 12 Monaten; starke kräftige Muskeln kommen früher wieder in Tätigkeit, als schmale und zarte Muskeln. Volle Wiederkehr der Funktion wurde aber nur in 4 Fällen (1 Plexus-, 1 Radialis- und Peroneusnaht, und 1 Radialisnaht nach Edinger) beobachtet, bei den anderen war weitgehende Besserung eingetreten. Die Sensibilität zeigte sich später, als die Motilität und die Wiederkehr der elektrischen Erregbarkeit. Die Frühoperation ist entschieden zu empfehlen, weil bei längerem Abwarten die Gelenke versteift und die Muskulatur degeneriert ist. Bei der Unsicherheit der Nervenplastik ist die direkte Nervennaht, wenn irgend möglich, auszuführen. Eine Umscheidung ist nicht notwendig, Lagerung oder Bedeckung mit Muskel aus der Nachbarschaft genügt. Zum Schluß gibt S. eine Tabelle von 32 Fällen (12 Abbildungen). — Um Muskeldehnung und Degeneration in den Monaten vor und nach der Operation zu vermeiden, hat S. die Radialis-Schiene des Ref. brauchbar befunden und betont, daß man mit ihr auch eine Überkorrektur, d. h. eine stärkere Dorsal-flexion des Handgelenks (dasselbe gilt vom Peroneus-Schuh) herstellen kann. Der Vorwurf, den Moser (47) diesen „Stützen“ macht, daß sie nur die Streckung, nicht die Überstreckung bewirken, ist also hin-fällig.

Einen vollständigen, das ganze Gebiet der Schußverletzungen peripherischer Nerven klar und gründlich darstellenden Bericht lieferte Perthes (58), auf 322 Beobachtungen gestützt. 10 Monate und längere Zeit nach der Operation befanden sich von 139 Nervennähten ungefähr die Hälfte (67); darunter waren 3 pCt. gebessert. Von einem endgültigen Zustand kann bei Nervennähten an den oberen Glied-maßen nicht vor dem 3., bei den unteren Gliedmaßen nicht vor dem 4. Jahre gesprochen werden. Eine wirkliche Frühheilung, eine auch funktionelle prima intentio nervorum gibt es nicht. Die Autoplastik brachte keine Besserung; von der Homoplastik erwartet P. noch weniger. Die Prognose nach der Neurolyse ist günstiger, als die der Naht; die endoneurale Neurolyse kann druckentlastend, kann aber auch direkt schädlich wirken. Die Anzeigen für die Operation sind bei P., wie bei der Mehrzahl der Chirurgen: für schwere Fälle sobald es der Zustand der Wunde erlaubt; für leichtere Fälle kann man ab-warten. Bei freigelegter Narbe ist durch zentrale faradische Reizung die Leitungsfähigkeit der Narbe festzustellen; fehlt sie, dann muß die Narbe reseziert werden.

Hayward (27) pflanzte bei einer Schußverletzung des Plexus, die eine Lähmung des Bizeps und des Supinator longus hinterlassen hatte, den peripherischen Teil des N. musculocutaneus in den Me-dianus, und zwar in seinen motorischen Teil. Beginn der Funktions-wiederkehr nach 7 Monaten, dann schnell weitere Besserung. H. be-tont den Vorzug dieser Operation, die in gesunden Weichteilen ohne die schwierige Freilegung des Plexus stattfinden kann.

Cassirer (9) hält die Prognose der Nervennaht für günstiger, als man es häufig jetzt annimmt. Der späte Eintritt (z. B. beim Radialis $^3/_4$—$1^1/_2$ Jahre) der ersten Zeichen wiederkehrender Funktion hat zu dieser ungünstigen Voraussage geführt.

Stoffel (75) kommt zu ähnlichen Folgerungen; unter 61 Ope-rierten waren 33 (24 Nervennähte und 9 Neurolysen) geheilt oder doch bedeutend gebessert; die ersten Zeichen der Besserung zeigten sich in allen Fällen sehr spät, am frühesten noch am Radialis.

Auf Grund klinischer Erfahrungen an der Göttinger Klinik, Rönt-genuntersuchungen und einiger Tierversuche kommt Lehmann (41) zu dem Schluß, daß Knochenatrophie eine fast regelmäßige Folge der Nervenschußverletzungen ist, besonders wenn Neuralgien vorhanden sind; die Inaktivität wirkt dabei nur indirekt durch Herabsetzung des Stoffwechsels. Die Annahme besonderer trophischer Nerven ist überflüssig (16 Abbildungen). — Über dieselbe Frage berichtet Maliwa (45); er betont den Unterschied zwischen der akuten reflektorischen Form der Knochenatrophie bei Entzündungen in der Umgebung und der subakuten Form nach Nervenverletzungen. Fehlt die Atrophie in diesen Fällen, dann ist eine günstige Einwirkung der nicht gelähmten Antagonisten anzunehmen.

Die beiden Vorträge Gaupps (23) sind, wenn sie auch nicht zur Kriegschirurgie gehören, hier erwähnt, weil sie für jeden Militärarzt von großer Wichtigkeit sind. Die Frage der Dienstbeschädigung, und zwar jetzt noch der K.D.B., kommt besonders bei der Gruppe epileptischer Erkrankungen und hier wieder bei den traumatischen Epilepsien in. Frage. G. warnt die Ärzte mit Recht vor einer „Hysterisierung" der mit leichten Beschwerden aus dem Kriege zurückkehrenden Männer (und ihrer Angehörigen). In dem zweiten, die Verstümmelungsfrage bei Nervenkranken behandelnden Vortrage wird ebenfalls vor einer Überschätzung der hysterischen Beschwerden gewarnt, und die Störungen der Funktionsfähigkeit nach Nervenverletzung nicht nur auf atrophische Lähmungen, sondern auch auf die oft damit verbundenen heftigen Schmerzen zurückgeführt, die allerdings in ihrer Glaubwürdigkeit durch Beobachtung zu prüfen sind.

F. Nachbehandlung.

(S. auch Nervenverletzungen.)

1) Burmeister, R., Fingerspreiz-Apparate. Deutsche med. Wochenschr. S. 849. — 2) Derselbe, Fingerbeugeapparat. Ebenda. S. 980. — 3) Blencke, Falsches und Richtiges in der medikomechanischen Nachbehandlung unserer Kriegsverletzten. Münchner med. Wochenschr. Nr. 29. — 4) Deus, Künstliche Höhensonne bei der Nachbehandlung Kriegsverletzter. Ebenda. Nr. 11. — 5) Frostell, G., Kriegsmechanotherapie. Berlin u. Wien. — 6) Fränkel, J., Zur Behandlung der Kontrakturen. Zentralbl. f. Chir. Nr. 31. — 6a) Gocht, H., Orthopädische Technik. 2. Aufl. Stuttgart. — 7) Hug, Orthopädische Improvisationen für Kriegsverletzte. Schweizer Korresp.-Bl. Nr. 21. — 8) Hildebrand, O., s. unter „Schußfrakturen". — 9) Koonen, M., Spastische Kontrakturen nach Schußverletzungen der Extremitäten. Arch. f. Orthop. Bd. 15. H. 1. — 10) Lange, F., Operative Behandlung von Kontrakturen bei unseren Verwundeten. Beitr. z. klin. Chir. Bd. 101. H. 4. — 11) Derselbe u. A. Krecke, Zur chirurgischen und orthopädischen Nachbehandlung der Verwundeten. Taschenbuch des Feldarztes, Teil 7. München. — 12) Lewy, Die orthopädisch-technische Behandlung des Spitzfußes. Deutsche med. Wochenschr. S. 398. — 13) Lehr, H., Federnde Gipshülse für Peroneuslähmung. Münchner med. Wochenschr. Nr. 43. — 14) Magnus, G., Die Nachbehandlung der Knochenbrüche. Therap. Monatsh. Nr. 6. — 15) Meyer, Die orthopädische Prophylaxe der Kriegsverletzten. Berliner klin. Wochenschr. S. 967. — 16) Möhring, Stützschiene für Radialis- und andere Fingerlähmungen. Münchner med. Wochenschr. Nr. 41. — 17) Müller, K., Be-

handlungsfehler als Ursache von Verkrüppelung. Arch. f. Orthop. Bd. 15. S. 132. — 18) Derselbe, Die medikomechanische Behandlung, ihr Anwendungsgebiet und ihre Anwendungsformen. Leipzig. — 19) Neuhäuser, Verhütung von Fingerversteifung. Deutsche med. Wochenschr. Nr. 19 (Vereinsber.) u. Berliner klin. Wochenschr. Nr. 23. — 20) Overgaard, J., Kontrakturenbehandlung. Münchner med. Wochenschr. Nr. 47. (1916.) — 21) Derselbe, Saugglockenbehandlung zur Narbenlösung. Ebenda. Nr. 6. (1917.) — 22) Riedl, Fr., Behelfe für Folgen nach Kriegsverletzungen. Mil.-Arzt. Nr. 7 u. 8. — 23) Schultz, J. H., Nachbehandlung Kopfverletzter. Monatsschr. f. Psych. Bd. 42. H. 6. (S. Poppelreuter, unter VI. 1.) — 24) Stracker, O., Die orthopädischen Behelfe des Wiener kriegsorthopädischen Spitals. Beitr. z. klin. Chir. Bd. 103. H. 5. — 25) Wollenberg, Die operative Behandlung schwerer Fingerverkrüppelungen infolge Schußverletzungen und Verwachsungen durch freie Transplantation von Sehnenscheidengewebe. Berliner klin. Wochenschr. Nr. 9. — 26) Wolff, W., Schuhe mit Korrekturvorrichtung bei Fußlähmungen. Münchner med. Wochenschr. Nr. 30. — 27) Zimmermann, A., Sequestrotomien. S. unter „Schußfrakturen".

Zu den im vorigen Kapitel (Nervenverletzungen) besprochenen Schienen bei Radialis- und Peroneuslähmungen (König, Engel, Nußbaum) ist für den Radialis noch die Stützschiene von Möhring (16) nachzutragen. Sie ist zu kompliziert und reparaturbedürftig, weil sie für jedes Fingergelenk ein eigenes Federgelenk besitzt. Daß diese Vorrichtung trotzdem gewisse Vorzüge besitzt, soll nicht geleugnet werden.

Die Besonderheit des Lehrschen (13) Apparates zur Verhütung des Spitzfußes bei Peroneus-Lähmung ist in der Überschrift genannt; eine federnde Drahtspirale hält den Fuß in der Gipshülse in richtiger Stellung; das Fußgelenk bleibt dabei frei. — Der Wolffsche (26) Peroneus-Schuh hält die Dorsalflexion durch eine Spiralfeder aufrecht (der Peroneus-Schuh des Ref. tut dasselbe, hebt aber gleichzeitig den äußeren Fußrand, wodurch der Gang noch mehr erleichtert wird).

Riedl (22) bringt unter Beifügung zahlreicher Abbildungen eine Darstellung verschiedener Geräte, die in rationeller Weise den Verlust von Bewegung und Halt einzelner Körperteile ersetzen sollen, ohne die übrigen Muskeln zu schädigen; so einen Kniebügel, eine Klumpfußschiene (nach Heick), den Stützärmel (bei Pseudarthrose), die Sprunggelenkspannschiene (bei versteiftem Spitzfuß), den Radialis- und Ulnaris-Handschuh u. a. m., auch einige Darstellungen, wie Geräte dieser Art nicht beschaffen sein sollen.

Bei den Erfolgen der mediko-mechanischen Nachbehandlung ist, wie Blencke (3) hervorhebt, nicht die Zahl der Apparate, sondern ihr „richtiger Gebrauch unter sorgfältigster Überwachung von Leuten, die die Sache verstehen" maßgebend — neben dem guten Willen und der Energie des Verletzten; auch die richtige Auswahl der Helfer und Helferinnen ist sehr wichtig. Fälle, die für eine mediko-mechanische Behandlung ungeeignet sind, müssen von vornherein ausgeschieden werden; B. führt mehrere Beispiele dafür an. Auch mit einfacher manueller Gymnastik kann viel erreicht werden; aber dazu gehören erst recht geschulte Hilfskräfte. Mit diesen gelingt es auch, die Behandlung so früh anzufangen, daß die Versteifung verhütet wird. Die sog. Universalapparate kann B. nicht empfehlen. Heißluftapparate, Schedesche Schienen, Übungswerkstätten u. a. m. werden empfohlen und noch manche Fehler genannt, die leicht zu vermeiden sind.

Eine sehr ausführliche Darstellung der „Kriegsmechanotherapie" ist von Frostell (5) auf Grund seiner Beobachtungen auf Spitzys Abteilung verfaßt und mit einem Anhang von diesem versehen. Wir finden alle die Mittel aufgezählt, die für diese Art der Behandlung zur Verfügung stehen, die Grenzen ihrer Wirksamkeit, die Nachbehandlung von Frakturen, Kontrakturen, Ankylosen, Pseudarthrosen, Narben, Lähmungen; die medikomechanische Nachbehandlung bei den Leiden der oberen und unteren Extremität, der Turnübungen u. a. m. mit zahlreichen Abbildungen neben anatomischen und physiologischen Bemerkungen. — Die Anstalt Spitzys faßt 3500 Lagerstellen und enthält auch großartige Einrichtungen für eine Arbeitstherapie, deren Vorzüge von Spitzy gebührend hervorgehoben werden.

K. Müller (18) faßt in seinem Buche über die medikomechanische Behandlung seine Ansichten dahin zusammen, daß man nicht von einer Nach-, sondern von einer Mit-Behandlung sprechen müsse, daß also früh genug damit anzufangen sei; die Mechanotherapie ist der Chirurgie gleichwertig, sie ist keine nebensächliche Behandlungsmethode. Die Anzeigen für Massage, Bäder- und Apparatebehandlung werden ausführlich erörtert und noch ausführlicher ihre Anwendung an den einzelnen Körperteilen.

Eine den Zwecken der bekannten Lehmannschen „Taschenbücher des Feldarztes" voll entsprechende knappe, aber doch alles Wichtige enthaltende Darstellung der Nachbehandlung der Verwundeten geben Krecke und Lange (11); der erstere hat den chirurgischen, der letztere den orthopädischen Teil bearbeitet. — Lange (10) hat außerdem die Erfahrungen zusammengestellt, die man bisher mit der Behandlung von Kontrakturen und Ankylosen gemacht hat. Aus seinem reichhaltigen Material schließt er, daß 83 pCt. der Ankylosen durch medikomechanische Behandlung geheilt werden, daß also 17 pCt. operiert werden müssen. Die Anzeigen für beide Behandlungsarten, die unblutige und die blutige, werden eingehend besprochen, sowohl für die paraartikulären, als auch für die artikulären Formen. Man darf auch bei den Kontrakturen mit der Operation nicht zu lange zögern, weil sonst irreparable Gelenkveränderungen entstehen.

Über die Verhütung von Versteifungen sprechen auch Meyer (15) und Neuhäuser (19). Der Erstere empfiehlt dafür mehrere durch Abbildungen erläuterte Schienen, der Letztere ebenfalls eine kleine Schiene, die die äußeren 4 Finger in Streckstellung hält und den Daumen in Opposition, um eine Beugekontraktur zu verhüten (wie es auch die federnden dorsalen Radialisstützen tun, Ref.).

Burmeister (1 u. 2) hat einen Apparat zur passiven und aktiven Spreizung und einen für die Beugung versteifter Finger angegeben, deren Konstruktion ohne die Abbildungen in einem kurzen Referat nicht klar darzustellen ist.

Um die Wiederverwachsung der Sehnen nach der Operation schwerer Fingerverkrüppelungen zu verhüten, umscheidet sie Wollenberg (25) mit Sehnenscheide vom Fuß, und zwar vom Extensor digitor. longus oder des Tibialis anticus. Haupterfordernis glatter Einheilung ist exakte Blutstillung und Bedeckung mit gesunder Haut.

Magnus (14) stellt die Anforderungen für eine sachgemäße Nachbehandlung nach Knochenbrüchen übersichtlich zusammen, beim immobilisierenden Verbande, bei Extensionsverbänden und nach operativer Behandlung.

Auch die von Hug (7) aus der Schulthessschen Anstalt mitgeteilten, auf 22 Tafeln dargestellten, leicht zu improvisierenden Geräte und Vorrichtungen dienen der Nachbehandlung nach Kriegsverletzungen, die aktiven und passiven Übungen zur Verhütung und Behandlung von Bewegungsstörungen.

J. Fränkel (6) erinnert an die von ihm empfohlene Cholinbehandlung verschiedener Kontrakturen und gibt eingehende Vorschriften für ihre Anwendung. Der Injektion folgt eine intensive dauernde Wärmeanwendung mit Heißluft, Sonne, Thermophoren. Mit der Fibrolysinbehandlung hat das Verfahren nichts zu tun. — In derselben Mitteilung beschreibt F. einen Apparat zur Streckung des Kniegelenks (2 Abbildungen).

Overgaard (20 u. 21) teilt aus der Spitzyschen Abteilung die Behandlung von Kontrakturen durch narbige Verwachsungen verschiedener Art mit. Stauung, Saugglocke 3—4, allmählich 20—30 Minuten lang. Für alte Narben paßt die Behandlung nicht. — In der späteren Mitteilung bespricht O. die allgemeinen Regeln für die Behandlung von Versteifungen und Kontrakturen. Tragbare Dauerapparate, ähnlich den Schede'schen, vorher Bäder, Stauung. Ope-

rative Eingriffe, wenn nach 4 bis 6 Wochen kein Erfolg eingetreten ist.

Lewy (12) beschreibt die für den Spitzfuß nach Lähmungen,
nach Narben, Kontrakturen, nach beträchtlichen Verkürzungen dés
Beins kompensatorisch in Frage kommenden Maßregeln; in dem ersten
Falle Ersatz der gelähmten Muskeln durch Federkraft, in den anderen
durch Korkeinlage. Bei Verkürzungen über 18 cm absichtliche Herstellung des Spitzfußes (Mikulicz-Wladimiroff).

Auch wieder aus Spitzys Abteilung schildert Deus (4) die Art
der Anwendung und die Wirkung der künstlichen Höhensonne auf
verschiedene Verletzungen und Verletzungsfolgen; 5—10 Minuten lang
wurde täglich bestrahlt aus 70 cm Entfernung und damit günstige
Heilung großer Wundflächen, Nachlassen der Sekretion, schnelle Bildung bzw. Reinigung von Granulationen erzielt. Keine Tiefenwirkung,
keine Wirkung auf Fisteln mit Fremdkörpern. Vorsicht nötig, weil
sonst hartnäckige Geschwüre entstehen.

Über die Nachbehandlung Kopfverletzter spricht Schultz (23),
über Symptome und Behandlung an den verschiedenen Teilen des
Schädels, über die Tätigkeit des Augen-, Ohren- und Nervenarztes,
sowie des Orthopäden; Wichtigkeit häufiger Untersuchungen des Augen-
hintergrundes, große Zurückhaltung bei Lumbalpunktionen. (S. unter
VI. 1 bei Poppelreuter u. A.)

Stracker (24) beschreibt eine Reihe von z. T. behelfsmäßig her-
gestellten Apparaten bei verschiedenen Nervenverletzungen; für Radialis-
und Ulnarislähmungen, für den Hängefuß, für Plexuslähmungen u. a. m.

Das in 2. Auflage erschienene Werk Gochts (6a), eine „Anleitung zur Herstellung orthopädischer Verbandapparate" enthält alles
Wissenswerte auf diesem Gebiete. Zahlreiche gute Abbildungen erleichtern das Verständnis und erhöhen die praktische Brauchbarkeit
des Buches.

G. Marschkrankheiten.

1) Bähr, H., Über die Fußgeschwulst, ihre Ursachen, Behandlung und Verhütung. Inaug.-Diss. Berlin. — 2) Blencke, Über die sog. Tarsalgien. Med.
Klin Nr. 18. — 3) Böttger, K., Schienbeinschmerzen und Plattfußbeschwerden.
Münchner med. Wochenschr. Nr. 4. — 4) Hecht, V., Dauerbehandlung der Fuß-
beschädigten mit orthopädischen Schuhen. Wiener med. Wochenschr. Nr. 16. —
5) Mayer, E., Plattfuß, Knickfuß und Gehfähigkeit. Deutsche med. Wochenschr.
S. 649. — 6) Wolff, W., Fußstützriemen für plattfußleidende Soldaten. Münchner
med. Wochenschr. 1916. Nr. 50.

Unter sorgfältiger, kritischer Verwertung der reichhaltigen Literatur bringt Bähr (1) in seiner Dissertation eine Darstellung der
früheren und jetzigen, besonders durch das Röntgenverfahren ge-

klärten Anschauungen über die Entstehung, Behandlung und Verhütung der sog. Fußgeschwulst.

Blencke (2) warnt mit Recht vor den fabrikmäßig angefertigten Sohleneinlagen bei Tarsalgie; sie müssen für jeden Fall (nach Gipsabguß) besonders gearbeitet sein. Entzündliche Zustände müssen vorher beseitigt werden. Beim Kalkaneus-Sporn druckentlastende Vorrichtungen wie ausgelegte Filzsohlen, im Stiefel eingearbeitete Aushöhlungen. Erst wenn das Alles nicht hilft, ist die Operation vorzunehmen.

Böttger (3) fand, daß die für die Schienbeinschmerzen angeschuldigten Ursachen, Durchnässung, Überanstrengung, sehr oft dadurch wirken, daß sie die Entstehung von Senk- und Plattfuß begünstigen. Damit sind die Regeln für Verhütung und Behandlung gegeben.

Nach Hechts (4) Vorschlag sollte man jedem Fußleidenden, der einen orthopädischen Stiefel bekommt, bei der Entlassung auch einen genau nach dem Fuß gearbeiteten Leisten mitgeben, damit er sich jederzeit und überall neue passende Schuhe anfertigen lassen kann.

Alle diese Arbeiten sind auch für den Militärarzt im Frieden von großer Bedeutung; dasselbe gilt von der Abhandlung Mayers (5) über die verschiedenen, die Gehfähigkeit oft sehr störenden Fußdeformitäten. Der Plattfuß in seinen verschiedenen Formen und Graden, der Knickfuß, der bei längerer Belastung zum Plattfuß wird mit Tarsalgie und oft mit nach oben reichenden Beschwerden, zu denen M. auch die Kokzygodynie rechnet (? Ref.). M. ist der Meinung, daß man nur in veralteten Fällen nicht mit den käuflichen Einlagen auskomme. Bei Knickfuß Stützung am Innenrande, nötigenfalls mit Bandage um das Fußgelenk.

Um auch für Schaftstiefel eine Plattfußeinlage zu sicherer Wirkung zu bringen, hat Wolff (6) einen Stützriemen am Stiefel angebracht, der den inneren Fußrand gegen den Unterschenkel emporzieht und dabei den Fuß, die Einlage und die Stiefelsohle gegeneinander feststellt. (Derartige Stützriemen sind schon mehrfach empfohlen und mit Vorteil gebraucht; ob sie auch bei den nach Gipsabguß gearbeiteten, den Hacken mit umfassenden Einlagen nötig sind, erscheint dem Ref. zweifelhaft.)

H. Erfrierungen.

1) Böhler, Erfrierungen und Verbrennungen des männlichen Gliedes und des Hodensackes. Münchner med. Wochenschr. Nr. 13. — 2) Chauvin, Schwere Form des Schützengrabenfußes. Presse méd. Nr. 31. — 3) Coket, Erfrierung und Parästhesien der Füße. Ebenda. Nr. 50. — 4) Schneyer, J., Schädigung

der peripherischen Nerven durch Erfrierung. Wiener klin. Wochenschr. Nr. 39. — 5) Strauß, M., Konservative Therapie bei Frostgangrän von Hand und Fuß. Münchner med. Wochenschr. Nr. 10. — 6) Derselbe, Zur Prophylaxe der Frostgangrän. Med. Klinik. Nr. 18. — 7) Tullidge, E. K,, Frozen limbs and their treatment in the present war. Med. rec. 1916. Juli 1.

Was im vorigen Berichte über die Erfrierungen im Felde gesagt wurde, gilt auch für 1917; es sind wieder nur 7 Mitteilungen darüber erschienen, ein Beweis, daß man es immer mehr gelernt hat, sie zu verhüten. — In dem Falle Böhlers (1) war die schließlich zur Freilegung des Hodens führende Erfrierung durch Eindringen von Schnee durch den Hosenlatz entstanden. Plastische Deckung erfolgreich. — Chauvin (2) beschreibt als „Schützengrabenfuß" eine wohl als Erfrierung (auch ohne Frostwetter) aufzufassende Form der Entzündung, die zur Blasenbildung und Gangrän führt und oft ein schnelles und energisches Eingreifen erfordert. — Als ein Anfangsstadium der Erfrierung sind die von Coket (3) beobachteten Hypästhesien an den Füßen infolge nasser Füße und gleichzeitigem Stiefeldruck aufzufassen, deren ätiologische Beurteilung anfangs recht schwierig sein kann. — Ähnlich ist die Anaesthesia dolorosa durch Schädigung der peripherischen Nerven (darum in Manschettenform) aufzufassen, über die Schneyer (4) berichtet. — Statt verstümmelnder Operation empfiehlt Strauß (5 u. 6) die Autoplastik mit großen Hautfaszienlappen bei der Frostgangrän. — Er hält Schnürstiefel und Wickelgamaschen für gefährlich bei ungünstigen Witterungsverhältnissen; der Schaftstiefel ist deshalb vorzuziehen. — Tullidge (7) warnt vor einengenden Kleidungsstücken, empfiehlt warmes Unterzeug, Öleinreibung, Muskelgymnastik zur Verhütung der Erfrierung und gibt eine Reihe von Vorschriften für die Behandlung einfacher und vorgeschrittener Fälle.

26. Heft. Ueber plötzliche Todesfälle, mit besonderer Berücksichtigung der militärärztlichen Verhältnisse. Von Oberarzt Dr. Busch. 1904. 2 M. 40 Pf.

27. Heft. Kriegschirurgen und Feldärzte der Neuzeit. Von Oberstabsarzt Prof. Dr. A. Köhler. 1904. 18 M.

28. Heft. Beiträge zur Schutzimpfung gegen Typhus. Bearbeitet in der Medizinal-Abteilung des Königl. Preuss. Kriegsministeriums. Mit 10 Kurven im Text. 1905. 1 M. 60 Pf.

29. Heft. Arbeiten aus den hygienisch-chemischen Untersuchungsstellen. Zusammengestellt in der Med.-Abt. des Königl Preuss. Kriegsministeriums. I. Teil. 1905. 2 M. 40 Pf.

30. Heft. Ueber die Feststellung regelwidriger Geisteszustände bei Heerespflichtigen und Heeresangehörigen. Beratungsergebnisse aus der Sitzung des Wissenschaftl. Senats bei der Kaiser Wilhelms-Akademie für das militärärztliche Bildungswesen am 17. Februar. 1905. Mit 3 Kurventafeln im Anhang. 1905. 1 M.

31. Heft. Die Genickstarre-Epidemie beim Badischen Pionier-Bataillon Nr. 14 (Kehl) im Jahre 1903/1904. Mit einem Grundriss der Kaserne und zwei Anlagen. 1905. 3 M. 60 Pf.

32. Heft. Zur Kenntnis und Diagnose der angeborenen Farbensinnstörungen. Von Stabsarzt Dr. Collin. 1906. 1 M. 20 Pf.

33. Heft. Der Bacillus pyocyaneus im Ohr. Klinisch-experimenteller Beitrag zur Frage der Pathogenität des Bacillus pyocyaneus. Von Stabsarzt Dr. Otto Voss. Mit 5 Tafeln. 1906. 8 M.

34. Heft. Die Lungentuberkulose in der Armee. Im Anschluss an Heft 14 der Veröffentlichungen bearbeitet von Stabsarzt Dr. Fischer. 1906. 2 M.

35. Heft. Beiträge zur Chirurgie und Kriegschirurgie. Festschrift zum siebzigjährigen Geburtstage Sr. Exz. v. Bergmann gewidmet. Mit dem Porträt Exz. v. Bergmann's, 8 Tafeln und zahlreichen Textfiguren. 1906. 16 M.

36. Heft. Beiträge zur Kenntnis der Verbreitung der venerischen Krankheiten in den europäischen Heeren sowie in der militärpflichtigen Jugend Deutschlands. Von Stabsarzt Dr. H. Schwiening. 1907. Mit 12 Karten und 8 Kurventafeln. 6 M.

37. Heft. Ueber die Anwendung von Heil- und Schutzscris im Heere. Beratungsergebnisse aus der Sitzung des Wissenschaftl. Senats bei der Kaiser Wilhelms-Akademie für das militärärztliche Bildungswesen am 30. November 1907. 1908. 1 M. 20 Pf.

38. Heft. Arbeiten aus den hygienisch-chemischen Untersuchungsstellen. Zusammengestellt in der Med.-Abt. des Königl. Preuss. Kriegsministeriums. II. Teil. 1908. 2 M. 80 Pf.

39. Heft. Ueber das Auftreten von Sarkomen, sowie von Haut-, Gelenk- und Knochentuberkulose an verletzten Körperstellen bei Heeresangehörigen. Von Oberstabsarzt Dr. Eichel. 1908. 80 Pf.

40. Heft. Ueber die Körperbeschaffenheit der zum einjährig-freiwilligen Dienst berechtigten Wehrpflichtigen Deutschlands. Auf Grund amtlichen Materials unter Mitwirkung von Oberstabsarzt Dr. Nicolai bearbeitet von Stabsarzt Dr. Heinrich Schwiening. 1909. 5 M.

41. Heft. Arbeiten aus den hygienisch-chemischen Untersuchungsstellen. Zusammengestellt in der Med.-Abt. des Königl. Preuss. Kriegsministeriums. III. Teil. 1909. 2 M. 40 Pf.

42. Heft. Die altrömischen Militärärzte. Von Stabsarzt Dr. Haberling. Mit 1 Titelbilde und 16 Textfiguren. 1910. 2 M. 80 Pf.

43. Heft. Die Hagenauer Ruhrepidemie des Sommers 1908. Bearbeitet in der Medizinal-Abteilung des Kgl. Preuss. Kriegsministeriums. Mit 3 Tafeln u. 8 Abb. im Text. 1910. 2 M. 80 Pf.

44. Heft. Berichte über die Wirksamkeit des Alkohols bei der Händedesinfektion. Zusammengestellt in der Medizinal-Abteilung des Königlich Preussischen Kriegsministeriums. Mit 8 Textfiguren. 1910. 2 M. 40 Pf.

45. Heft. Arbeiten aus den hygienisch-chemischen Untersuchungsstellen. Zusammengestellt in der Medizinal-Abteilung des Königlich Preussischen Kriegsministeriums. IV. Teil. 1911. 3 M.

46. Heft. Beiträge zur Lehre von der sog. „Weil'schen Krankheit". Klinische und ätiologische Studien an der Hand einer Epidemie in dem Standort Hildesheim während des Sommers 1910. Von Generalarzt Dr. Hecker und Stabsarzt Prof. Dr. Otto. Mit 10 Tafeln, 1 Skizze und 15 Kurven im Text. 1911. 8 M.

47. Heft. Das Königliche Hauptsanitätsdepot in Berlin. Mit 3 Tafeln und 24 Abbildungen im Text. 1911. 2 M.

48. Heft. Ueber ein Eiweissreagens zur Harnprüfung für das Untersuchungsbesteck der Sanitätsoffiziere. Vorträge und Berichte aus der Sitzung des Wissenschaftl. Senats bei der Kaiser Wilhelms-Akademie am 6. Mai 1909. 1911. 1 M. 60 Pf.

49. Heft. I. Die Heranziehung und Erhaltung einer wehrfähigen Jugend. Vortrag, gehalten am 9. Januar 1911 von Dr. Lothar Bassenge, Stabsarzt im Kriegsministerium. II. Krankenpflege, insbesondere weibliche Krankenpflege im Kriege. Vortrag, gehalten am 16. Januar 1911 von Dr. Georg Schmidt, Stabsarzt im Kriegsministerium. 1 M. 60 Pf.

50. Heft. Sonnenbäder. Von Oberstabsarzt Dr. W. Haberling. 1912. 1 M. 20 Pf.

51. Heft. Ueber Sauerstoffatmungsgeräte im Heeressanitätsdienste. Berichte, erstattet am 11. November 1911 in der Sitzung des Wissenschaftl. Senats bei der Kaiser Wilhelms-Akademie für das militärärztliche Bildungswesen. Von Generalarzt Dr. Landgraf und Geh. Med.-Rat Prof. Dr. Kraus. 1912. 80 Pf.